TANG NIAO BING

糖尿病

怎么看 怎么办

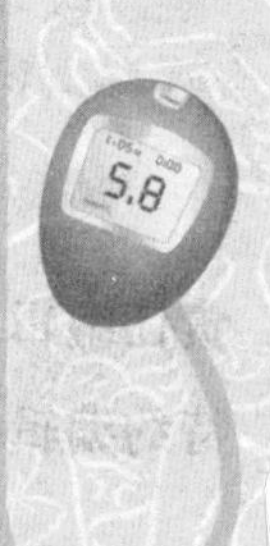

良　石
宋璐璐 编著

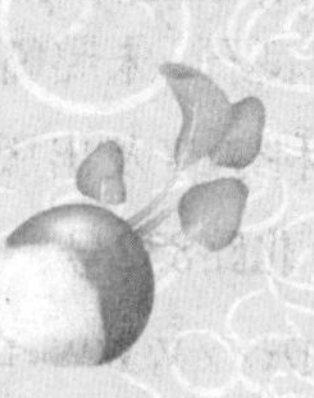

上海科学普及出版社

图书在版编目（CIP）数据

糖尿病怎么看怎么办/良石，宋璐璐编著. —上海：上海科学普及出版社, 2013.3

ISBN 978-7-5427-5535-3

Ⅰ.①糖…　Ⅱ.①良…　②宋…　Ⅲ.①糖尿病-防治　Ⅳ.①R587.1

中国版本图书馆CIP数据核字（2012）第243375号

责任编辑　王佩英

特约编辑　蔡　婷

糖尿病怎么看怎么办

良石　宋璐璐　编著

上海科学普及出版社出版发行

(上海中山北路832号　邮政编码200070)

http://www.pspsh.com

全国新华书店经销　北京中创彩色印刷有限公司印刷

开本 787×1092　1/16　印张16　字数230 000

2013年 3 月第 1 版　　2013年 3月第 1 次印刷

ISBN 978-7-5427-5535-3　定价：29.80元

TANGNIAOBING
ZENMEKAN ZENMEBAN

前言

P R E F A C E

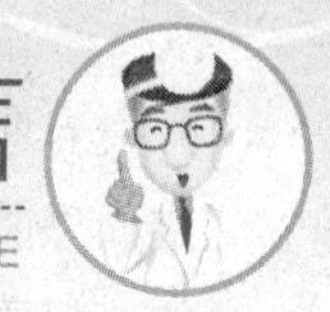

糖尿病在我国已经成为了继心血管疾病与癌症之后的第三大致死疾病，我国已经成为全球糖尿病发病率第二大国，并且糖尿病的发病率仍然在呈倍数增长，严重威胁着人们的身心健康。然而，在如此严峻的现况下，糖尿病患者的知晓率与治疗率仅占30%左右。也就是说，有70%的糖尿病患者因为缺乏糖尿病的相关知识而延误了最佳的治疗时机，加重了糖尿病的病情。

提起糖尿病，几乎所有的患者都会无奈地摇摇头。的确，糖尿病近年来在世界上的“种种表现”，使得患者及其家属们心中的苦痛无法用言语表达，以至于达到了谈“糖尿病”色变的地步。

在目前的医疗条件下，糖尿病还不能完全治愈。但是糖尿病患者经过合理用药等综合疗法，可尽量避免糖尿病并发症的发生，从而将糖尿病对患者的影响降到最低，达到健康生活的层面。而对于未患糖尿病的朋友，在日常生活中，遵循健康的生活原则，便可以将糖尿病拒之门外。

其实，糖尿病属于一种生活方式病，需要患者在正确合理用药的基础上，养成健康的生活方式，自然疗法与药物疗法相结合，以期达到“随心所欲而不逾矩”的愿望。

俗话说得好，态度决定一切。美国权威医疗机构每年的疾病调查报告均显示，糖尿病患者如果能够乐观积极、沉着冷静地应对病情，那么便能有效地减轻病痛，控制病情的发展。

王某今年还不到50岁，是某大型企业的业务主管。岁末年初，正当他和同事们准备为一年来的业绩好好庆祝一番时，年度体检报告出来了。王某被告知血糖值高，要进行复查。复查的结果是无情的，王某被确诊为2型糖尿病。与高高在上的血糖值相反，王某的情绪一下子低落了很多，原本踌躇满志的他面对下一年度的工作计划，怎么也打不开思路……

当您手握血糖化验报告单，刚刚被告知患有糖尿病时，您可能先是怀疑，继而恐慌，然后是茫然失措。初诊糖尿病，出现这一系列情绪反应完全是正常的，但要尽快从中摆脱出来。因为此刻，您与糖尿病的斗争就已经开始了，而您的生活态度直接影响这场斗争的成败。

对待糖尿病要避免两个极端：既不要不重视，抱无所谓、听之任之的态度；也不必过于紧张，整日忧心忡忡，血糖稍有波动，就紧张得寝食难安。有些患者明明知道自己血糖高，但觉得没有不舒服的感觉，能吃能喝，于是，照样我行我素，胡吃海喝，该用药时不用药；也有的患者因糖尿病不能彻底治愈而失去信心，破罐子破摔。这样做实际上都是对自己不负责任，其结果只会使病情越来越重，最终付出沉重的代价。

尽管目前医学上对糖尿病还不能彻底根治，但只要坚持正规治疗，完全可以做到有效控制，同样能享有与健康人一样的寿命。因此，正确的心态应当是：既来之，则安之；在战略上藐视它，在战术上重视它，充分做好打持久战的心理准备。

如果您以前对糖尿病缺乏认识和了解，就要通过自身学习，掌握糖尿病防治的有关知识，与医生密切配合，找出最适合自己的个体化治疗方案。全面检查，正规治疗。

实际上，医学界对糖尿病的病因还没有彻底弄清楚，按照目前的医疗水平，还不能彻底根治糖尿病。但是，通过服药对病情进行控制，糖尿病患者完全可以轻松地过正常人的生活。

为了帮助患者远离糖尿病的折磨，本书总结了糖尿病患者该怎么看，怎么办的真谛。本书分认识篇和治疗篇两个部分，认识篇通过分析患病原因、认识糖尿病、自我诊断、医疗诊断及常见误区等，告诉患者患了糖尿病，该怎么看；治疗篇介绍了糖尿病的新理念、药物疗法、中医疗法、饮食疗法、运动疗法、日常生活、心理疗法等，让患者成功控制糖尿病病情，像健康人一样过幸福快乐的生活。

TANGNIAOBING
ZENMEKAN ZENMEBAN

目录

CONTENTS

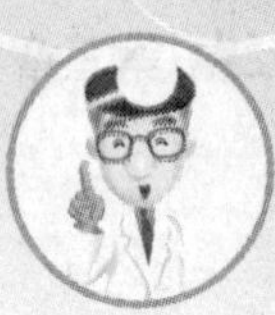

前言 / 1

认识篇 糖尿病，你该怎么看

第一章 你为什么会患糖尿病 3

遗传让糖尿病粘上你 / 4
饮食不当易患糖尿病 / 5
妊娠的“甜蜜”易得糖尿病 / 7
肥胖与糖尿病形影不离 / 7
病毒感染害你患上糖尿病 / 8
精神因素也会诱发糖尿病 / 9

第二章 教你认识糖尿病 11

揭开糖尿病的神秘面纱 / 12
血糖与胰岛素有何关系 / 13
糖尿病的发病机制是怎样的 / 15
三多一少，糖尿病的典型症状 / 16
糖尿病对患者的危害 / 17
哪些人易患糖尿病 / 18

第三章 糖尿病的自我诊断 21

血糖与尿糖之间的关系 / 22
重视血糖监测的原因 / 25
血糖控制标准因人而异 / 26
血糖监测的时点与意义 / 28
怎样安排血糖监测的次数 / 30
“全天候”监测血糖 / 31
解析糖化血红蛋白 / 32
选购便携式血糖仪的要素 / 34
便携式血糖仪出现误差的原因及对策 / 35
出现高血糖的原因与处理方法 / 38

第四章 糖尿病的诊疗 43

糖尿病患者应定期做的检查 / 44
教您如何看化验单 / 46
就诊时需要注意的事项 / 52
怎样检测血糖指数 / 53
血糖化验细节莫忽视 / 54

第五章 糖尿病认识的误区 57

糖尿病全是由胰岛功能减退引起的 / 58
没有糖尿病家族史者不会患糖尿病 / 58
吃糖容易患上糖尿病 / 59
只有老年人才会得糖尿病 / 59
儿童不会得糖尿病 / 61
消瘦者不会患糖尿病 / 62
糖尿病慢性并发症不可避免 / 63

糖尿病患者能不能结婚 / 63
保健品可以替代降糖药 / 65
过分依赖药物治疗 / 65

第六章 警惕糖尿病并发症 67

糖尿病并发症前的“紧急警报” / 68
糖尿病并发症扫描 / 71

治疗篇 得了糖尿病，你该怎么办

第七章 糖尿病治疗新理念 79

糖尿病的非药物疗法 / 80
胰岛素增敏药是2型糖尿病患者的救星 / 84
缺铬是引发糖尿病的重要因素之一 / 85
糖尿病药物使用有讲究 / 87
服用降糖药有新招 / 89
调控“糖耐量异常”的新方法 / 91
常用口服降糖药的选择 / 93
“基因修复”治疗糖尿病的前景 / 95
治疗糖尿病的中国式疗法 / 96
植物胰岛素治疗糖尿病前景广阔 / 98
多肽是一种高效的降糖新药 / 99
黄精降糖的新发现 / 101
黄芪降糖的新作用 / 104
糖尿病并发症能否用偏方治疗 / 105

第八章　糖尿病用药需谨慎　109

糖尿病患者是否均需用降糖药 / 110
怎样选择口服降糖药 / 111
漏服了降糖药该怎么办 / 112
努力克服错误用药倾向 / 114
糖尿病药物该如何保存 / 116
口服降糖药的不良反应 / 116
胰岛素有哪些生理作用 / 117
尽早使用胰岛素 / 118
胰岛素治疗的适应证 / 119
胰岛素的种类 / 121
胰岛素制剂的选用原则 / 122
胰岛素的副作用 / 123

第九章　糖尿病的中医疗法　125

糖尿病的推拿疗法 / 126
降低血糖的推拿穴位 / 129
哪些推拿手法适合糖尿病患者 / 129
糖尿病患者如何进行自我按摩 / 130
糖尿病患者怎样进行经穴按摩 / 131
用针灸治疗2型糖尿病 / 132
哪些因素影响针灸的疗效 / 132
如何理解糖尿病患者针灸的“慎”字 / 133
艾灸疗法 / 134
贴敷疗法 / 135
验证脐疗法 / 137
刮痧疗法 / 138
指压疗法 / 140

耳压疗法 / 141
拔罐疗法 / 143
药浴疗法 / 145
泡足疗法 / 148
音乐疗法 / 152

第十章 糖尿病的饮食调养 157

豆类五谷降血糖 / 158
肉类、鱼类降血糖 / 159
蔬菜水果降血糖 / 161
荤素搭配降血糖 / 165
日常主食降血糖 / 170
住院治疗的食谱 / 172

第十一章 糖尿病的运动疗法 177

糖尿病患者运动要遵循的原则 / 178
要制订合理的运动计划 / 178
糖尿病患者适宜的运动时间 / 179
运动要掌握好度和量 / 180
做室内运动要注意的事项 / 180
如何根据血糖水平选择运动方式 / 181
散步——经常散步身体好 / 182
跑步——经济划算的运动 / 183
游泳——清爽的有氧运动 / 184
爬楼梯——简单易行的运动 / 185
骑车——最为时髦的运动 / 185
爬山——强身健体的运动 / 189

医疗体操——永葆健康的运动 / 189
糖尿病患者运动时是否可以加餐 / 190
糖尿病患者该如何处理运动中的低血糖 / 191
为何糖尿病患者忌过度剧烈运动 / 191
家务劳动是否可以代替运动治疗 / 192
为何糖尿病患儿要参加运动治疗 / 192
糖尿病患者运动时怎样防止低血糖 / 193
运动疗法不适合哪些糖尿病患者 / 193
体质虚弱的糖尿病患者适宜做运动吗 / 194

第十二章 糖尿病患者日常生活注意事项 195

糖尿病患者的生活习惯应怎样 / 196
糖尿病患者应该如何着衣 / 196
糖尿病患者应该怎样选择鞋子 / 197
为何糖尿病患者要注意个人卫生 / 198
糖尿病患者怎样养成定期排便的习惯 / 198
糖尿病患者该如何使用体温表 / 199
糖尿病患者外出要注意的问题 / 199
糖尿病患者夏季是否可以用空调 / 200
糖尿病患者应怎样选择冷饮 / 201
糖尿病妇女在特殊时期应注意的问题 / 201
为何糖尿病患者要正确使用电风扇 / 202
糖尿病患儿能否参加夏令营活动 / 203
糖尿病患者夏季午睡要注意的问题 / 203
为何糖尿病患者忌秋冻 / 204
糖尿病患者应该如何使用电热毯 / 205
冬季糖尿病患者如何保持病情稳定 / 205

老年糖尿病患者该如何提防跌倒 / 206
为何糖尿病患者不能熬夜和睡懒觉 / 207
糖尿病患者的自我护理与家庭护理 / 208

第十三章　糖尿病的心理疗法　209

谁说糖尿病没法治 / 210
你是否感觉精神抑郁 / 211
如何对付糖尿病性抑郁 / 212
糖尿病患者常见的心理障碍 / 212
糖尿病患者的心理处方 / 214
其实笑对糖尿病很简单 / 217
凡事不生气，康复已开始 / 218
别让坏情绪影响糖尿病的治疗 / 219
如何克服和避开不良情绪 / 219
用“精神保健术”对抗应激 / 220
康复中常用的精神放松法 / 222
消除孤独、愤怒与灰心的情绪 / 222
妒忌是糖尿病康复的大敌 / 223
消除在各类场所测血糖的心理障碍 / 223
消除在各类场所注射胰岛素的心理障碍 / 224
情绪波动时应及时监测血糖 / 224
患者家属应是半个医生 / 224
心理疗法的具体方法 / 225
“五种眼光”应对糖尿病 / 227
糖尿病患者怎样做好心理调整 / 228
改善情绪的“六条路径” / 230

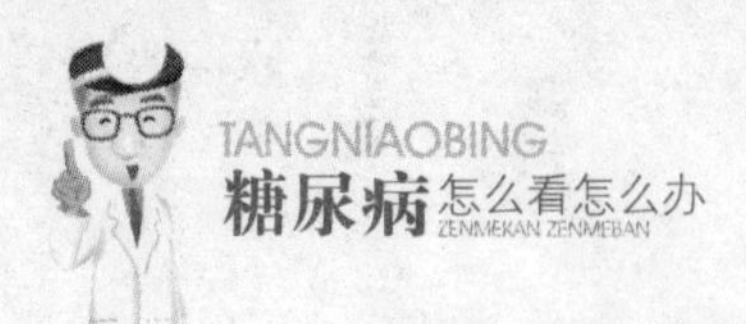

第十四章　糖尿病患者的生活禁忌　233

糖尿病患者必须戒烟 / 234
糖尿病患者不可拒绝胰岛素治疗 / 234
注射胰岛素之后不宜马上进餐 / 235
警惕无症状糖尿病 / 236
糖尿病患者不可随意拔牙 / 236
“饭后一杯茶”，“饭后百步走”不是好选择 / 237
糖尿病患者不宜盲目驾车 / 237
糖尿病患者外出不要忘记带上保健卡 / 238
1型糖尿病患者不宜盲目运动 / 239
糖尿病患者不可过量食盐 / 239
糖尿病患者不可用肉食代替主食 / 240
糖尿病患者不可过多食用瓜子、花生 / 241
糖尿病患者不可过量饮酒 / 241
糖尿病患者不宜饥饿 / 242

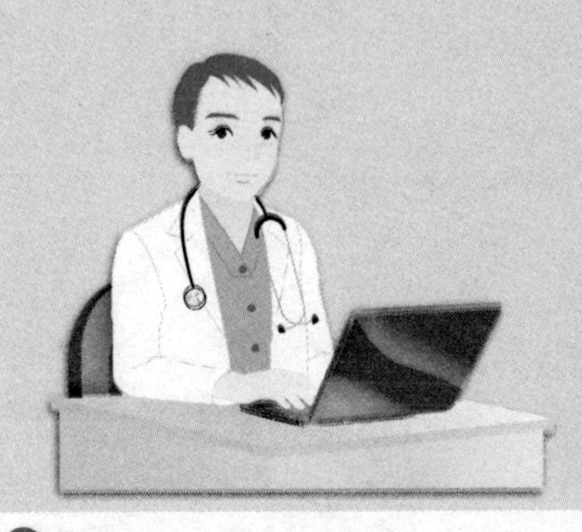

认识篇

糖尿病，你该怎么看

第一章　你为什么会患糖尿病

第二章　教你认识糖尿病

第三章　糖尿病的自我诊疗

第四章　糖尿病的诊疗

第五章　糖尿病认识的误区

第六章　警惕糖尿病并发症

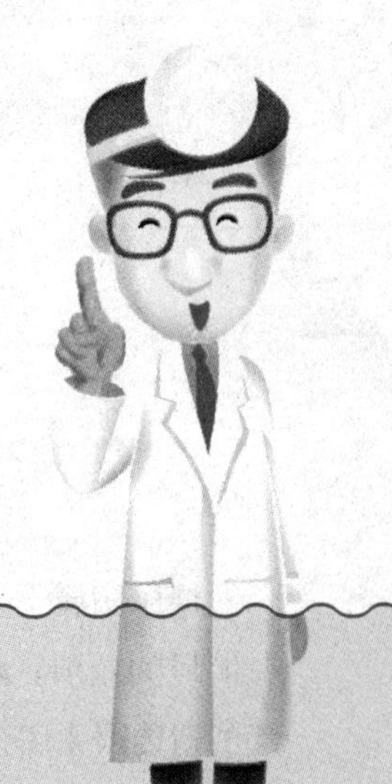

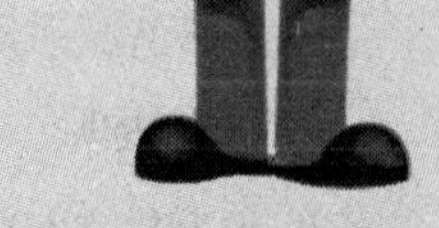

第一章 Chapter 1

你为什么会患糖尿病

遗传让糖尿病粘上你

糖尿病属于一种遗传性疾病，其发病率在直系亲属中和非直系亲属中有十分明显的差别。两者相比，前者的患病率较后者会高出5倍左右，并且2型糖尿病的遗传因素还会明显高于1型糖尿病。

1. 1型糖尿病

研究表明，1型糖尿病有明显的遗传因素。遗传因素在1型糖尿病众多病因中的重要性为50%。有调查结果显示，40岁以前发病的1型糖尿病患者中单卵双生者的发生一致率达30%～50%，如一方患糖尿病而另一方在5年之内先后发生糖尿病的一致率为54%；双卵双生的1型糖尿病的发生一致率为零。随着科学家们对糖尿病病因研究的不断深入，遗传因素在糖尿病发病中的作用机制将会被进一步阐明。

2. 2型糖尿病

研究表明，2型糖尿病也有高度的遗传因素。遗传因素在2型糖尿病病因中的重要性达90%以上。从调查中发现，在2型糖尿病患者中，25%～50%糖尿病患者有家族史。我国学者曾对1 737例2型糖尿病患者进行调查，其中一级亲属患糖尿病的占17.04%；另一项调查显示母亲患糖尿病的占15.04%，父亲患糖尿病的占7.13%，故女性遗传因素高于男性。2型糖尿病患者的组织相容性抗原的研究也充分证明其与遗传因素有关。近年，美国科学家发现2型糖尿病的病因与基因突变有关，已发现十几种不同的突变基因类型。此外，临床上发现父母亲患糖尿病，其子女患病率比正常人高。如果是同卵双胞胎，成年

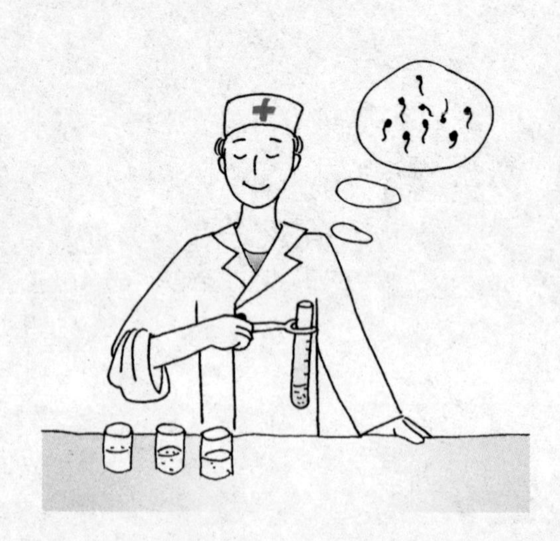

以后都发病的概率高达90%以上。但是并非所有糖尿病患者的后代都会得糖尿病，这说明遗传的并非是疾病的本身，而是容易患糖尿病的体质，即糖尿病的易感性。而这只是引发糖尿病的内因，只有在一定的外因作用下，才能引发糖尿病。

换句话说，在同样外界环境条件下，有遗传基因的人更容易患糖尿病。然而，却不能因此认为只要有家族病史的人就一定会患糖尿病。现在，大多数专家认为部分糖尿病系多基因遗传疾病，而不是由某个基因决定的，只有基因量达到或超过其阈值时才有发病的可能。

饮食不当易患糖尿病

小王是某公司的销售员，也是家中的顶梁柱。由于家庭经济条件不好，所以他每天都拼命地工作。辛勤的汗水没有白费，他的销售业绩一直名列前茅，是公司赫赫有名的金牌销售。

然而，最近一段时间，他却遇到了大麻烦，总是感觉口干、口渴，有时候，口腔内还有灼热的感觉，同时经常感到全身无力，困乏心悸。而且刚吃完饭没多久，他就感觉饥饿难耐了，体重也明显下降。最令他头疼的还不是这些，而是他尿多，有时候与客户谈到关键之处，他急于上厕所，无奈之下，只能跟客户说对不起。也因为这个原因，他的业绩直线下降。由于身体不舒服，他一回到家，就直接倒头躺在床上一动不动。妻子跟他说话，他也爱理不理，这让妻子感觉很委屈。

原本小王觉得身体之所以会这样，可能是因为他工作太累，压力太大了，好好休息几天就没事了。但是，这种情况一直持续，并且有愈演愈烈的趋势。看着日渐消瘦的小王，妻子心疼极了，一直劝他到医院做个全面的检查。最终，小王在妻子的陪同下到了医院。结果很快就出来了，医生说小王患上了糖尿病。小王觉得很难理解，自己的家人中并没有糖尿病患者，自己也不爱吃甜食，为什么会得糖尿病呢？医生分析认为小王的糖尿病是由于平时饮食不当而诱发的。

为了让自己重新拥有一个健康的身体和美满幸福的家庭，小王下定决心配

合医生的治疗，并且在生活上注意调理和保养。就这样，不到3个月，小王的病情得到了很好地控制，小王也恢复了往日的活力。

大多数人都认为糖尿病应该是因为吃糖过多或是遗传因素引起的。近几年来，饮食不当已成为诱发糖尿病的一个重要原因。那我们在日常的饮食中应该怎样预防糖尿病呢？糖尿病患者在饮食方面又应该注意哪些问题呢？

1．充分控制好盐的摄入量

大多数的糖尿病患者都伴有高血压。在平时的饮食中，控制好盐的摄入量成为每一个糖尿病患者最应该注意的问题之一。如果每天吃的饭菜过咸，进入体内的盐分太多，必然导致人体血液中的水分增多，进而血容量逐步增大。这样一来，不仅会导致人体的血压升高，而且也会损害肾脏。

2．限制每日蛋白质的摄入总量

日常生活中，多数糖尿病患者都伴有蛋白尿症状。之所以会出现这样的情况，主要原因就是日常饮食中摄入过多的蛋白质，导致身体不能充分吸收而在尿液中流失，反而造成人体缺少蛋白质营养。因此，在日常生活中，不宜摄入过多蛋白质。不管是早期或是晚期的糖尿病患者，都该控制蛋白质摄入量，尽量少吃豆制品，可适量吃一些动物蛋白质。长此以往，既可补充身体所需的蛋白质，还可避免代谢废物产生。

3．控制饮水量

多半糖尿病患者都会出现一个症状，就是有水肿发生。在出现水肿时不要惊慌，一定要对自己的饮食量加以控制。即便是夏天，作为糖尿病患者，喝水时要非常注意，避免喝水过多造成肾脏负担过重。在夏天的时候，糖尿病患者只需要把出汗所失的水分补充上就可以了。

4．限制钾的摄入量

有心、肾等慢性并发症的糖尿病患者在钾的摄入上也要多加控制。当然，不少糖尿病患者会主动限制钾的摄入量，那么到底自己的身体需要多少钾，这就需看每一个人的血脂高低了。每个人体内钾和钠的含量都不同，钠需要我们严格控制，而钾却不同，即便是在很低时，也非常容易流失掉。

5．补充充足的维生素

由于糖尿病患者需要限制一些营养物质的摄入量，所以就成了贫血症的高发人群。若在日常的饮食里适当补充维生素，包括叶酸等，就能够很好地预防贫血症的发生了。

所以，对于糖尿病患者来说，在食物的摄取上一定要非常注意，让自己远离糖尿病的饮食误区。

妊娠的“甜蜜”易得糖尿病

妊娠过程中，由于某些生理原因，一些怀孕前没有糖尿病病史的孕妇在妊娠后期对血糖浓度的调节能力将会下降。有一部分人就会因为此过程中的“甜蜜”而导致血糖升高。这就是人们常说的妊娠糖尿病。

妊娠糖尿病常在妊娠的第24周左右出现，因为这一阶段的胎盘会分泌出一种减弱胰岛素作用的激素。不过，大部分妊娠糖尿病患者随着妊娠分娩的完成，血糖浓度会很快回到正常水平。也有一部分患者血糖浓度会持续较高水平，成为真正的糖尿病患者。那些血糖浓度回到正常水平的妇女，在5年内发生糖尿病的危险会比常人高得多，因此，要经常做体检，做到早发现、早治疗。

遗传与肥胖症是诱发妊娠糖尿病的重要因素，有家族糖尿病史或者相对肥胖的孕妇，在妊娠期间一定要注意糖尿病的检查。从这一点来看，怀孕之后，吃得越胖对孩子越好的观点是不科学的。

肥胖与糖尿病形影不离

在糖尿病的诱发因素中，肥胖是非常重要的因素之一。虽然现在有部分儿童、青壮年1型糖尿病患者也存在严重的肥胖问题，但科学研究显示体型肥胖和2型糖尿病的发病率的关系更加密切。

日常生活中，如果饮食中热量摄取过多或是进食过多，再加上活动较少时，食物中摄取的高蛋白质与高糖热类经消化吸收，血液当中氨基酸、葡萄糖的浓度就会逐渐增高，刺激胰岛细胞分泌过多的胰岛素。肥胖者靶细胞上胰岛素受体的数量也会随之减少，胰岛素抵抗出现，导致胰岛素的生理作用调节失常。更具体一点说，就是人在肥胖时，因为脂肪细胞膜和肌肉细胞膜上胰岛素受体的数量降低，引发机体对胰岛素的亲和度降低以及体细胞对胰岛素的敏感程度下降，导致糖分的利用上出现阻碍，使血糖迅速升高，糖尿病就发生了。60%～80%的成年糖尿病患者发病初期会出现以上情况。所以，糖尿病患者自身的肥胖程度及类型都与其糖尿病发病有着十分密切的联系。特别是中心型肥胖者，也称为腹型肥胖者，这类肥胖者其糖尿病的发病概率是很高的。

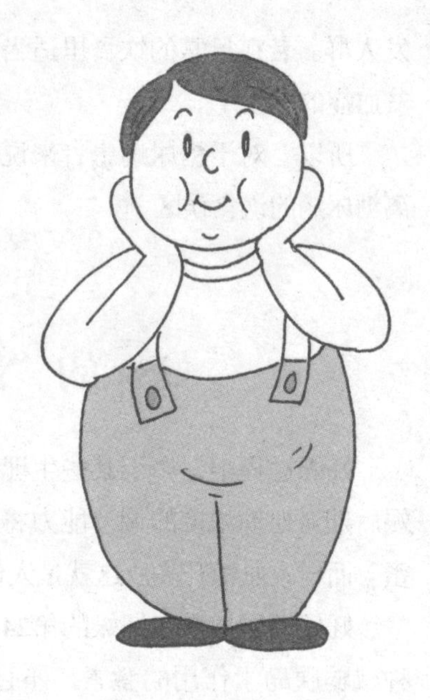

因此，人到中年之后，一定要尽可能将自己的体重保持在正常范围之内，这对预防糖尿病的发生是具有积极作用的。

病毒感染害你患上糖尿病

病毒感染是诱发糖尿病的另一个非常重要的因素，同时这也是1型糖尿病患者的主要病源之一。科学家在动物研究中证实，大多数的病毒能够直接侵入胰岛B细胞中，以至于胰岛素的分泌不足从而引起糖尿病的发生；又或者病毒长时间滞留于胰岛B细胞之内，刺激自身免疫系统，导致系统不能正常运行，引起体内淋巴细胞产生抗胰岛素细胞抗体，这样会使得胰岛细胞遭受严重的破坏，胰岛素的合成逐步减少，糖尿病的发病率迅速升高。

此外，脑炎病毒、柯萨奇B病毒、心肌炎病毒等病毒感染之后还可以使长时间潜伏在体内的糖尿病病毒迅速增加，病情加重，逐步成为显性糖尿病。

在将近100多年的时间里，关于病毒感染诱发1型糖尿病的有报道，已经屡见不鲜。

精神因素也会诱发糖尿病

近几年来，中外学者研究认为精神因素在糖尿病发生、发展中的作用也很大，大多数医学专业者都认为，伴随着精神的紧张、情绪的激动及各种应激状态，会引起升高血糖的激素大量分泌，如生长激素、去甲肾上腺素、胰升糖素及肾上腺皮质激素等。承受精神应激较多的城市居民糖尿病患病率高于农村居民，脑力劳动者糖尿病患病率高于体力劳动者。一项研究在18个月前后对一组调查对象进行跟踪检查发现，从18个月前的血糖检查正常者转变成糖尿病患者，在这18个月内遭受的精神刺激的强度明显增强。在新发病的人群中，受“人际关系问题”这类精神刺激遭遇者最多。

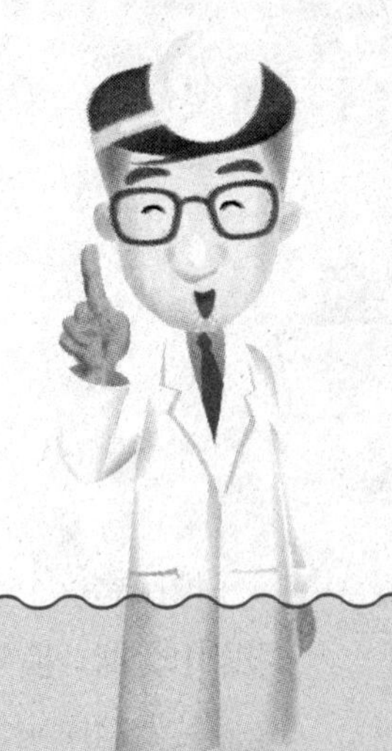

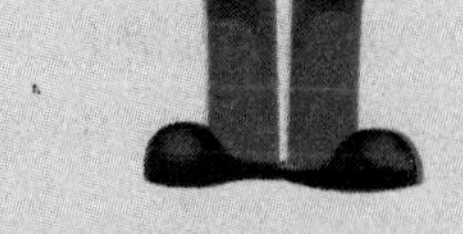

第二章
Chapter 2
教你认识糖尿病

揭开糖尿病的神秘面纱

糖尿病这个名字可谓名副其实，精炼准确地概括出了糖尿病的具体特征，即尿中含糖。换句话说，只要是糖尿病患者，其尿液中一定含有糖分。

关于糖尿病，很早就已经有了它的记载。古埃及、古希腊、古印度及古代中国，都留下过有关糖尿病的记录。经过漫长的探索与研究，20世纪，医学家终于彻底揭开了糖尿病的神秘面纱。

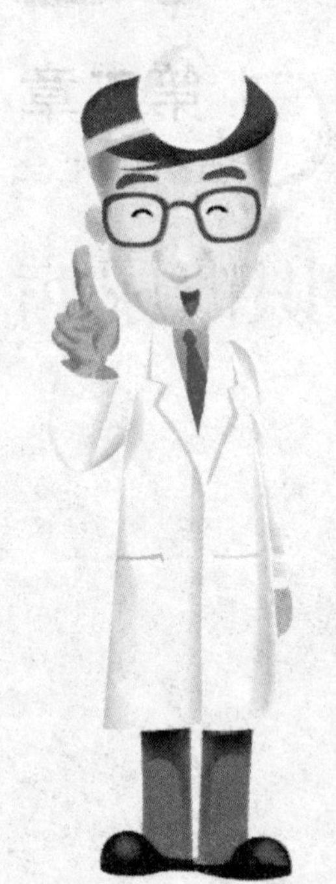

现代医学认为，糖尿病是以糖代谢失常为主要特征的慢性内分泌代谢疾病，其表现为体内胰岛素分泌或者作用异常，导致体内代谢发生紊乱，血糖水平不断升高。当人体内的血糖水平超过一定的阈值时，尿中就会出现糖分。糖尿病患者，除了糖代谢失常，体内的蛋白质、脂肪都会出现代谢失常。

糖尿病是一种严重的代谢性疾病，如果长时间得不到治疗或者控制，就会导致肾、眼、神经、心脏与血管等组织、器官病变，进一步发展，便会发生失明、肾衰竭、下肢坏疽、脑卒中（中风）或者心肌梗塞，最终将危及生命。糖尿病患者的死亡率很高，它与心脑血管疾病和癌症并称为危害人类健康的三大杀手。

国际糖尿病联盟（IDF）2007年在全球性的“争取联合国通过糖尿病决议”活动中公布出的惊人数字——在全球范围，每10秒就有1位糖尿病患者因糖尿病的并发症而死亡；在同一个10秒内，就有2例新的糖尿病病例发生。据此推算，在一年内，全球就有300万人死于糖尿病，600万新的糖尿病患者加入到日益壮大的“糖尿病大军”。

基于这个原因，国际糖尿病联盟发出警告，声称如果再不加以关注，糖尿病的发展将面临失控的危险。国际糖尿病联联盟的姆班亚教授说：“最新的糖尿病地图的数据表明，糖尿病蔓延已经失控。在与糖尿病的战斗中，我们正在节节败退。没有国家会幸免，而且没有国家有能力打败这一共同的敌人。”

20世纪80年代以前，中国的糖尿病患者和发病率一直保持在较低水平。但是，随着中国经济的迅猛发展和生活水平的提高，糖尿病患者的人数急剧增加，发病率也快速增长。据中华医学会糖尿病分会发布的数据，中国的糖尿病患者已经高达9420万人，位列世界第二。糖尿病发病率也从1980年的0.67%上升到目前的5%，而城市的发病率已逼近10%。也就是说，中国的糖尿病发病率正在迅速上升，患病人数也正以令人担忧的速度增长。医学研究表明，中国糖尿病的快速发展，主要与中国人不合理的饮食结构及不良的生活习惯有关。

虽然糖尿病病因到现在仍然不是特别清楚，也没有办法彻底治愈。然而，医学界一致认为，糖尿病是可以预防和控制的。倘若在采用饮食疗法的同时，加上适当的体育锻炼、合理的药物治疗及一定的心理疗法，并随时自我检测，糖尿病患者完全可以很好地控制病情，从而像正常人一样享受生活。

血糖与胰岛素有何关系

认识糖尿病，首先要正确理解血糖及其与胰岛素的关系。那么，血糖到底是什么呢？所谓血糖，顾名思义就是血液中的葡萄糖。糖是人体中非常重要且不可缺少的营养物质之一。食物进入人体之后，经过消化系统会转化为葡萄糖。血糖通过血液被运送到全身的每个组织细胞，分解燃烧从而产生人体所需的热量。

血糖随血液流经全身，与全身的组织细胞代谢有着密切的关系，因此，血糖的稳定与否影响到身体的正常生理活动功能。正常情况下，血糖处于一种动态平衡状态，消耗与补充同时进行，而糖尿病患者的血糖则是失衡的。

在人体中，主要由肝脏、激素和神经系统负责调节血糖。

1. 肝脏

在血糖升高时，多余的葡萄糖进入肝细胞，肝细胞将这部分葡萄糖合成糖原储存起来。饥饿时，血糖就会下降，这时体内的血糖来源主要依靠肝糖原的分解，从而达到血糖的平衡。患有严重肝病的人，由于肝功能不佳，肝糖原储备不足，很容易产生低血糖。

2．激素

人体内有很多种激素，它们共同组成一个糖代谢调节系统，维持着血糖的动态平衡。这些激素主要包括胰岛素、胰高血糖素、肾上腺素、生长激素、糖皮质激素及甲状腺素等。其中，胰岛素是人体内唯一能够降低血糖的激素，它主导着葡萄糖在体内的合成与转化，是调节血糖的最重要的激素。其余激素的作用主要在于能够帮助升高血糖。在正常的情况下，升高血糖，可激素和胰岛素保持在一个平衡的状态，从而确保血糖能够随时保持平衡。

3．神经系统

神经系统在维持血糖平衡方面，也有着很大的作用。比如，中枢神经系统，它就是通过交感神经系统有效地控制各种激素的分泌，进而维持血糖平衡的。

在肝脏、激素以及神经系统的调节下，空腹的时候，血糖的正常值应该为3.9～6.1毫摩／升，进食之后2小时，血糖值不应超过7.8毫摩／升。

大致了解血糖之后，接着就应该学习有关胰岛素的知识了。因为谈到糖尿病，就一定会提到胰岛素。那么，到底什么是胰岛素呢？胰岛素是一种来源于胰腺的激素。糖尿病的核心问题就是因为某种原因使胰腺分泌胰岛素的功能出现了异常。那胰腺究竟是个什么样的器官呢？

胰腺位于肝脏和胃的下部，长约15厘米，重70～100克，外形像是一把勺子，顶端部分与十二指肠相连。胰腺具有外分泌和内分泌两种功能，外分泌功能是指分泌胰液至消化道，帮助人体消化吸收的功能；内分泌功能就是指分泌胰岛素等人体激素的功能。发生了糖尿病，常常是因为胰腺的内分泌功能出现异常所致。

胰腺中有一个像小岛一样分布的细胞团，因而人们称其为“胰岛”。胰岛内的B细胞能够生产出一种蛋白质，这就是所谓的胰岛素了。胰岛素是人体内唯一能帮助降低血糖的激素，因而它的分泌量直接关系到血液中血糖的水平。胰岛每天生产大约50单位（相当于2毫克）的胰岛素。当血糖进入人体之后，其中的大部分都会通过血液而到达全身各处的组织细胞内，以便能够维持正常的生理功能。但是，血液中的葡萄糖并不能随意地进入细胞内的，因为每一个细胞的细胞膜上都存在着葡萄糖进入的“特别通行证”，这个结构被称为胰岛素受体。胰岛素在这里的作用是十分重要的，只有当胰岛素与胰岛素受体结合的时候，才可以打开通道，这样，葡萄糖才能够进入细胞被其吸收利用。可以说，胰岛素是葡萄糖进入人体细胞不可缺少的钥匙。胰岛素不仅能够促进血糖进入肌肉、脂肪组织细胞，促进血糖转化为热量等，而且胰岛素还能够抑制肝脏葡萄糖的产生，从而更好地降低血糖的浓度。

此外，血糖对胰岛素的分泌也有制约作用，当血糖升高的时候，胰岛就会接受“命令”——多制造胰岛素，降低血糖；而血糖过低的时候，胰岛也会减少或者停止制造胰岛素，血糖就不再下降了。所以健康的人不管是否进食，一般血糖含量都是比较稳定的。

而糖尿病患者则不同，由于他们的胰岛发生病变，生产不了足够的胰岛素以降低血糖，而在高血糖的刺激下又需要不断地分泌胰岛素。如此一来，糖尿病患者的胰岛就会长期处于疲劳状态，胰岛的分泌功能会逐渐减弱，而血糖也不能通过胰岛素的作用而进入细胞，这个时候，细胞会因为缺乏营养而逐渐衰弱，最终致使人体受到严重的损伤。

糖尿病的发病机制是怎样的

人体若想正常地运作，就必须获取各类营养物质，而这些营养物质来源于食物。其中，糖分是最重要的三大营养素之一，是人体热量的主要源泉。

谷物类、薯类、砂糖及水果等食物中的糖分进入人体的，经人体消化吸收后转化为糖原，储存在肝脏和肌肉中，或是转化为葡萄糖进入血液，然后被运送到全身各处的细胞，以备肌肉运动所用。

人们常说的“血糖”，其实就是指血液中葡萄糖的含量。正常情况下，人体血液中血糖的水平是经常变化的，一般在饭后，血糖的含量会明显上升。健康人在进食之后，因血糖上升其胰岛素的分泌量就会随之增加，从而促使葡萄糖被快速地吸收，然后作为热量被人体消耗掉。所以，在饭后1小时左右，通过人体紧张的工作之后，血糖的水平就开始慢慢地下降，饭后大约2小时的时候，血糖的水平就可以基本恢复正常了。当然这都是针对正常人来说的。但是，倘若我们的机体摄入的糖分过多，没有办法被身体及时消耗的葡萄糖就会存留在血液中。如此一来，多出来的葡萄糖就需要更多的胰岛素来促进吸收，这样的情况，在短时间内可能对胰腺功能的影响并不是很大，但是长此下去，胰腺就会逐渐疲劳以至于功能慢慢地衰退，不能顺利分泌胰岛素、无法自动调节胰岛素的分泌量或者所分泌的胰岛素质量欠佳，不能有效地促进葡萄糖的吸收。于是，血液中的葡萄糖含量就会上升，在空腹的时候或者饭后2小时仍然居高不下，并且一直持续升高，继而形成比较“稳定”的高血糖状态。

在血糖上升的初期，如果不能及时地发现（现在，大多数人都不能及时地发现，因为他们在自以为健康时很少会做全面的身体检查），而饮食结构与生活方式等方面也没有加以纠正与改善，任由这种状况持续下去，那么，高血糖就会逐步地发展成为糖尿病。当血糖水平正常的时候，血液中的葡萄糖会被肾脏的肾小管再次吸收，而不能进入到尿液当中。但如果到达肾脏的葡萄糖过多的话，肾小管就不能完全吸收，没有被吸收的葡萄糖就会进入尿液，从而形成“糖尿”。

三多一少，糖尿病的典型症状

糖尿病患者因为体内的胰岛素分泌不足，不能把摄入人体内的葡萄糖有效地组织、氧化、利用，从而致使血糖升高，尿糖呈阳性，随之出现代谢紊乱。为了能够及早地做好预防工作，我们应该了解一些糖尿病典型的临床症状。

1. 多食

多食是由于糖尿病患者体内胰岛素绝对或者相对不足，食物在胃肠道消化吸收后转为葡萄糖，而葡萄糖还没能被充分利用，就从尿中流失了。机体没有足够的能量来维持正常的生命活动，短缺的部分需要从体外补充，患者的饥饿反应加强，故出现多食。多食是为了补充随尿液失去的糖分，而多食又导致血糖升高，高血糖又致多尿，尿糖又会增加，饥饿感加强。所以，糖尿病患者即使多食易饥，也应该控制自己的饮食，减轻胰腺的负担，有利于疾病的治疗。

2. 多尿

多尿，也就是尿的次数与尿量增多。由于糖尿病患者的血糖过高，大量的葡萄糖从肾脏中排出，肾小球滤液中的葡萄糖又不能完全被肾小管再吸收，以致形成渗透性利尿，故出现多尿症状。一般尿量与尿糖成正比，尿糖越高尿量越大。糖尿病患者每日的尿量可以达到3 000~5 000毫升，甚至超过8 000～10 000毫升。随着尿糖增加，尿量增大，肾囊膨胀，患者可出现腰酸背痛等症状。

3．多饮

多饮是由于多尿引起。多尿使体内流失大量水分，引起口干舌燥，皮肤脱水而失去弹性。患者每日饮水量几乎与尿量相同，且饮不解渴。

4．体重减轻

体重减轻是糖尿病患者最常见的临床表现。由于糖尿病患者体内胰岛素不足，不能充分吸收利用葡萄糖，而身体就会用自身的蛋白质和脂肪来补充能量，加速了蛋白质和脂肪的分解速度，再加上水分丢失，患者体重急剧下降，形体消瘦。

以上便是糖尿病患者最常见的“三多一少”临床表现。但是，需要注意的是，并非所有糖尿病患者都会出现上述症状，特别是成年非肥胖型糖尿病患者或老年糖尿病患者，其典型症状就不明显。一些2型糖尿病患者与老年得病的糖尿病患者，平常并没有明显的临床症状，在体检的时候，或者由于牙周炎、皮肤溃疡、水肿、视力减退等到医院做检查的时候，才会发现自己的血糖明显高于正常水平，从而得知自己已经患上了糖尿病。

这就要求我们在日常生活中多关注自己的身体信号，以便能够及早地发现糖尿病，继而得到及时的治疗。

糖尿病对患者的危害

在人体内，胰岛素是唯一可以降低血糖的激素。糖尿病患者往往是因为胰岛素缺乏或者对体内作用不敏感，而使得胰岛素不能正常发挥降低血糖的作用，从而使血糖不断升高，最终形成了糖尿病。那么，血糖升高之后会给患者带来哪些危害呢?

1．引发“三多一少”

随着血糖的升高，患者尿中会排出大量的葡萄糖，从而引起多尿。而多尿能够带走电解质，使电解质丢失，同时带走水分。人体为了补充水分，因而口渴多饮。

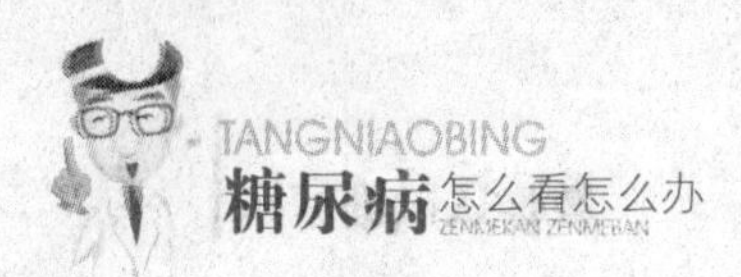

此外，葡萄糖是人体宝贵的热原料，大量葡萄糖经肾随尿排出，就白白地丢失了，人体只好利用蛋白质、脂肪提供热量。因为蛋白质和脂肪消耗得过多，引起了全身乏力、体重减轻等症状。与此同时，为了补充机体的消耗，需要多进食物，从而形成多尿、多饮、多食，体重减轻，也就是人们常说的“三多一少”。

2. 引起酮症酸中毒

由于糖尿病患者体内的糖不能被利用，只好动用脂肪，这样，大量的脂肪酸在肝脏氧化，生成酮体。当血酮、尿酮增高，超过机体排泄能力的时候，就会引起酮症。而酮体是较强的有机酸，可以引起酮症酸中毒，严重的患者甚至还会出现昏迷现象。

3. 诱发高渗性昏迷

严重高血糖的时候，患者的血液浓缩，细胞内的水分被吸收到血液，从而造成细胞内失水。而脑细胞失水会引起昏迷，也就是高渗性昏迷。

4. 诱发各种并发症

高血糖的时候，人体内各种蛋白质被糖化，可以引起微血管的并发症，比如，视网膜病变、肾脏病变等。并且，高血糖时常常伴有脂肪代谢紊乱，这是造成大血管并发症的主要原因。比如，高血压、动脉粥样硬化、冠心病、足坏疽等都是其并发症。

5. 引起各种感染

高血糖的时候，人体的防御功能就会降低。这个时候，对感染的易感性也会随之增加，很容易发生细菌感染、结核病、真菌及某些病毒感染。

6. 导致胰岛细胞功能衰竭

长期高血糖对胰岛细胞不断刺激，由于葡萄糖的毒性作用，会使胰岛细胞功能衰竭，胰岛素分泌更加减少，这样就导致糖尿病患者的病情加重。

哪些人易患糖尿病

由于糖尿病发病的诱因很多，危害很大，而且治疗过程也相当的复杂、困难，因此，预防糖尿病就显得刻不容缓，尤其是糖尿病的易发人群。那么，哪些人更容易患糖尿病呢？下面让我们一起来看看吧。

1. 有糖尿病家族史者

糖尿病具有遗传性，但是，它所遗传的并不是糖尿病本身，而是其易感性。所以，这就意味着如果父母患有糖尿病，但他们的子女却并不一定会患上糖尿病。糖尿病的遗传涉及多个基因，这些基因变异之后，会使人更容易患上糖尿病。因此，有糖尿病家族史的人要尽量做到均衡饮食，合理运动，保持乐观的精神状态。积极的预防对于那些易患糖尿病者而言，有着非常重要的意义。同时，有家族糖尿病病史者应该及早做定期检查，以便防患于未然。

2. 肥胖者

首先，肥胖者往往同时伴有高血脂和高血压，而且胖人多不爱活动，使糖代谢减慢，造成体重进一步增加，形成恶性循环。其次，肥胖的人摄食量过高，脂肪细胞变得肥大，对胰岛素需求增多，胰岛细胞负荷过重，刺激胰岛β细胞过度分泌，导致胰岛功能衰竭而发生糖尿病。所以，为了预防糖尿病的发生，首先应该预防肥胖，建立有规律的生活制度，合理饮食，积极参加体育锻炼和文娱活动。

3. 长期精神紧张、心理压力大者

精神紧张会使对抗胰岛素的肾上腺素、甲状腺素等激素的分泌增多，使血糖升高。临床中还发现，易怒、脾气暴躁、爱生闷气、肝火旺盛的人，血糖容易升高。同时，精神紧张使中枢神经系统发生紊乱，也会引起内分泌失调。最近，医学家还发现这样一个现象，当人的大脑皮质处于紧张状态的时候，就会分泌一种物质，促使血糖升高，这可能就是2型糖尿病的诱因之一。因此，无论是健康的人还是糖尿病患者都应该保持健康乐观的心态，注意调节、放松自己的情绪。

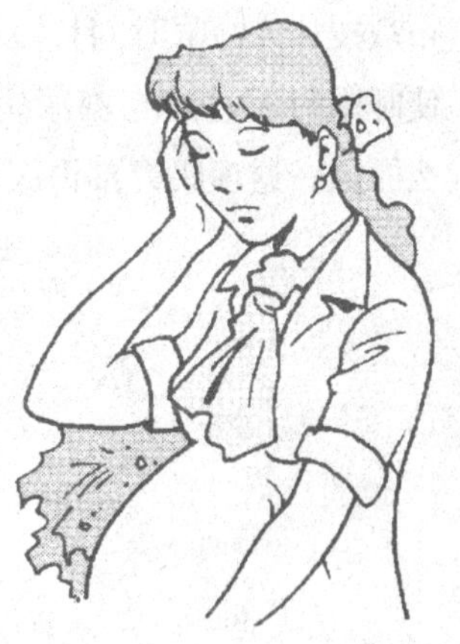

4. 妊娠期妇女

妊娠期，胎盘会分泌出一种减弱胰岛素作用的激素，这种激素有可能会引发糖尿病。在大多数情况下，这种糖尿病只是暂时性的，生产之后会自然恢复，不过也存在康复数年之后再患糖尿病的可能性。

此外，有食欲正常而体重明显下降却找不到原因者，分娩巨大婴儿的妇女，年龄超过50岁肢体溃疡经久不愈等情形者，也应及时到医院进行检查，以确定自己是否患有糖尿病。

5. 爱喝酒的瘦弱男性

我们都知道胖人容易得糖尿病，但日本研究人员在英国的糖尿病专业杂志上发表文章称瘦人同样面临着糖尿病的威胁。通过调查研究，他们发现比较瘦的男性如果饮酒量增多的话，患糖尿病的概率也会随之增高。参与此项研究的日本医生认为："这里面其实有一个双重作用。首先，胰岛素可以抑制人体血糖值的增高，而在身体瘦弱的人当中，多数人分泌胰岛素的功能都比较弱；其次，现有的科学研究已经证明，长期饮酒也会导致分泌胰岛素的能力减弱。所以，体质瘦弱的人再饮酒的话，分泌胰岛素的功能就会变得更差。"

因此日本研究人员建议，身体较瘦的男性一定要注意保持良好的生活习惯，并控制饮酒量——每天最好不要超过180毫升［乙醇（酒精）含量不超过20克］，这样才能减少罹患糖尿病的风险。

6. 每天睡眠不足者

美国波士顿大学医学院副教授——丹尼尔·戈特列布，在美国《内科学档案》周刊上发表了他的一项研究成果：与每天睡7～8小时的人相比，那些睡眠时间不足5小时的人患糖尿病的比例要高出2.5倍，也就是说，经常熬夜、睡眠不足也可能诱发糖尿病。

这项研究成果是在对1 486名年龄在53～93岁的成年人进行调查时得出的。由于研究已经排除了性别、年龄、种族等因素对于实验的影响，所以，戈特列布教授认为睡眠时间长短与糖尿病之间有着直接的因果关系。但是，什么因素使睡眠时间过短与糖尿病产生联系尚不清楚。戈特列布教授强调，不管是什么原因，这项研究都再次证明了充足睡眠对身体健康的重要性。

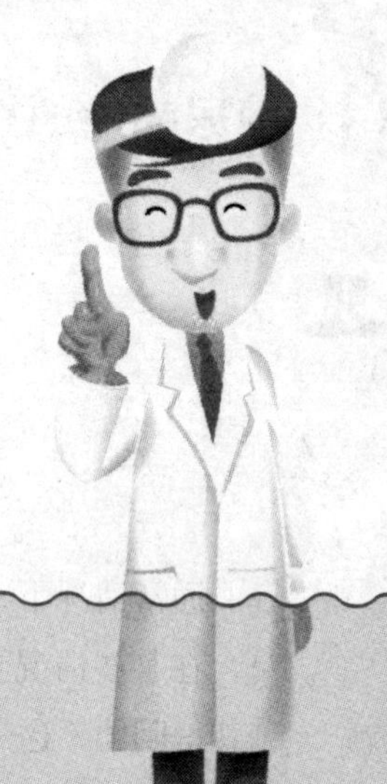

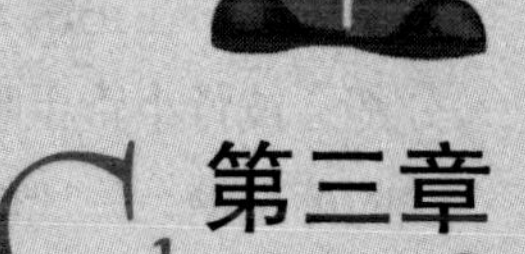

糖尿病的自我诊断

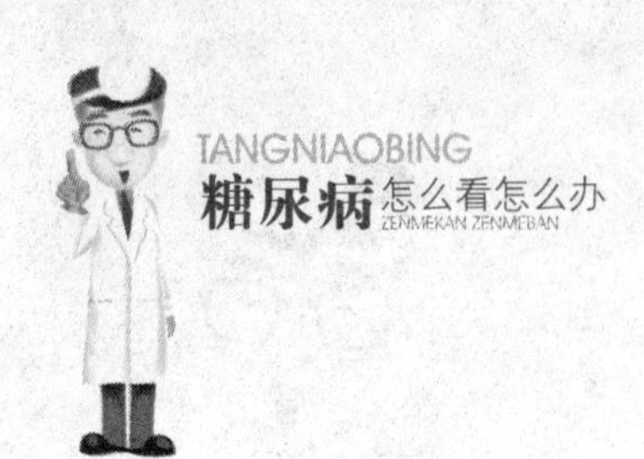

血糖与尿糖之间的关系

通常情况下，当糖尿病患者血糖升高的时候，尿糖也会随之相应增加。但是，在某些情况下，血糖与尿糖却并不同步变化，有时血糖值高于正常，但尿糖却呈阴性，这是为什么呢？血糖与尿糖之间究竟存在着怎样的关系呢？

尿糖，通常指的就是尿液中的葡萄糖，偶尔也有乳糖尿、戊糖尿以及半乳糖尿等。在正常人的肾小球滤液中，也会有一定量的葡萄糖，但是，绝大部分都会被肾小管重吸收而回到血液当中，因此，正常人排泄的尿中只含有极其少的葡萄糖，一般的常规检查是检测不出来的。所以，尿糖定性试验通常呈阴性。由于肾小管对葡萄糖的吸收能力有限，当血糖超过一定的限度时，肾小球的滤液当中就会有一部分的葡萄糖不能被重吸收，继而随着尿液排出体外，因而产生糖尿。我们将尿里出现葡萄糖的时候所对应的血糖值称为“肾糖阈”，正常人的肾糖阈在8.9~10.0毫摩／升左右。打个比方来说，那就是肾糖阈的一个“堤岸最高点”，而血糖值就是“水”，水满便会溢出来。肾糖阈并不是一成不变的，而是随着肾小球滤过率与肾小管葡萄糖重吸收率的变化而变化。如果肾小球的滤过率减少，那么肾糖阈自然也会随之升高。与此同时，肾小管重吸收能力下降的话，就会引起肾糖阈降低。

老年人与糖尿病肾病患者，其血糖值往往会超过10.0毫摩／升，甚至在13.0～16.7毫摩／升的时候，都不会出现糖尿，这就是肾糖阈升高所造成的。与之相反，对于处于妊娠期的妇女或者肾性糖尿病患者而言，血糖低于8.9毫摩／升的时候，却出现了糖尿，这就是肾糖阈降低所导致的。据统计，当糖尿病患者的空腹血糖<11.2毫摩／升的时候，75%的人的尿糖呈现阴性；当糖尿病患者的空腹血糖>11.2毫摩／升的时候，16.5%的人的尿糖呈现阴性。由此可见，尿糖并不一定能够真实地反映血糖的水平。

实际上，尿中是否会出现葡萄糖，主要取决于这三个因素：第一，血糖浓度；第二，肾小球滤过率；第三，肾小管对葡萄糖的重吸收能力。而尿糖阳性的原因，按照血糖水平可以分为以下两种情况：

1. 血糖在正常范围时

（1）生理性糖尿

在高糖饮食后1~2小时，情绪激动、精神紧张、剧烈运动等引起交感神经兴奋和应激情况下，可使血糖短期升高。

（2）肾性糖尿

血糖与糖耐量都是正常的，但是，因为肾小管先天性缺陷或者后天受到损伤，导致回收葡萄糖功能出现障碍，因而导致肾性糖尿。这种情况可以在范科尼综合征、家族性糖尿病、肾炎、肾病综合征等中看到。当肾性糖尿合并糖尿病的时候，虽然血糖控制正常，仍然会有尿糖排出。新生儿因为肾小管功能不完善，也可以出现肾性糖尿。

（3）妊娠糖尿

有的孕妇的肾糖阈在短期内降低，出现了糖尿，生产之后可以恢复正常。但是，有的孕妇属于妊娠糖尿病或者糖尿病合并妊娠，因此，在测定血糖与尿糖的时候，不可一概而论，应该区别对待。

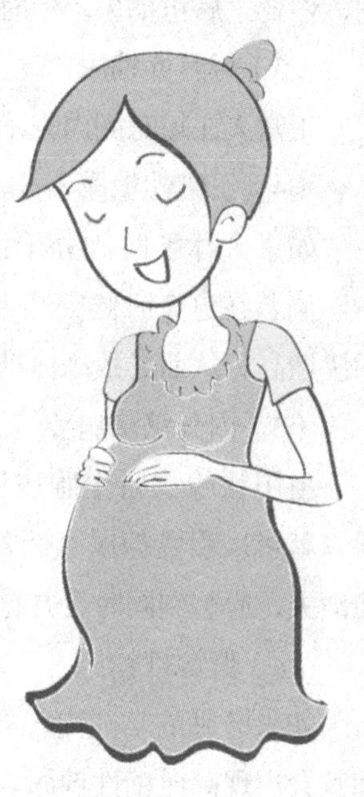

（4）非葡萄糖糖尿

非葡萄糖糖尿也是导致尿糖阳性的重要原因之一。比如乳糖尿，妊娠或者哺乳期可以同时出现乳糖尿。除此之外，半乳糖尿的情况常见于先天性半乳糖血症患者。

（5）药物性假糖尿

如果服用维生素C、阿司匹林、安替比林或非那西丁等药物，就有可能会出现假性糖尿。

（6）检查时间不同步

糖尿病在检查的时候，抽血与留尿的时间不能同步进行，比如，吃饭前测血糖正常，而吃饭后查尿糖就有可能呈阳性。

2. 血糖升高时

（1）糖尿病患者

血糖控制不好的糖尿病患者，其尿糖就可能会呈阳性。但是，糖尿病患者的血糖与尿糖也并不是自始至终都会保持一致的。在某些情况下，血糖值虽然高于正常值，但是，尿糖却会呈现阴性。举例来说，①老年糖尿病患者合并肾动脉硬化，出现肾糖阈增高的情况，其血糖升高的时候，而尿糖却呈现阴性。②糖尿病肾衰合并酮症，酮症一旦纠正，尿糖就可能会呈现阳性。③尿标本放置的时间过长的话，特别是在天气炎热的时候，糖分很容易被细菌分解。④糖尿病合并尿崩症，尿液被稀释。⑤血糖、尿糖变化不同步。比如：进食之前，尿糖呈阴性；进食之后，血糖升高。

（2）类固醇糖尿

这种情况常见于用激素治疗的慢性肾炎、类风湿等患者。其特征为空腹时血糖正常，饭后血糖就会升高，“三多一少”的现象不太明显，糖尿是可逆的，停药之后可消失。但时，也有3%的患者发展成为真性糖尿病。

（3）滋养性糖尿

正常人在短时间内吃了大量的甜食，也可以使血糖短期增高而出现糖尿。

（4）饥饿性糖尿

如果人体长时间处于饥饿状态，就会使血糖降低，胰岛素保护性分泌减少。倘若在这个时候突然大量地进食，由于胰岛功能不能立即恢复而致使血糖很快增高，从而导致高血糖糖尿的产生。

（5）内分泌疾病

当甲状腺、肾上腺皮质及脑垂体前叶等内分泌腺的功能出现亢进症的时候，就可以引发糖尿。倘若腺体功能亢进得到控制之后，高血糖、高尿糖仍不能消失，应想到同时合并糖尿病。

（6）肝源性糖尿

如果肝脏的功能出现异常，肝脏就不能将饭后血糖顺利地合成肝糖原，从而就会出现高血糖性糖尿。

虽然尿糖的测定结果可以作为临床的参考，但是，最终确诊糖尿病还需要以血糖的测定为依据。尿糖呈阴性的时候，也并不能完全排除患糖尿病的可能，而尿糖呈阳性的时候，也并一定都是糖尿病。

对于实验结果的解释，应该从多个方面进行考虑，尤其是同类项目检查结果之间出现矛盾的时候，要认真慎重地辨别，这样，才能够得出正确的结论。一旦发现尿糖呈阳性，患者就应该立即去医院做进一步的检查，以明确其中的原因。对于已经确诊的糖尿病患者，血糖与尿糖不符，特别是血糖高而尿糖阴性的患者，更应该到医院积极地查找原因，排除糖尿病肾病等情况。

重视血糖监测的原因

如果没有血糖监测作为保证，也就谈不上有效地控制血糖。因为只用药而不进行及时地监测，就好像是盲人骑瞎马，是不可能驾驭好糖尿病这辆马车的。

血糖监测是糖尿病整体治疗不可分割的一部分，其重要性不言而喻。然而，仍有不少糖尿病患者只重视药物治疗，而对血糖监测重视不够，这种做法显然不对。

那么，血糖监测有哪些作用呢？

①有助于及时、全面地了解血糖控制情况，判定临床治疗效果。

②可以随时掌握血糖波动的情况，及时发现低血糖或高血糖，避免由此带来的严重危害。

③通过血糖监测，有助于找出血糖控制不佳的原因（如饮食问题、运动问题、用药问题及应激因素等），为指导和调整患者的饮食、运动及用药提供科学依据。

④为强化治疗保驾护航，使血糖控制安全达标，从而减少糖尿病各种急、慢性并发症的发生和发展。

糖尿病治疗主张个体化，对于不同患者及同一患者的不同病程阶段，其治疗方案都不一样。饮食治疗不理想、药物选择不当、药物用量不足或用法不对，高血糖就得不到控制；反之，降糖过度，则会发生低血糖。通过血糖监测，适时对治疗方案加以调整，才能使血糖得到理想控制。可见，只有治疗与血糖监测并重，糖尿病治疗才能取得好的效果。

随着医学科学的发展和人们经济收入的提高，便携式血糖仪越来越普及，使患者在家中进行自我血糖监测成为可能。有便携式血糖仪的患者在进行自我血糖监测时，应多接受医生的指导，就诊时要请教医生何时检测血糖、一天检测几次、饭前还是饭后检测、用药前还是用药后检测，检测结果不正常时应当采取什么措施等问题，并将检测结果详细、准确地记录下来。在复诊时，患者应将血糖监测结果告知医生，以便医生了解病情和对治疗方案加以调整。

倘若没有良好的血糖监测，那么，根本谈不上良好的血糖控制。加强血糖监测对有效控制血糖有着重大的意义，可以减少急、慢性并发症的发生，从而降低患者的医疗费用。因此，从长远来看，血糖监测属于一种健康投资。

血糖控制标准因人而异

糖尿病患者的血糖到底应该控制在什么范围内？这个标准应该因人而异，不可一概而论。对年轻患者、围手术期患者以及糖尿病孕妇，应该从严控制血糖；而对老年人、儿童、有严重慢性并发症或者预期寿命有限者，控制血糖标准不宜过严。

正常的血糖对于维持人体正常的生理活动及生长发育至关重要，无论是高血糖还是低血糖均对人体有害。毫不夸张地说，血糖高低牵动着每一位糖尿病患者的神经。临床上，经常有糖尿病患者提出这样的问题：“血糖究竟控制在什么范围最合适？所有糖尿病患者是否都采取同一个控制标准？”这些问题看似简单，其实不然。

1. 严控血糖好处多

大家都知道，长期高血糖可能会导致各种严重的慢性并发症，特别是微血管并发症，如视网膜病变、肾脏病变等。以糖尿病控制与并发症试验和英国前瞻性糖尿病研究为代表的大型循证医学试验证实，严格控制血糖可以显著减少糖尿病慢性并发症及病死率，从这个角度上讲，所有糖尿病患者都需要严格控制血糖，这已成为大家的共识。

2. 严控血糖使低血糖风险增大

正所谓“有其利必有其弊”。严格控制血糖的弊端就是低血糖风险增大。如果是轻度低血糖，只要适当进食即可很快恢复，不会对机体产生严重影响；但若是严重低血糖，如果没得到及时救治，则会给机体造成严重损害甚至危及生命。

3. 血糖控制目标应当做到“两全其美”

严格控制血糖固然益处多多，但低血糖的风险也随之加大，而严重低血糖的危害甚至比高血糖更甚。因此，对血糖控制目标的制订要兼顾利益与安全换句话说，既要使减少并发症的效应最大，又要使发生低血糖的危险最小。本着这一原则，我国制订的成年糖尿病患者血糖控制标准为：空腹血糖介于4.4～6.1毫摩／升，餐后2小时血糖介于4.4～8.0毫摩／升，糖化血红蛋白＜6.5%。

4．不同人群，区别对待

前面提到的，空腹血糖≤6.1毫摩／升，餐后2小时血糖不超过8.0毫摩／升这个标准，主要适用于普通成年糖尿病患者，尤其是2型糖尿病患者。其实，许多患者的血糖控制目标与一般人群是不一样的，比如，青少年、孕妇、老年人，都有各自的控制目标。

（1）糖尿病儿童

由于儿童的饮食很不规律，日常活动量变化较大，并且缺乏对低血糖的自力及应对能力，如果过于追求血糖达标，不仅容易发生低血糖，还可能因营养摄入不足影响孩子的生长发育，另外，频发低血糖可能会影响日后孩子的智力。因此，应适当放宽儿童糖尿病患者的血糖控制标准。2009年最新的《美国糖尿病诊疗指南》指出，6岁以下的儿童，糖化血红蛋白介于7.5%~8.5%；6~12岁儿童的糖化血红蛋白值≤8.0%；13～19岁青少年的糖化血红蛋白值＜7.5%。

（2）老年糖尿病患者

与成年人相比，老年糖尿病患者低血糖风险较大，而且容易发生“无症状性低血糖”，患者可在没有明显低血糖先兆的情况陷入昏迷状态；另外，老年糖尿病患者易并发动脉硬化及心血管病变，一旦发生低血糖可诱发脑卒中和心肌梗死，非常危险。因此，老年患者的标准也比成年人相对宽松，只要空腹血糖≤8.0毫摩／升，餐后2小时血糖≤12.0毫摩／升即可。

（3）有严重并发症的糖尿病患者

对于有严重慢性并发症的患者，或血糖波动大、频发低血糖（如“脆性糖尿病”）的患者，或长期卧床生活不能自理的糖尿病患者，或者有晚期癌症的糖尿病患者，其血糖控制目标也应适当放宽，只要空腹血糖≤8.0毫摩／升，餐后2小时血糖≤11.0毫摩／升即可。

（4）年轻糖尿病患者

年轻患者如果血糖控制不好，长期高血糖将对全身大小血管及神经造成损害，各种慢性并发症的出现只是早晚的问题。而通过严格控制血糖，可以显著减少慢性并发症的发生。因此，年轻糖尿病患者应尽量将空腹血糖控制在＜6.1毫摩／升，餐后2小时血糖＜8.0毫摩／升，糖化血红蛋白值≤6.5％。

（5）糖尿病孕妇

高血糖对孕妇及胎儿均可造成不良影响，因此，对糖尿病孕妇的血糖一定要严格控制，使其尽可能维持在正常水平，以免影响孕妇及胎儿的健康。妊娠糖尿病患者餐前及睡前血糖≤5.5毫摩／升，餐后1小时血糖≤7.8毫摩／升，餐后2小时血糖≤6.6毫摩／升，如果高于这一标准就要及时干预。

（6）围手术期患者

高血糖状态不仅会增加手术的风险（比如诱发酮症酸中毒），降低机体免疫力，而且也不利于伤口的愈合，所以，对围手术期患者而言，要求术前将空腹血糖控制在＜7.0毫摩／升，餐后血糖控制＜8.3毫摩／升，若能控制在正常水平则再好不过了。

血糖监测的时点与意义

全天候实时监测是最理想的血糖监测。在动态血糖仪还没有普及的情况下，我们只能选择一天中具有特定意义以及代表性的若干时点，测定其血糖值来反映患者全天血糖的变化情况。那么，我们应该选择哪些时点？每个时点的血糖分别代表何种意义呢？

1. 空腹血糖

空腹血糖主要反映患者自身胰岛B细胞的基础功能（即基础胰岛素的分泌水平）以及前一天晚上所用药物对整个夜间乃至次日清晨血糖的控制情况。对于长期使用降糖药的患者来说，空腹血糖的良好控制具有重要意义。这里说的空腹血糖是指禁食8~12小时后的血糖，即清晨空腹状态下的血糖，午餐和晚餐前的血糖不在此列。这是因为血糖变化受多种因素的影响，在清晨空腹时检查能较大程度地排除这些影响，反映真实病情。空腹血糖的正常值范围是介于3.9～6.1毫摩／升。

空腹血糖高常见原因有以下3种。

（1）药量不足

其特点是睡前血糖高于空腹血糖或与空腹血糖相差无几。原因是晚间口服药、胰岛素用量不足或进食过多。

（2）黎明现象

健康人在夜间零点以后，生长激素分泌旺盛，该激素在儿童时期有促进生长和增高血糖的作用，成年后仅留有升糖作用，而且每个人在不同阶段分泌生长激素多少是不同的，故黎明现象不是每个人都会发生。可在夜间零时和早7时各测1次血糖，早7时血糖高于零时血糖1.0毫摩／升以上即可诊断。

（3）苏木吉现象

常发生在夜间，是由于降糖药尤其是胰岛素过量后引起短暂性低血糖，身体为了纠正低血糖，便产生了大量升糖激素，使血糖升高。特点是凌晨3时血糖<3.9毫摩／升。

注意事项：测空腹血糖最好在清晨6～8时取血，采血前不用降糖药、不吃早餐、不运动。如果空腹抽血的时间太晚，所测的血糖值很难真实反映患者的治疗效果，其结果可能偏高或偏低。因为空腹时间过久可引起血糖偏低，而低血糖后又可引起血糖反跳性升高（即“苏木吉现象”）。

2．餐后2小时血糖

餐后2小时测得的血糖值，其正常范围是介于3.9～7.8毫摩／升，主要反映胰岛B细胞的储备功能（即进餐刺激后胰岛B细胞的分泌能力）以及饮食治疗和药物治疗的综合疗效，此外，测定餐后2小时血糖有助于早期发现2型糖尿病。

3．餐前血糖

餐前血糖指午餐和晚餐前的血糖，反映胰岛B细胞分泌功能的持续性。餐前血糖可指导患者调整将要吃入食物的量和餐前注射胰岛素或口服药的量。健康人餐后2小时血糖和下一餐前血糖之差应＞1.0毫摩／升。差值大，表示胰岛后续功能好；差值小，表示胰岛后续功能差，或药量不足。

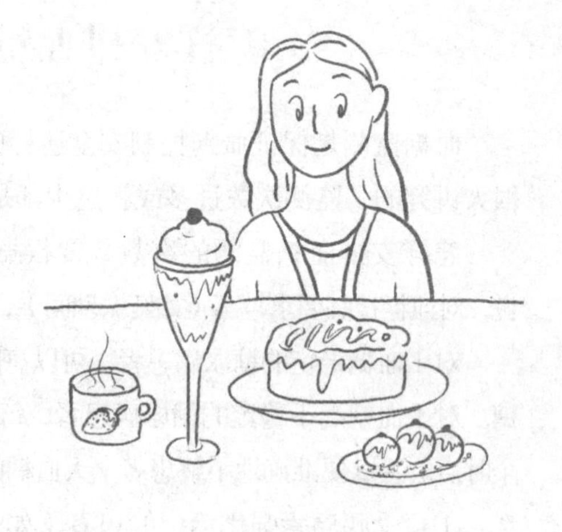

4．睡前血糖

反映胰岛B细胞对晚餐后高血糖的控制能力。监测睡前血糖主要是为了指导夜间用药或注射胰岛素剂量，避免夜间发生低血糖。

5. 凌晨3时的血糖

监测凌晨3时血糖有助于鉴别空腹高血糖的原因，究竟是黎明现象还是苏木吉现象，这两种情况的临床处理措施截然不同。

了解上述各段血糖的意义后，就可以根据自己的血糖情况，有目的地安排血糖监测的时间。

①要了解空腹状态下胰岛的基础分泌能力，以及前一天晚间的用药剂量是否合适，应监测空腹血糖。

②要了解进餐后胰岛的餐时分泌能力和早餐前服用的药物疗效，应监测餐后2小时血糖。

③要了解早餐前药物用量和饮食量是否合适，应监测早餐后2小时和午餐前血糖。

④要了解睡前血糖控制情况和夜间是否需要加餐或使用胰岛素，应监测睡前血糖。

⑤要了解早晨空腹高血糖是否由于黎明现象或苏木吉反应引起，应监测凌晨3时的血糖。血糖>3.9毫摩／升，表示有黎明现象；血糖<3.9毫摩／升，表示为苏木吉反应所致。

怎样安排血糖监测的次数

血糖监测是保证血糖控制安全达标的重要手段。而血糖监测的次数也是有很大讲究的，监测次数过多或者过少都是不科学的。

怎样安排血糖监测的次数，要根据糖尿病患者的具体病情而定。一般来说，对血糖控制要求越高（如妊娠期间），血糖越不稳定，越需要加强血糖监测。

对于血糖稳定的糖尿病患者，可以每隔1～2周选择1天，查空腹及餐后2小时血糖。对于血糖尚不稳定的糖尿病患者，每隔3～4天就要监测1次全天血糖谱（4～8个时点），以便准确地了解患者全天血糖的波动情况。具体包括下列患者：

①接受胰岛素强化治疗的患者（如戴胰岛素泵者），特别是在调整胰岛素剂量、更换胰岛素剂型或注射次数等情况下，应每日测定5~8次血糖。“5次”

是指空腹、三餐后2小时及睡前血糖；“8次”是指三餐前后、睡前及凌晨3时的血糖。

②血糖控制不达标或病情不稳定、血糖忽高忽低者。

③计划妊娠或妊娠期的糖尿病患者。

④经常发生无症状性低血糖的糖尿病患者，如老年患者或合并严重神经病变者。

⑤处于应激状态（如感冒发热、严重感染、急性心脑卒中、严重创伤及围手术期）的糖尿病患者。

⑥新近诊断的糖尿病患者。

⑦生活习惯有所改变者（如旅行、运动、饮食习惯改变等）。

⑧调整治疗方案期间的糖尿病患者。

总而言之，血糖监测的次数非常重要，可以依据自身的病情，结合自己原有的生活方式来安排。当出现血糖过高或者低血糖症状的时候，可以随时测定。

“全天候”监测血糖

理想的血糖控制应该是“全天候”的，单纯地测某一时点的血糖，只能反映那个时点的血糖水平，而不能代表其他时间的血糖水平。

王女士患了糖尿病后，学会了自测血糖，隔三差五就检测一下早晨的空腹血糖，每次检测都基本正常，自认为病情控制得不错。可最近她总感到身体有些疲惫，特别是吃得多、喝得多、尿得多的症状反复出现，且有下肢末端麻木感、视物模糊和皮肤长疖子的现象。于是她到医院检查。化验结果空腹血糖大致正常，餐后血糖明显升高。

医生问她平时餐后血糖的情况，她说：“我平常主要测空腹血糖，餐后血糖只是偶尔测过几次，虽发现升高，我想餐后血糖比餐前高是正常现象，所以也就没太在意。”

餐后血糖通常比餐前血糖要高一些，但不能超过一定的界限。检测餐后血

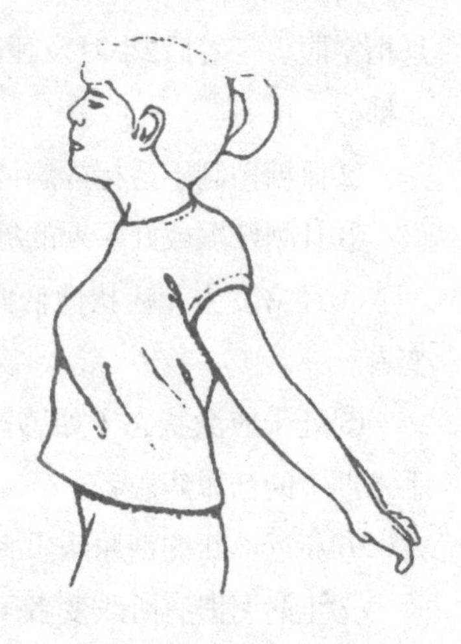

糖的重要性一点也不逊于空腹血糖，甚至更加重要。因为早在空腹血糖升高前，餐后血糖就升高相当长一段时间了，当发现空腹血糖升高时，病情就相当严重了。如果餐后血糖升高不被重视，错误地认为只要空腹血糖正常就没问题，时间一长，也会出现并发症，王女士的情况就是如此。

王女士听了医生的讲解后恍然大悟。

通过上述案例得出，理想的血糖控制应是全天候的，包括：空腹（餐前）、餐后、活动、工作和睡眠等时段。单测某一时点（如空腹）的血糖，只能反映那个时点的血糖水平，而不能代表其他时间的血糖水平。但是，也不必每日随时随地测血糖，现在惯常的做法是：隔一段时间（如半个月）进行一次较全面的血糖检测，作为指导治疗和判断疗效的依据。

检测应该包括三餐前（包括早晨空腹）各测1次，三餐后（从吃第一口饭算起）2小时各测1次，必要的时候，还需要增加测临睡之前以及凌晨3时的血糖，全天需要测6～8次，并且，根据控制目标的不同来具体调整治疗的方案。

解析糖化血红蛋白

糖化血红蛋白不但是国际公认的糖尿病监控“金标准”，也是评价糖尿病患者预后的一项重要指标，而且它还被国际糖尿病组织推荐为诊断糖尿病的标准之一。我国糖尿病治疗指南建议糖尿病患者的糖化血红蛋白应控制在6.5%以下。

糖化血红蛋白的多少与血中葡萄糖的含量高低成正比。临床采用糖化血红蛋白总蛋白的百分比来反映糖化血红蛋白的高低，其正常值为4%～6%。

糖化血红蛋白的增高对人体的影响是多方面的。糖化血红蛋白增高会加速心脑血管并发症的发生，是心脑血管病的一个高危因素。眼晶状体被糖化，则会引起白内障。此外，它可引起肾小球基底膜增厚，诱发糖尿病肾病等。糖化血红蛋白每增1%，男性患者相关疾病死亡率的相对危险增加24%，女性患者增加28%。一旦糖化血红蛋白超过7%，发生心脑血管疾病的危险性就增加50%以上。

糖化血红蛋白能客观反应采血前2~3个月内的总体血糖水平。与随机血糖相比，糖化血红蛋白测定值不受一时偶然因素的影响，与采血时是否空腹也无关系，因而稳定性更好，堪称是目前评价糖尿病患者血糖控制状况的最佳指标。不仅如此，糖化血红蛋白与糖尿病并发症尤其是微血管病变关系密切，因此，它还是评价糖尿病患者预后的一项重要指标。

世界各大糖尿病组织对于糖化血红蛋白都有着明确的控制目标。美国糖尿病学会建议，糖尿病患者糖化血红蛋白控制在7%以下；国际糖尿病联盟建议糖尿病患者糖化血红蛋白控制在6.5%以下；《中国糖尿病防治指南》也建议，糖尿病患者糖化血红蛋白控制在6.5%以下。血糖不达标者，每3个月测一次糖化血红蛋白；血糖达标者，可每半年测一次。

1. 糖化血红蛋白的临床意义

①糖化血红蛋白不受偶尔一次血糖升高或降低的影响，也不管是空腹还是餐后检测，均能准确反映过去2~3个月血糖控制的平均水平，是目前评价总体血糖控制的“金标准”。

②糖化血红蛋白还可作为糖尿病患者发生慢性并发症的预测因素。英国剑桥大学研究显示：糖化血红蛋白每增加1个百分点，2型糖尿病患者合并心脑血管疾病的概率就增加15%~18%，死亡率增加20%~30%。糖尿病患者最好将糖化血红蛋白控制在6.5%以下，一旦超过7%，发生并发症的危险性就会明显加大。

③糖化血红蛋白对制定降糖治疗策略具有一定的指导作用。有研究表明，当糖化血红蛋白<7.3%时，餐后血糖在总体血糖中所占份额较高，治疗时应着重控制餐后血糖；当糖化血红蛋白> 8.4%时，则空腹血糖在总体血糖中所占份额较高，治疗时应着重控制空腹血糖；当糖化血红蛋白在7.3%~8.4%时，控制血糖时，应两方面并重。

④检测糖化血红蛋白还可发现治疗中存在的问题。如果糖尿病患者经常监测血糖都显示控制较好，而糖化血红蛋白却偏高，则需考虑是否平时监测血糖不够全面（如只测空腹血糖而忽略了餐后血糖），或者可能便携式血糖仪测出的数值不够准确（如机器老化，试纸受潮、过期等）。

⑤糖化血红蛋白还可用于鉴别急性脑卒中患者高血糖的病因，如果患者血

糖虽高，但糖化血红蛋白正常，则说明高血糖是由于应激反应所致；如果患者不仅血糖高，糖化血红蛋白也高，则说明患者原来就可能有糖尿病。

2. 自我血糖监测与糖化血红蛋白有机结合

血糖监测可以准确反映即时血糖水平，通过多点血糖监测（即血糖谱）还可以反映患者全天血糖波动及控制情况，为调整饮食和用药提供依据。它的缺点是只能反映即时或短期内的血糖变化，不能反映一段时期内血糖控制的总体水平。

糖化血红蛋白则正好相反，它能够反映患者一段时期内血糖控制的总体水平，但由于它代表的不是一个具体的血糖值，因此，不能确切反映即时血糖的高低，故不能作为调整用药的直接依据。更重要的是，它不能反映患者血糖波动的情况，而后者与糖尿病慢性并发症的发生密切相关，因此，检测糖化血红蛋白不能代替日常的血糖监测。

糖化血红蛋白和血糖测定用途不同，不能相互替代，而应该将两者结合起来，取长补短，这样可以更好地全面判断病情，指导临床治疗。在临床治疗中，如能同时测定血糖与糖化血红蛋白，可以更好地判断病情，及时调整治疗方案。当空腹血糖超过糖化血红蛋白对应的预测值的时候，则显示近期血糖控制不好，可能与采血时紧张、劳累、晚餐进食过多、治疗不当、急性并发症、处于感染发热等应激状态等有关，需要调整治疗方案。相反，如果空腹血糖低于对应的预测值，甚至达到正常标准，则显示近期血糖控制良好，治疗对症。

选购便携式血糖仪的要素

市场上便携式血糖仪品种繁多，价格悬殊，功能及特点也各不相同。要想在购买血糖仪的时候，做出最正确的选择，就需要掌握一些原则与方法。

在糖尿病治疗过程中，监测血糖是一个重要项目，有时需要每周多次化验血糖。如果每次都到医院去检查，比较麻烦，往往做不到。如果使用便携式血糖仪在家中进行自我监测，那就方便多了。

目前市场上的便携式血糖仪，普遍采用的是测定末梢毛细血管全血血糖。虽然其测定值不能用于糖尿病的诊断，但可用于人群糖尿病普查筛选及患者自我监测。便携式血糖仪可以很快得出血糖检测结果，而且体积小，便于携带，但试纸条价格贵，保存期短。在选购便携式血糖仪时掌握以下八大要素。

1. **准确度高** 其检测结果应与同时抽静脉血化验所得的测试值相近，不可相差太悬殊，否则就可能耽误病情。

2. **大显示屏** 其显示屏所显示的数字应易辨认。如果您视力不佳，应选择一种可以用声音报告测定值的血糖仪。

3. **有记忆功能** 可将您一段时期内所测得的血糖值储存起来，便于分析病情，指导治疗。

4. **售后服务好** 应选择试纸能保证长期供应的血糖仪。因为不同品牌血糖仪的试纸不同，不能互相借用。

5. **试纸条单片包装** 试纸条的质量对检测结果的准确性非常关键，绝大部分的检测误差都是由试纸条的变质、变性所引起的。选用单独包装的试纸条比较好，而且要购买有效期较长的试纸条。

6. **需血量少** 避免测试时采血量不足（老年人和儿童经常难于从手指上采到足够的血滴），使检测失败或测得的结果偏低。

7. **机器运行良好** 采血针使用便利，需血量少，机器读数的时间短，电池的更换方便，易于独立操作。

8. **价格适宜** 在血糖仪选购中价格不是最重要的，质量是关键，但一般质和性能比较好的血糖仪价格会高一些。

总而言之，鉴于现在市面上便携式血糖仪种类繁多，功能与特点各不相同，专家建议在购置之前，要多比较、多咨询，尽可能地买一台适合自己的且售后服务良好的血糖仪。

便携式血糖仪出现误差的原因及对策

便携式血糖仪是糖尿病患者自我监测血糖不可缺少的重要工具，只有掌握正确的操作方法，才能确保血糖检测结果的准确与可靠。

现在，很多糖尿病患者自己都备有血糖仪，不少细心的糖尿病患者常常会问到这样一个问题：“为什么便携式血糖仪的检测结果跟医院化验室的检测结果总是有些出入？是不是血糖仪的质量有问题？”

虽然都是检测血糖，但便携式血糖仪与化验室生化仪所用的标本是不一样的。便携式血糖仪测定的是毛细血管全血（包括红细胞和血浆）的血糖，而化验室抽血测的则是去除红细胞后的静脉血浆血糖。由于红细胞中葡萄糖含糖较少，所以，空腹状态下静脉血浆的血糖值通常比毛细血管的血糖值高8%左右。进食后，由于胃肠道吸收的糖首先进入动脉，然后经过毛细血管进入组织进行代谢后再回到静脉系统，因此，毛细血管内的全血血糖浓度要高于静脉全血的血糖浓度，但由于化验室测的是不含红细胞的静脉血浆血糖，其测值比静脉全血血糖要高一些，因此，用血糖仪测的餐后毛细血管全血血糖值与同时抽血测的餐后静脉血浆血糖值结果大致相当。

明白了这个道理，就不难理解为何血糖仪测的结果跟医院生化仪测的结果略有出入了。事实上，血糖仪出现误差的真正原因，往往是由于对血糖仪使用不当所致。其常见原因与处理对策如下：

1. 血糖仪代码与试纸条代码不一致

测试前应核对、调整血糖仪显示的代码，应与试纸条包装盒上的代码相一致。注意每台仪器有其各自相对应的试纸条，不可与其他种类的仪器交叉使用。

2. 试纸条过期

购买时，使用前均应注意检查试纸条包装盒上的有效期，不要使用过期的试纸条，以免影响检测结果。

3. 试纸条保存不当

不少检测误差是由试纸条的变质引起的。有些便携式血糖仪测试血糖的原理是血糖试纸条上的酶与血液中的葡萄糖发生反应并显示颜色，血糖仪分辨后显示读数。血糖仪本身出现故障的概率较小，但试纸条会受到测试环境的温度、湿度、化学物质等影响，因此试纸条的保存很重要。要避免潮湿，放在干燥、阴凉、避光的地方，用后密闭保存。应将试纸条储存在原装盒内，不要在其他容器中盛放。手指不要触摸试纸条的测试区。

4. 血糖仪保管不当

血糖仪要放在干燥清洁处，并远离电磁场。避免摔打和溅水，不要让小孩、宠物触及或玩耍。血糖仪允许工作的温度是10～40℃，湿度是20%～80%，太冷、太热、过湿的环境均会影响其准确性。

5．操作方法不正确

操作不当会导致检测失败或测定值不准确。各种血糖仪的操作程序大同小异，患者检测时一定要先详细阅读使用说明，正确掌握血糖仪的操作方法。

常见的不正确的操作有：

①测试时试纸条没有完全插到测试孔的底部。

②有些仪器是先滴血，然后再将试纸条插进血糖仪，如果滴血后等待时间超过两分钟才将试纸条插进测试孔，会导致测试结果不准确，此时应用新试纸条重新测试。

③检测时试纸条发生移动也会影响检测结果，应将血糖仪放在平稳、安全之处使用。

6．消毒方法不当

一般推荐用温水清洗手指或是用75%的酒精棉签消毒，不宜用碘酒消毒。这是因为目前的血糖仪无外乎用“电极法”原理或是用“光化学法”原理显示血糖测试值，而碘酒中的碘元素会通过与血糖试纸上的葡萄糖氧化酶发生化学反应及碘酒本身的色泽，影响血糖仪测试结果的准确性。

此外要记住：手指一定要在干燥状态下取血，也就是说温水和肥皂液清洗后要晾干手指，酒精消毒后要等酒精完全挥发后再用采血针刺破手指，以免残留液体混入血液，影响测量的准确性。

7．采血方法不当

若测试时采血量不足，会导致检测失败或测得的结果偏低，需更换试纸条重新测定。如果血滴过大，溢出测定区，也会影响测定结果。确认血滴大小合适的方法是：用一新的试纸条在测试区滴一滴血，确认试纸条背面“血量确认圆点”完全变色。另外，采血时如肢端末梢循环不好、血流不畅或过度挤压等也会使测定结果受到影响。

8．血糖仪被污染

测试血糖时，常会受到环境中灰尘、纤维、杂物等污染，特别是检测时不小心使血液污染了仪器的测试区，都会影响测试结果。因此血糖仪要定期检查、清洁、校准。对测试区的清洁一定要小心，擦拭时不要使用酒精或其他有机溶剂，以免损坏仪器，可使用棉签或软布蘸清水擦拭。

9．长时间不进行血糖仪校准

血糖仪校准是利用模拟血糖液（购买时随仪器配送）检查血糖仪和试纸相互间运作是否正常。模拟血糖液含有已知浓度的葡萄糖，可与试纸条发生反应。

（1）血体需进行血糖仪校准的情况如下

①第一次使用新购买的血糖仪时。

②使用新一批试纸条时。

③当怀疑血糖仪或试纸条出现问题时。

④当测试结果未能反映出您感觉的身体状况时（例如：感觉到有低血糖症状，而测得的血糖结果却偏高）。

⑤血糖仪摔跌后。

（2）血糖仪校准时应注意

①不要使用过期的模拟血糖液。

②模拟血糖液开瓶后3个月内有效，因此第一次开瓶使用后应注明过期日期，3个月后将该瓶模拟液丢弃。

③不宜将模拟血糖液储存在温度超过30℃的环境，也不宜冷藏或冷冻。

④如果模拟血糖液测试结果不在试纸盒上显示的可接受范围内时，暂不要继续使用该血糖仪，应及时查找原因。

10．电池电力不足

血糖仪使用一段时间后，如测试时显示屏上出现“低电量”字样或符号，为电池电量不足，应及时更换新电池。

11．其他影响因素

例如，高脂血症、血液红细胞比容异常、服用某些药物等均会影响检测结果。

总之，只要血糖仪的质量可靠，试纸不过期、不受潮，操作正确，血糖仪测试的结果基本上还是准确可靠的。

出现高血糖的原因与处理方法

高血糖的发病原因有很多，因此在处理糖尿病的所选方式上也不可以“一刀切”。医生应该根据患者不同的病因，采取不同的对策，告诫患者在平时的生活中应该注意哪些事情，下面就来了解一下吧。

1. 空腹高血糖的发病原因及其相关对策

（1）苏木吉现象

监测夜间（特别是凌晨）的血糖，确定在夜间的时候低血糖频繁发作，之后引发第二天空腹血糖的反跳性不断增高，这就是所谓的苏木吉现象。经过适当降低晚餐前口服降糖药的摄入量，从而降低夜间低血糖发病率，空腹血糖也可以恢复正常。

（2）药效持续时间过短或是药物用量不足

监测夜间血糖的高低程度，在彻底排除掉病人夜里有低血糖发作的概率之后。可适当的服用中效与长效口服降糖药，如格列美脲、达美康缓释片及二甲双胍缓释片等，这些药物均在晚餐前口服；又或是选择中效及长效胰岛素，如诺和灵N、甘精胰岛素等，这些药物需要在晚上睡觉之前在皮下注射，需要根据血糖的监测结果适当调整用药的剂量，到血糖得到满意控制为度。

（3）夜间加餐量过大

一日三餐是所有人的饮食规律，加餐量需要适可而止，大量加餐等于慢性自杀。尤其需要注意的是加餐时间，这一点非常重要，糖尿病患者应该选择在低血糖发生之前进行加餐，一般在晚上10时前后为最佳时间；若等到低血糖发生之后再进行加餐，就会导致饮食过量，对于血糖的控制是非常不利的。

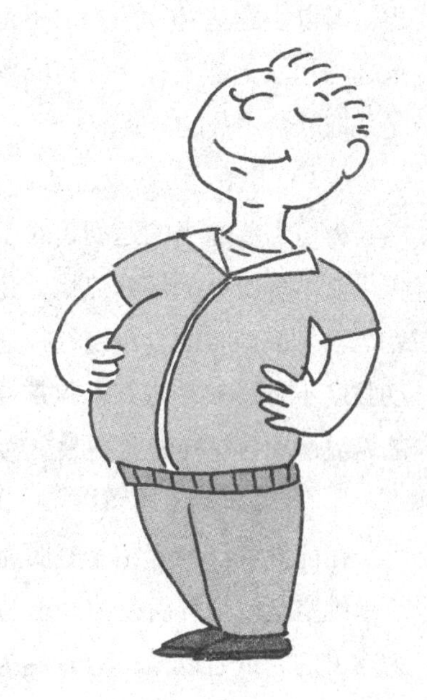

（4）夜间睡眠质量欠佳

这类型的糖尿病患者需要时刻保持情绪的稳定，情绪要得到放松，避免因为过度焦躁导致糖尿病发作，这就需要患者适时适量摄入镇静安眠的药物。

2. 餐后高血糖的发病原因及相关对策

（1）进食量过大，或饮食中血糖的含量生成指数过高

糖尿病治疗的基础是日常的饮食控制，在

任何情况之下都需要患者的坚持，即使是选用药的患者也在内，若自己没有良好的控制能力，那么再好的药物也白费。其具体的调理方法就是：

①作为一个糖尿病患者，应该控制日常的进食量，每餐吃到七八分饱就可以了（一般每餐的主食在100克以下，也就相当于是2两主食）。

②为了减轻进餐过程中产生的饥饿感，在主食的要求上应该尽可能地选择那些膳食纤维含量略高一些的粗粮或是全麦食品，采取“少食多餐”的饮食方式。

③稀饭与稠粥的“血糖生成指数”略微高一些，可以显著提高餐后血糖，对于糖尿病患者来说应尽量避免食用。

④糖尿患者尤其需要注意的就是少吃一些高脂肪的食物，如肉食等，主要原因就在于一般的脂肪类食物所含热量较高。

（2）用药不当，用法不对，药量不足

选用合理的药物对于控制血糖是相当关键的。根据病源的差异选择合适的药物是非常关键的，若是降低餐后血糖的口服降糖药就可以选择格列奈类、α-糖苷酶抑制剂、糖适平等，如果是控制胰岛素的生成，那么超短效胰岛素类似物、短效胰岛素就成为主推。除此之外，药物用法也不尽相同，例如，α-糖苷酶抑制剂的服用方法是混同第一口饭嚼碎服用，诺和龙要求餐前服用，诺和灵R则需要在餐前30分钟左右皮下注射，诺和锐则是餐前即刻皮下注射。若以上这些药物的用法不正确的话，那么疗效就会大打折扣。如果在药物选择与用法上都不存在任何问题但是血糖仍然非常高，那就要酌情加大药量或是采取联合用药的方式。

（3）用餐之后缺少运动

饭后需要适当的运动，对于糖尿病患者来说这就显得尤为重要，这样做不仅可以消耗身体的部分热量，还可以降低餐后的高血糖。通常在餐后30分钟开始运动是最佳时间，可以选择适当的氧运动形式，比如慢跑、快步走等，其运动强度不宜过大，时间应该掌握在30～45分钟。尤其需要注意的是不能做强烈的无氧运动，这样做会刺激交感神经，反而会升高血糖。

3．在糖尿病人用餐前后，血糖均高的根源及其对策

在前面就已经介绍了空腹血糖以及为什么餐后血糖会升高。事实上，类似于单纯空腹或是餐后血糖升高的情况并不是非常多，而两者均高的情况确是最为常见的，或者以某一方升高为主。

空腹血糖与餐后血糖高低是相互影响，相互作用的。空腹血糖反映出来的是人体最基础的血糖含量，而餐后血糖是此基础之上的再进一步的提升。反过来，如果在餐后血糖的控制上拿捏不当的话，那么顺延也会对下一餐的餐前血糖产生影响，并使之升高。

对于那些餐前、餐后血糖均高的情况，在处理方法上，既要两者兼顾，同时也要分清主次。除调整饮食、适度运动外，在用药上应该采取“长短结合”或是“联合用药”的方法。长效药物的主要作用就是为了控制空腹血糖，而短效药物的主要功效是为了控制餐后血糖。

此外，还需要引起患者特别注意的就是，对于那些感染严重高热、手术创伤等情况也是诱发血糖显著升高的根源，其中包含空腹血糖与餐后血糖等。因此，对于那些血糖控制不佳的患者来说，必须注意消除感染等应激因素，并且要对此进行及时有效的处理。

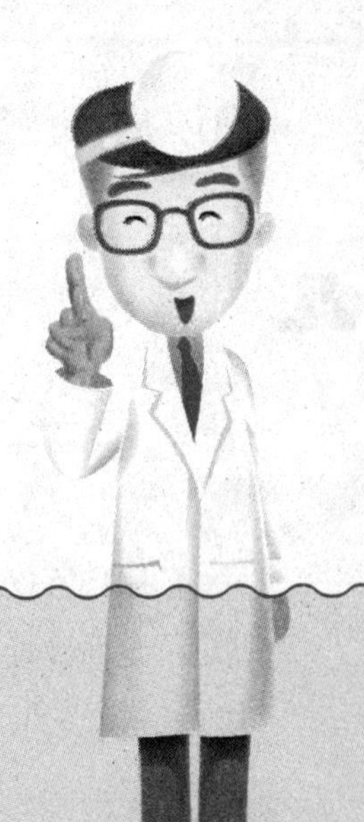

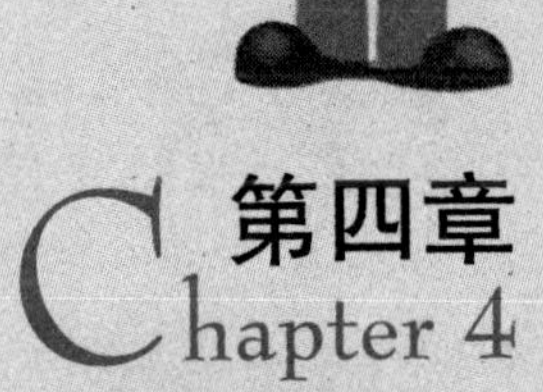

糖尿病的诊疗

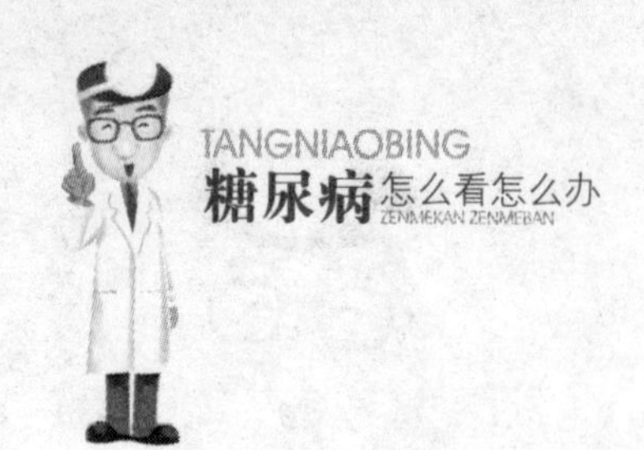

糖尿病患者应定期做的检查

糖尿病不仅使患者的血糖升高，而且还会影响全身的各个器官，所以，定期进行全面检查很重要。这不但有助于掌握病情，还能够及时发现并发症，及早治疗，从而改善患者的预后。

糖尿病之所以可怕，并不在于血糖有多高，而在于高血糖所致的各种急慢性并发症。一方面，并发症涉及面非常广，心、脑、肾、眼、足、神经等均可受累；另一方面，并发症的出现并非一朝一夕，而是病情长期得不到有效控制的恶果。因此，糖尿病患者每年定期进行全面检查实属必要。

糖尿病患者需要定期检查的项目主要包括两大类：一类是与代谢有关的各种生化检查（第1～7项），另一类是与并发症有关的检查项目（第8～12 项）。

1. 血压、脉搏、体重及腰围

最好每周测量一次，至少每月测一次。

2. 尿常规

通过检查尿糖、尿酮体、尿蛋白及尿中的血细胞，排查有无糖尿病酮症酸中毒、糖尿病肾病、泌尿系统感染等各种并发病。要求至少每个月检查一次。

3. 血糖

至少每周选择1天，测定空腹及餐后2小时血糖。若用胰岛素治疗或病情不稳定需要调整药物剂量时，还要增加监测频率及次数，应检测得到全天的血糖谱（包括三餐前、三餐后2小时、睡前及凌晨3时，共8次），每周检测2天。

4. 糖化血红蛋白

糖化血红蛋白可反映近2～3个月的平均血糖水平，它与糖尿病慢性并发症呈正相关关系。当糖化血红蛋白值介于4%～6%时，表示血糖控制理想；介于6%～8%表示血糖控制一般；超过8%表示血糖控制不良。要求每2~3个月检查一次。

5．尿微量白蛋白

尿微量白蛋白升高是反映早期糖尿病肾病的金指标。临床主要查24小时尿微量白蛋白定量或随机尿白蛋白与肌酐的比值。初诊的糖尿病患者该项目必查，此后要求每年复查一次，如有异常，每3个月复查一次。当出现尿微量白蛋白时，表示肾病处于第Ⅲ期，若此期及时治疗可使病情逆转；此期之后病情将不可逆转。

6．血脂

血脂包括胆固醇、三酰甘油、高密度脂蛋白胆固醇、低密度脂蛋白胆固醇等项目。脂代谢紊乱是心血管疾病的重要危险因素，糖尿病患者需要严格控制血脂。糖尿病合并高脂血症者应每2～3个月去医院复查一次。经饮食调整及降脂药物治疗，血脂转为正常后仍应坚持每年检查1～2次。

7．肝、肾功能

肝、肾功能用于了解肝肾、损害的情况，指导临床科学选药。要求每3～6个月检查一次。特别是在肾损害早期阶段，肾功能检查（如尿素氮、肌酐）结果可能正常，而通过检测尿微量白蛋白则可发现早期糖尿病肾病，避免错失及时治疗的时机。

8．眼底检查

糖尿病眼病早期症状不明显，通过眼底检查可以及早发现糖尿病眼部并发症，第一次被诊断的患者必须做眼底检查，并要求今后每半年到一年复查一次，如有异常应增加检查次数。

9．神经病变检查

神经病变检查主要检查周围神经和自主神经。周围神经病变的患者主要表现为肢端感觉异常（如麻木、蚁行感、痛觉过敏、感觉减退或消失等），可做单尼龙丝触觉检查，即用10克的尼龙丝刺激患者的足部，观察患者是否存在感觉异常。自主神经病变涉及心血管、胃肠道、泌尿生殖、汗腺等多个组织器官，主要表现为静息心动过速、直立性低血压、神经源性尿潴留、阳痿、胃肠道功能紊乱（如胃胀、便秘、腹泻等）、汗液分泌异常，可通过专科检查明确诊断。

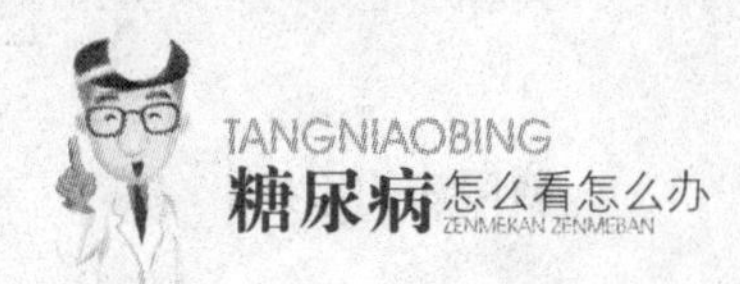

10. 下肢血管及足部检查

下肢血管及足部检查主要检查足部有无麻木、疼痛及感觉异常；有无间歇性跛行或静息痛；有无肿胀、皮损及畸形。检查手段有单尼龙丝触觉检查、足背动脉搏动检查、踝肱指数测定、下肢血管超声或造影等。通过检查，可早期发现糖尿病下肢血管病变及糖尿病足。

11. 心电图、心脏超声检查

心电图、心脏超声检查用于排查冠心病、心肌梗死等心血管并发症。许多糖尿病患者由于感觉神经受损，往往表现为无症状性心肌缺血，即便是发生心绞痛、心肌梗死，也往往没有疼痛等警示症状，因此十分危险。故首诊的糖尿病患者一定要做心电图检查，以后每3～6个月复查一次。

12. 胸部X线片

胸部X线片排查肺结核，每年应拍一次胸部X线片。患者应记录下检查结果并做成档案，并注明检查日期，同时记录下自觉症状、每餐的进食量和热量、工作活动情况、有无低血糖为医生确定下一步治疗方案提供重要的参考资料。

资深专家提醒广大的糖尿病患者，不管您是新患者，还是老患者都需要做定期全面检查。至于做哪些检查、多长时间后复查，应由医生根据具体病情来决定。

教您如何看化验单

患上糖尿病之后，不可避免地要经常做各种化验检查。由于留给每个门诊患者的时间非常有限，医生往往很难把每张化验单都给患者解释得非常详细与清楚，因此，学会自己看化验单就成为了每位糖尿病患者的必修课，这对于患者了解病情、正确施治是非常重要的。

与糖尿病有关的化验主要用于糖尿病的诊断与分型、评估胰岛功能、观察药物疗效和副作用及糖尿病各种并发症的筛查。下面就让我们来逐一解读与糖尿病有关的各项化验检查。

1. 尿糖（U-GLU）

正常情况下，尿液中只含有微量的葡萄糖，尿糖检查呈阴性。当血糖增高到一定程度（≥8.9～10.0毫摩／升）时，肾脏的肾小管就不能将尿液中的葡萄糖全部吸收，尿糖就会增高呈阳性，化验单上用“+”号表示。一般情况下，尿糖可以间接反映出血糖的水平，尿糖“+”号越多，说明患者血糖越高。但尿糖检查也存在诸多局限性，并不能完全准确、适时地反映血糖。

正常人“肾糖阈”（肾脏开始排葡萄糖时的血糖阈值）为10.0毫摩/升，也即当血糖＞10.0毫摩/升才会出现尿糖阳性，而空腹血糖≥7.0毫摩/升就可以诊断为糖尿病，因此，倘若仅以尿糖阳性作为糖尿病诊断依据的话，将会使空腹血糖介于7.0~10.0毫摩/升的早期糖尿病患者被漏诊。

另外，由于肾糖阈受许多其他因素的影响，因此，尿糖与血糖有时并不完全一致，例如，当患者患有肾小动脉硬化等肾脏疾病时，由于肾糖阈增高，患者尽管血糖很高，尿糖却往往呈阴性；再如，妊娠期妇女肾糖阈往往减低，尽管血糖不高，尿糖也可呈阳性；还有，服大量维生素C或水杨酸盐可使患者尿糖呈假阳性。因此，尿糖检查结果只能作为糖尿病的诊断依据之一。

用尿糖测定结果来监测血糖并不可取。糖尿病患者在治疗过程中要防止低血糖，严重低血糖甚至比高血糖的危害更大。但尿糖测定却不能发现低血糖，因为低血糖时尿糖呈阴性。

除此之外，尿液是逐渐积累于膀胱中的，清晨排的尿液很可能是从昨晚到今晨这一时段的尿液混合形成，即使尿糖阳性，也不知道究竟是什么时候血糖升高漏出尿糖的。尤其是老年人往往排尿不尽，膀胱里有残余尿。因此现在排出的尿液中很可能包含有上次排尿以前储存的尿液，所以更难说明是何时血糖高升导致尿糖阳性了。

还有，目前强调血糖控制要严格达标，空腹血糖最好控制在6.1毫摩/升以下。假如一个患者空腹血糖为8.0毫摩/升，显然需要调整用药。可是8.0毫摩/升在肾糖阈以下，患者尿糖呈阴性。因此，若用尿糖来指导临床用药，则对血糖控制达标不利。

综上所述，尿糖监测具有方便、快速、价廉等优点，同时也存在很多局限性，并不能完全代替血糖监测，但考虑到我国的具体国情，有些患者没有条件经常测血糖，则测定尿糖不失为一种简便易行的替代方法。一旦尿糖出现“+”号时，即应到医院去测血糖，并调整用药。

2. 血糖（BS）

临床上所说的血糖是指血浆中的葡萄糖。空腹血糖（FPG）是指隔夜空腹

（至少8～10小时，除饮水外未进任何食物）于早餐前抽静脉血所测的血糖，它间接反映基础胰岛素的分泌功能，即空腹状态下胰岛素的分泌水平；餐后2小时血糖（P2hPG）是指从第一口饭开始计时，2小时后所测的血糖，它可间接反映胰岛B细胞的储备功能，即在食物（也称“糖负荷”）刺激下被测者胰岛B细胞分泌胰岛素的能力。

空腹血糖正常值为3.9～6.1毫摩／升。空腹血糖≥7.0毫摩／升和（或）餐后2小时血糖≥11.1毫摩／升为糖尿病；空腹血糖在6.1~7.0毫摩／升为空腹血糖受损（IFG），餐后2小时血糖在7.8～11.1毫摩／升为糖耐量受损（IGT）。空腹血糖受损和糖耐量受损统称为糖尿病前期，是介于健康人和糖尿病患者之间的过渡阶段，这部分人是糖尿病高危人群和后备军，应引起高度重视并及早干预。

3. 口服葡萄糖耐量试验（OGTT）

健康人在一次食入大量葡萄糖后，通过体内的各种调节机制的调节，血糖浓度仅为暂时性轻度升高，但一般不超过8.9毫摩／升，并于2小时后恢复正常，此谓人体的“耐糖现象”。而糖代谢紊乱者由于神经内分泌调节失常，在食入大量葡萄糖后，其血糖浓度急剧升高，2小时内不能恢复正常，这种现象称为“糖耐量减低”。

口服葡萄糖耐糖量试验（OGTT）就是通过检查患者“耐糖现象”是否正常，来间接反映患者是否存在糖调节功能异常。已确诊糖尿病的患者，一般不做口服葡萄糖耐量试验。

（1）试验方法

先给受试者测定空腹血糖，然后让其口服75克葡萄糖水或100克面粉做的馒头，分别在0.5小时、1小时、2小时、3小时采静脉血测血糖，根据这5个时间点与血糖的对应关系，可以绘制出“糖耐量曲线”。

（2）正常值

空腹血糖3.9～6.1毫摩／升，血糖在口服葡萄糖0.5～1小时达高峰，峰值<8.89毫摩／升，2小时后血糖<7.8毫摩／升，3小时后血糖恢复正常。

（3）试验结果的判定

①当空腹血糖<6.1毫摩／升，葡萄糖耐量试验2小时血糖<7.8毫摩／升，说明受检者的糖调节能力完全正常。

②当空腹血糖≥7.0毫摩／升或葡萄糖耐糖量试验2小时血糖≥11.1毫摩／升，受检者可以被确诊为糖尿病。

③当空腹血糖<7.0毫摩／升，并且葡萄糖耐糖量试验2小时血糖介于7.8~11.1毫摩／升，说明受检者的糖调节能力轻度下降，可诊断为糖耐量受损。

④当空腹血糖介于6.1~7.0毫摩／升之间，且葡萄糖耐糖量试验2小时血糖≤7.8毫摩／升，说明受检者对餐后血糖的调节能力尚好，但对空腹血糖调节能力轻度减低，可诊断为空腹血糖受损。

此外，确诊妊娠糖尿病则需要作100克葡萄糖耐量试验。采血时点为0小时、1小时、2小时、3小时。若0小时血糖>5.3毫摩／升（95毫克／分升），1小时血糖>10.0毫摩／升（180毫克／分升），2小时血糖>8.6毫摩／升（155毫克／分升），3小时血糖>7.8毫摩／升（140毫克／分升），其中有2个点符合以上标准，即可诊断为妊娠糖尿病。

（4）临床意义

葡萄糖耐量试验对糖尿病的早期诊断具有很大价值。对于空腹血糖测定已超过正常值，但尚未达到糖尿病诊断标准的患者应进行葡萄糖耐糖量试验。否则，可能漏诊部分患者。

4．糖化血红蛋白（HbA1c）和糖化血清蛋白（GSP）

血糖水平受饮食、运动、情绪、药物的影响而经常波动，因此，化验一次血糖只能反映采血那一刻的血糖水平，不能反映采血前一段时间内的平均血糖水平。而糖化血红蛋白是红细胞内的血红蛋白与葡萄糖持续性、非酶促结合的产物，其合成的速度与红细胞所处环境的血糖浓度成正比，由于红细胞的寿命是120天，半衰期是60天，故糖化血红蛋白可以反映采血前2~3个月的平均血糖水平，被誉为反映血糖控制总体情况的金标准，尤其对于血糖波动较大的糖尿病患者，测定糖化血红蛋白比测定随机血糖更能反映患者病情的真实情况。

糖化血红蛋白的正常值为4%～6%。按照世界卫生组织和中国糖尿病学会的要求，糖尿病患者的糖化血红蛋白应控制在6.5%以下。该项指标平均3个月左右测定一次便可。

糖化血清蛋白是葡萄糖与血浆中的血清蛋白非酶促结合形成的糖蛋白，血清蛋白的半衰期为19天，故糖化血清蛋白可以反映采血前2～3周内的平均血糖水平，其正常值为1.5～ 2.4毫摩／升。每隔2～3周测定一次糖化血清蛋白即可。需要说明的是，由于糖化血红蛋白和糖化血清蛋白不受每次进食的影响，也不是一个确切的血糖值，所以不能用它们来指导每日降糖药物的用量。

5. 胰岛功能测定试验

主要用于了解胰岛功能的衰竭程度，协助判断糖尿病类型，指导临床用药。通常包括以下两种试验。

（1）胰岛素释放试验

该试验通常是与口服葡萄糖耐量试验同步进行的，测定空腹及餐后各个时间点（0小时、0.5小时、1小时、2小时、3小时）的血浆胰岛素水平，根据五次血浆胰岛素水平可绘制出“胰岛功能曲线”。试验的正常值如下：空腹胰岛素值为5～25微单位/毫升，服糖后分泌高峰在0.5～1小时，峰值比空腹升高4~6倍，峰值应<130微单位／毫升，2小时时胰岛素峰值应<100微单位／毫升，3小时后基本恢复到空腹水平。

胰岛素释放试验的临床意义主要体现在以下两个方面：

①有助于糖尿病的分型诊断；

1型糖尿病患者胰岛素分泌严重缺乏，空腹基值一般在5微单位／毫升以下，餐后胰岛素值分泌也无明显增加，胰岛素释放曲线呈无反应型或低平曲线。2型糖尿病患者空腹血浆胰岛素水平可正常或略低，早期甚至可以略高（多见于肥胖的糖尿病患者），但胰岛素分泌高峰往往延迟至2～3小时后出现，这是区别2型糖尿病与1型糖尿病的一个重要特征。但在2型糖尿病晚期，由于患者胰岛B细胞功能趋于衰竭，其胰岛素分泌曲线可与1型糖尿病相似，这种情况下，仅凭试验结果来区分1型与2型糖尿病已无意义。

②有助于指导临床用药；

如果胰岛素分泌量不低，说明主要问题是胰岛素抵抗，生活中应控制饮食、加强锻炼、控制体重，治疗上选择改善胰岛素抵抗的药物，如双胍类及噻唑烷二酮类；如果胰岛素分泌严重缺乏，则应及时加用胰岛素治疗。

（2）C肽释放试验

C肽是胰岛素原水解生成胰岛素时的等分子离解产物，因此，通过测定C肽的量同样也能反映胰岛素的水平。试验方法与胰岛素释放试验相同，也需要采集五个时点的血样。试验的正常值如下：正常人空腹血浆C肽值为0.8～4.0微克／升。服糖后1～2小时增加4～5倍，3小时后基本恢复到空腹水平。

C肽释放试验的临床意义与胰岛素释放试验相同，但C肽测定不受外源性胰岛素及自身胰岛素抗体影响，能够更加准确地反映自身胰岛素的分泌水平。该项检查主要用于检测已用胰岛素治疗的糖尿病患者的胰岛功能。

需要说明一点，由于C肽的半衰期较长，其在血中浓度与内源性胰岛素浓度并不完全平行。

6．尿微量白蛋白

糖尿病患者常易并发肾脏损害，如不能及时发现和治疗，会逐渐发展为尿毒症。早期糖尿病肾病，普通尿常规检查尿蛋白常为阴性，而当尿常规中出现尿蛋白时，肾脏病变往往已不是早期。相比之下，尿微量白蛋白是反映早期肾损害的一项敏感指标。正常人尿微量白蛋白定量<30毫克/24小时或尿微量白蛋白排泄率<20微克／分钟。如果尿微量白蛋白定量在30～300毫克/24小时或尿微量白蛋白排泄率在20～200微克／分钟为微量白蛋白尿，提示存在早期糖尿病肾病。如果尿微量白蛋白定量>300毫克/24小时或尿微量白蛋白排泄率>200微克／分钟，则属于临床期糖尿病肾病。

由于尿微量白蛋白测定需要患者保留全天24小时的尿标本，这会使部分患者感到不太方便，此时也可以采取测定随机尿样中白蛋白／肌酐比值的方法，该方法与24小时尿白蛋白量之间具有高度的相关性，其判定标准如下：白蛋白／肌酐比值<30毫克／克为正常；比值介于30～300毫克／克为早期糖尿病肾病；比值>300毫克／克为临床期糖尿病肾病。

7．尿酮体（U-KET）

重症糖尿病患者由于胰岛素严重缺乏及糖利用障碍，造成脂肪大量分解，产生大量酮体并在血中堆积，引起糖尿病酮症酸中毒，如不能及时发现和救治，可危及患者生命。尿酮体检查是筛查试验，其结果阳性也可能是由于不能进食或呕吐造成的；结果阴性也不能完全排除酮症，故准确性较差。可靠的试验是测定血中的β－羟丁酸的含量，超过0.5毫摩／升，就提示有糖尿病酮症。

8．糖尿病相关抗体

包括谷氨酸脱羧酶抗体、胰岛细胞抗体和胰岛素自身抗体等，主要用于糖尿病的分型。健康人及2型糖尿病患者这三种抗体均呈阴性。1型糖尿病多呈阳性，其中，谷氨酸脱羧酶抗体诊断价值最高，其阳性率高达90%且可持续多年。

需要说明的是，胰岛细胞抗体与胰岛素抗体不是一回事。胰岛素抗体阳性表示患者在注射了胰岛素以后，对胰岛素产生了抗体，但这不代表一定是1型糖尿病。

9．血脂

糖尿病是一种代谢紊乱综合征，除血糖高以外，往往还同时伴有血脂代谢异常等，后者也是糖尿病慢性并发症的重要危险因素，因此患者确诊后应该检查血脂。检查项目主要包括三酰甘油（TG）、总胆固醇（TC）、低密度脂蛋白胆固醇（LDL-C）及高密度脂蛋白胆固醇（HDL-C）等。前三项升高容易导致动脉粥样硬化及心脑血管疾病，而高密度脂蛋白胆固醇升高则有抗动脉粥样硬化作用，对健康有益。

糖尿病患者血脂的控制标准应比一般人更加严格，《中国糖尿病防治指南》要求，糖尿病患者血脂应控制在：总胆固醇<4.5毫摩/升，三酰甘油<1.5毫摩/升，高密度脂蛋白胆固醇>1.1毫摩/升，低密度脂蛋白胆固醇<2.5毫摩/升。

就诊时需要注意的事项

要想准确无误地诊断糖尿病，患者一定要认真详细地告诉医生现病史、家族史、既往史，并且进行详尽的身体检查与化验室检查。只有这样，才能准确地诊断，而不会出现漏诊、误诊的情况。

1.具体就诊注意事项如下：

①有无家族病史，因为糖尿病具有遗传性。

②是否有既往病史，如冠心病、肢体动脉粥样硬化、末梢神经炎等。

③有无糖尿病常见的“三多一少”症状，即有无多食、多饮、多尿，体重下降，形体消瘦等这些症状。但这些症状并不是所有患者都会有，也许有但未引起足够的重视和警觉，如食量增加，好多人会认为是好事而被忽略了。

④女性患者要注意有无异常分娩（流产、早产），生产巨大婴儿，外阴瘙痒等症状。

⑤是否有内分泌疾病，如巨人症、肢端肥大症等。

⑥尿酮阳性不一定是酮症酸中毒。一般情况下，健康人和糖尿病患者在极度饥饿、呕吐频繁时也会出现酮尿，此时酮尿程度相对较轻，且血糖不高或降低。

2.其他注意点：

①检查前保持正常饮食和体力活动至少3天。

②检查当天早晨勿进食、饮水、服降糖药及注射胰岛素。

③检查前停用激素、利尿剂、避孕药3～7天。

④近期无急性感染、创伤、酮症酸中毒及情绪的剧烈波动。

⑤早8时前携带当天零点后第一次小便10～20毫升到医院进行检查，抽4次血，中午12时之前做完检查。

怎样检测血糖指数

当人体的肾脏功能处于正常状态时，血糖与尿糖是平行的，也就是说，血糖浓度越高则尿糖越多，血糖正常则尿糖阴性。因检查血糖浓度不如检查尿糖方便，此时检查尿糖就可以大致判断出血糖情况。但当肾脏功能不正常时，两者是不平行的，不能用尿糖检查来代替血糖浓度测定。

测定血糖一般采用静脉抽血。但是如果经济条件允许，建议应用快速血糖仪测定手指血糖。这种方法更方便、简单，不仅采血少，结果比较准确，患者也可以根据病情随时按需进行自我检测。

用血糖仪测定手指血糖的方法如下：

①操作前准备。先用温水洗手，准备好血糖仪、试纸、酒精棉球或棉签、采血笔、针头。

②按下主开关，检查仪器代码与采用的试纸代码是否相同。

③取出试纸，将瓶盖盖好，插入试纸，有圆洞的正面朝上。

④取下采血笔盖，将采血针插入后再旋转取下采血针保护盖，将采血笔盖放回原位。酒精消毒手指皮肤后将采血笔笔端放在手指侧面，按下按钮，轻轻挤压出一滴圆弧形指血。

⑤将足量的血滴入试纸圆形测试孔，注意要覆盖整个圆形测试孔。

注意事项：酒精消毒后，要等到手指干后进行测试；试纸不用时，要将盖子盖紧，防止潮湿而使试纸失效；清洁血糖仪时用沾清水的棉棒或软布清洁测试区，避免使用酒精、含氨的清洁剂、玻璃清洁剂等。

血糖化验细节莫忽视

大家都知道，通过血糖监测能够了解治疗效果，继而指导临床用药。但是，要保证血糖化验的真实可信，就不能忽视一些细节问题。

李大婶患糖尿病多年，前不久，因肺部感染诱发酮症酸中毒。经过半个多月的住院治疗，感染痊愈，血糖控制正常。出院前，医生再三嘱咐：除了控制饮食，按时服药、注射胰岛素外，一定别忘了定期复查血糖。医生还特意给她留下电话号码，便于随时联系。

没过多久，李大婶打电话告诉医生，她从报上得到消息，某保健品公司于周日上午9时在市中心广场举行糖尿病咨询活动，期间免费给患者化验血糖。周日一大早，李大婶没服药、空着肚子就去了，到现场一看，会场上早已人满为患，等候免费测血糖的人排起了长长的队伍，她心急火燎地等了一个多小时，直到10时多才轮到。化验结果为9.6毫摩／升，比出院时的空腹血糖高出许多。她很困惑，自己出院后一直按医嘱用药，饮食也很注意，化验结果怎么会这么高呢？医生听了李大婶的诉说，耐心地为她分析了血糖高的原因。

1. 没有正常用药

由于患者抽空腹血的时间太晚，使化验当天早晨的用药被迫推迟甚至停用，这样势必造成上午的血糖增高，其化验结果自然不能反映患者在平日正常治疗情况下血糖的控制情况。比如，有些糖尿病患者需要每日早、晚餐前注射预混胰岛素，晚餐前注射的胰岛素其作用一般只能维持到次日清晨6～7时，故上午的预混胰岛素通常应在

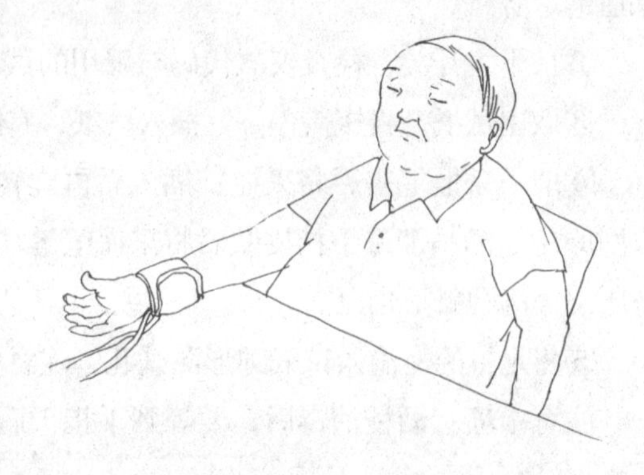

7时之前注射，这对保证全天血糖的稳定性十分中重要。

倘若患者查空腹血糖，抽血时间拖延至上午9时以后，由于患者早晨没有按常规及时注射胰岛素，血糖会较平日显著升高，该结果就不能代表患者在正常治疗情况下的空腹血糖水平，由此获得的血糖值对调整胰岛素剂量以及了解血糖控制的好坏参考价值不大。因此，检查空腹血糖，患者必须在早晨常规注射胰岛素之前（8时之前）完成空腹血糖的测定，不能因抽血而影响正常进食或用药。推迟或临时停用胰岛素，会导致上午有段时间处于药物作用的空白期，引起血糖升高或波动。

2. 抽血时间太晚

所谓“空腹血糖”，严格地讲是指前一天晚饭后开始禁食8～10小时，于次日清晨8时之前抽血所测得的血糖值。如果抽空腹血的时间太晚甚至接近中午，所测得的血糖值准确地讲应该叫“餐前血糖”，空腹血糖与餐前血糖不能画等号。如果抽血时间太晚，患者长时间的空腹饥饿，所测血糖结果可能偏低；也可能因出现低血糖后血糖反跳性升高，使得所测结果偏高。此时的化验结果不能客观反映患者平常的空腹血糖水平。

3. 应激因素的影响

情绪变化、感冒发热等应激因素会导致升糖激素（如儿茶酚胺、肾上腺素等）分泌增加，当这类激素分泌过多时，一方面可以抑制胰岛素分泌；另一方面又可以加速肝糖原的分解，使血糖明显升高。在应激状态下测得的空腹血糖往往高于平常的血糖水平，因此，应当以应激状态过后所测的血糖结果为准，以此作为调整治疗方案的依据。

李大婶空腹血糖化验结果较高，就是由于抽血时间太晚，耽误了正常治疗，再加上当时着急上火所致。

听了医生的解释，李大婶若有所悟，抽血化验原来还有这么多学问。次日早晨，李大婶按医生的要求如约到医院复查血糖，结果正常，这时李大婶心里总算是一块石头落了地。

血糖监测是糖尿病整个诊疗过程当中的重要一环，通过血糖监测可以了解患者的治疗效果，更重要的是可以指导临床用药。要确保血糖化验结果的真实可信，就不能忽略下面这些细节问题：

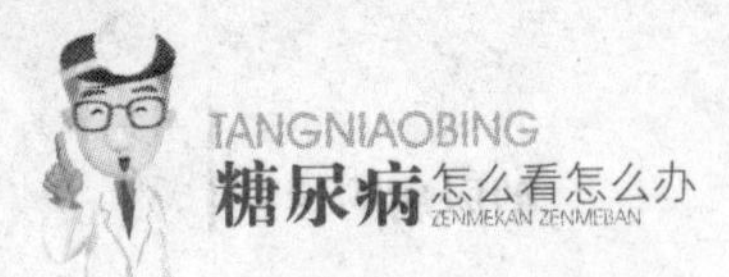

①不要因为化验空腹血糖而擅自停药，这样得出的检测结果既不能准确反映病情，又会造成血糖波动并有可能加重病情。

②不要为得到理想结果而在检查前一天过分节食。这样所测的血糖结果可能偏低一些，但却不能代表平常血糖控制的真实情况。为保证检查结果的真实可信，检查前一天进餐和用药应和平常一样，并保证夜间睡眠良好。另外，抽血化验前应避免剧烈运动、抽烟和饮用刺激性饮料（如咖啡）。

③避免体力活动过多或过少。运动量过多或过少会相应导致血糖偏低或偏高，不能反映实际血糖水平。

④避免不良情绪。不良情绪会造成血糖波动，不仅影响血糖检测的准确性，而且对控制糖尿病本身来说也是个不利因素。

⑤不要在家注射完胰岛素后再去医院抽空腹血。由于到医院抽血，在时间上难以预料，如果不能在半小时内抽完血，势必延迟进餐时间，这样可能会发生低血糖。

⑥如果无法确定在医院抽空腹血的具体时间，不妨早晨在家正常治疗及进餐，然后去医院测餐后2小时血糖，这样不至于影响正常进餐及用药，不会引起血糖的波动。越来越多的证据显示，检查餐后血糖不仅有助于早期发现糖尿病，而且能更好地反映进餐量及服药量是否合适，这是空腹血糖所不能代替的。

⑦对于自身胰岛素分泌水平低下、存在清晨高血糖的患者，最好用便携式血糖仪事先在家中完成空腹血糖的测定，记下结果后，再去医院测餐后2小时血糖。尽量不要去医院化验空腹血糖，因为医院门诊采血时间太晚，这样会延误患者早晨的胰岛素治疗，进而对全天血糖产生不利影响。

⑧对于早、晚餐前注射预混胰岛素治疗的患者，若因上午到医院抽血化验使治疗延迟，可以在抽血之后查一下随机血糖，如果血糖高，可临时注射一次短效胰岛素，然后进餐。这样，既可在一定程度上消除治疗延误造成的血糖升高，同时又避免了检查当天早、晚两次“预混胰岛素”注射间隔太近。

⑨对于采用口服降糖药治疗的患者，化验空腹血糖时若采血时间太晚而使得早晨用药和中午用药相隔太近，应酌情减少中午的药量，以免因两餐的药物作用相互叠加而造成低血糖。

⑩对于睡前注射中效胰岛素者，其降糖作用可以维持到次日上午8～9时，因此，化验空腹血糖的采血时间允许稍晚一些。

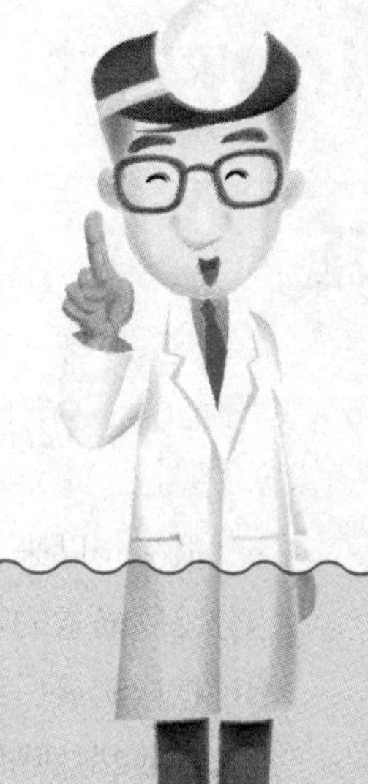

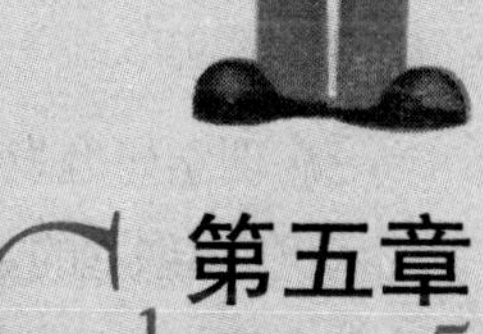

第五章

Chapter 5

糖尿病认识的误区

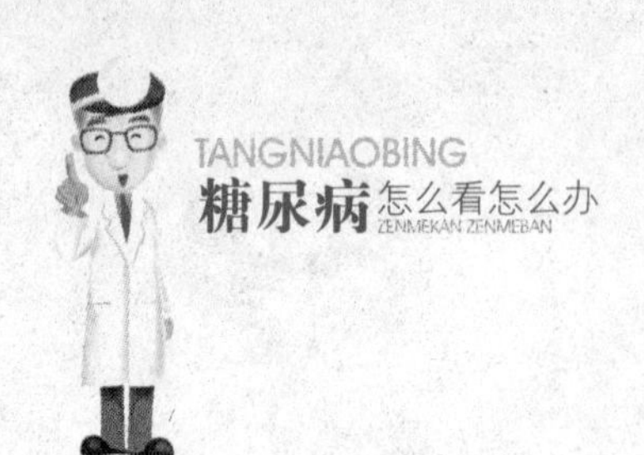

糖尿病全是由胰岛功能减退引起的

很多年以来，人们一直认为糖尿病与胰岛功能有着密切的联系，胰岛B细胞分泌胰岛素的功能缺失或减退是引起糖尿病的根本原因，而注射胰岛素则是治疗糖尿病最后的方法。然而，随着研究的不断深入，越来越多的证据表明，绝大多数2型糖尿病患者的胰岛功能并没有很大的损害，其胰岛功能在正常的范围内。

病理学研究发现，1型糖尿病患者的胰岛B细胞会显著减少，在1年内死亡的病例中B细胞的数量仅为正常的10%左右。而2型糖尿病中90%患者的胰岛改变为胰岛淀粉样变性，胰岛在电子显微镜下可以看见淀粉样物质沉积于毛细血管和内分泌细胞之间，胰岛B细胞数量仅中度或无减少。那些淀粉样的物质称为胰淀素，是胰岛B细胞分泌的一种激素，2型糖尿病患者的胰岛内存在大量的这种胰淀素，它们并没有按照正常情况释放到血液中，而是堆积在胰岛内，从而造成了胰岛的损伤，这是一个随着病情发展而逐渐发生的过程。

没有糖尿病家族史者不会患糖尿病

众所周知，糖尿病是一种遗传病。我们经常看到一个家族中有多人患糖尿病的现象，这说明遗传因素在糖尿病的发病中起着重要的作用。但是，同时我们也应注意到，在有糖尿病家族史的同一家庭中并不是所有的人都会患糖尿病。这就说明，不是带有糖尿病遗传基因的人就一定会患糖尿病。与遗传因素相比，饮食过量、缺乏运动等不良的生活方式对糖尿病的影响更大。

我们必须正确理解遗传因素在糖尿病发病过程中的作用。糖尿病是具有遗传性的，但它所遗传的并不是糖尿病本身，而是它的易感性。

吃糖容易患上糖尿病

很多人在听到糖尿病的名字之后，就会联想到糖，继而认为糖尿病是由吃糖引起的。其实，这种认识并没有科学道理，是望文生义所造成的误区。

糖尿病分为1型糖尿病和2型糖尿病，两者都与遗传因素及感染、肥胖等多种环境因素有关，但最主要的致病机制就是胰岛受损，胰岛素活性不足。正常人的血糖之所以保持在正常范围，是因为有充足的胰岛素进行调节。如果胰岛素分泌失调，活性不足或相对不足，就会引起血液中血糖水平升高，从而影响了对血糖的调节。当每100毫升血液中的血糖升至160~180毫克时，即超过肾小管吸收糖分的能力时，尿液中的糖分增加，就出现了尿糖增高现象，出现糖尿病。

可见，糖尿病与多种因素有关，但与是否吃糖却没有直接关系。然而，吃糖可以导致肥胖，而肥胖又可能诱发糖尿病，这种间接关系还是有的，因此，吃糖不要过量。

只有老年人才会得糖尿病

世界卫生组织的资料表明，老年人（65岁以上）患糖尿病的概率要比20~40岁人高10倍。老年人是糖尿病的最高发病人群。但是，这并不能说明只有老年人才会得糖尿病，只是相比较而言老年人患糖尿病的可能性更大一点而已。

为什么老年人易患糖尿病呢？主要有以下几个原因：

其一，机体组织老化，基础代谢率下降，胰腺随年龄增高而逐渐老化，胰腺的B细胞功能降低，胰岛素的分泌量减少，全身各器官衰老不协调。

其二，生活质量提高，营养成分改善，老年肥胖者尤其腹部肥胖逐渐增多，肥大的脂肪细胞膜上单位面积的胰岛素受体相对减少，其与胰岛素结合的亲和力降低，导致机体对胰岛素的敏感性大大降低，出现胰岛素抵抗。

其三，体力活动减少，机体利用和消耗葡萄糖量减少，导致机体对胰岛素的敏感性降低，糖耐量减弱。

其四，老年人肌肉逐渐减少，由占人体的47%减少到36%，而脂肪组织则从20%增至36%，此消彼长，导致葡萄糖消耗减少，胰岛素敏感性降低。

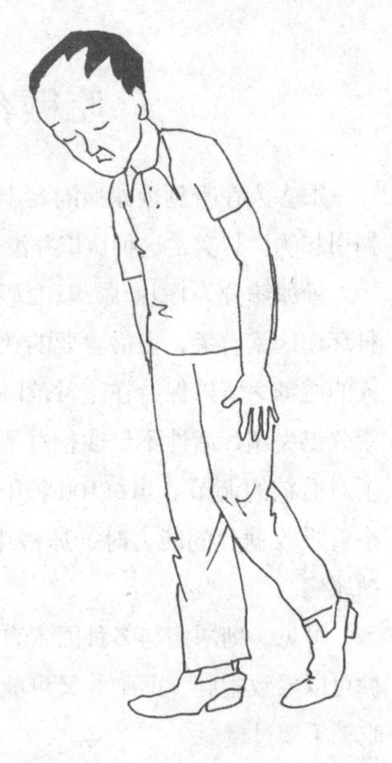

其五，多数老年糖尿病患者起病后不易被发现，症状也不明显，较难及时诊断，因此若有以下情况应首先考虑是否有糖尿病的存在：

①食欲大增而体重却日益下降。

②常发生皮肤、口腔感染且伤口日久不愈。

③四肢麻木，肌肉酸痛。

④老年白内障或视网膜病变。

⑤老年皮肤瘙痒，尤其是妇女外阴瘙痒。

其六，患病率高。50岁以上者患病率随着年龄的增长而增高，老年糖尿病患者占糖尿病患者总数的40%以上，60～69岁为患病峰龄。调查显示，北方城区中老年人群中，有14.5%体重超重，69%达到肥胖程度，糖尿病患病率为7.8%。

其七，表现不典型，较难及时诊断。老年糖尿病患者多起病隐匿，临床症状不明显，病情较轻，难以及时诊断，容易漏诊。许多患者是在进行身体检查或者因其他疾病做常规血糖检查时才发现。

其八，老年糖尿病以2型糖尿病为主。老年糖尿病绝大多数为2型糖尿病，属于多基因、多因素遗传病。

其九，心脑血管病为主要死亡原因。有人统计，有70%～80%的老年糖尿病患者死于心脑血管并发症。其患病率随着年龄的增加和病程的延长而增加，常见的心脑血管疾病有动脉粥样硬化、脑梗死、高血压、冠心病、心肌梗死等。

其十，易感染。老年糖尿病患者本身免疫能力下降，细胞介导免疫功能受损，防御感染的能力也随之下降。大多数老年糖尿病患者同时患有多种慢性疾病，对感染的应激能力下降，所以，老年糖尿病患者易发感染，而感染又会加重糖尿病。一般来说，感染以肺部最为常见，其次为泌尿道、胆道、肺结核及真菌感染。

儿童不会得糖尿病

通常来说，提起糖尿病，大家往往想到的是成人，认为糖尿病是成人的专利。然而，根据调查显示，目前全球学龄前儿童糖尿病患者正以每年5%的速度快速增长，全球15岁以下人群中，平均每天就会增加200名糖尿病患者。

造成孩子患糖尿病的一个重要因素就是肥胖。现如今，生活水平提高了，孩子在家长的宠爱下得到了过分的满足，经常吃甜腻、油炸等高热量、高油脂的食物，平时又缺少运动，消耗少，体重上升得特别快，结果导致孩子血糖过高，引发糖尿病。另外，遗传导致患糖尿病的儿童和青少年患者也在不断增多。这些因素成为近年来儿童和青少年糖尿病的主要影响因素。

儿童糖尿病是可起始于任何年龄段的，但有两个发病高峰期：一是儿童时期（5～9岁），二是青春期初期（11～13岁），发病率明显低于成年人。儿童糖尿病多数起病急，病情严重，其中，半数以酮症酸中毒综合征起病，多见于1型糖尿病。

儿童糖尿病会有非常明显的症状，多食、多尿、多饮，且形体瘦弱，血糖与尿糖显著升高，尿酮体呈阳性。大部分儿童患者可以通过血糖测定确诊糖尿病。以下是儿童糖尿病的几个主要特点：

①儿童糖尿病患病率明显低于成年人。

②儿童糖尿病大多数为1型糖尿病，其发病机理及病因与2型糖尿病明显不同，两者均有家族史，但1型糖尿病会有某些病毒感染史。

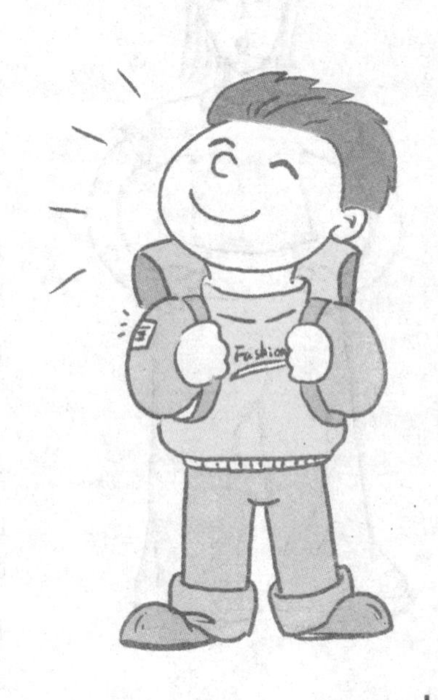

③儿童糖尿病多急骤，且年龄越小酮症酸中毒发生率越高。慢性并发症以肾脏病

变、视网膜病变多见，约有40%死于肾功能衰竭。

④儿童糖尿病血浆胰岛素与C肽水平绝对降低，需终身以胰岛素替代品补充治疗。

作为家长应该了解、学习有关儿童、青少年糖尿病的常识，规范自己的各种行为，如良好的饮食习惯、规律的作息、经常锻炼身体等，做孩子的生活榜样，而不是宠着孩子。如果能做到这些，则对于预防糖尿病会有非常大的帮助。

除此之外，对有家族病史，特别是肥胖的青少年而言，患糖尿病的概率很大，应该定期到医院检查血糖，以便做到早预防早治疗。

消瘦者不会患糖尿病

1993～2004年，日本的研究人员收集了4万名男性与9万名女性的健康状况资料，研究开始的时候，所有参与者都没有得糖尿病。研究期间，在60～79岁的参与者中，体重指数（BMI）较高的参与者糖尿病的发病率较高，而体重指数低于18.5（BMI较低）的人糖尿病的发病率也较高，并且，竟然比BMI为18.5～24.9（BMI正常）的人高出30%。

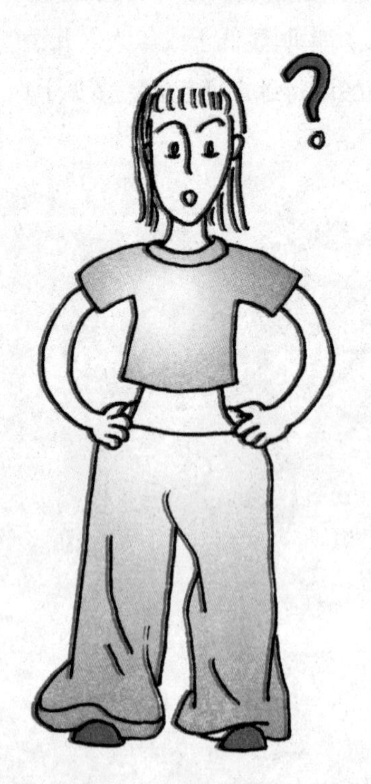

从这个调查中我们可以看出，并不是身体消瘦的就不会患糖尿病，相反，身体过于消瘦的人患糖尿病的概率会比正常人高得多。

消瘦分两种情况，一种是本身体型就瘦，还有一种是由于已经患有糖尿病，因糖尿病而导致身体消瘦。本身体型就瘦的人，如果有不良的生活习惯，经常吸烟、酗酒，身体营养水平差，这都会影响或减少胰岛素分泌，最终引发糖尿病的因素。另外一种由于糖尿病而导致的身体消瘦，由于人体所需的葡萄糖不被吸收，大量的排出体外，只能消耗机体的脂肪能量来维持正常的生理需求，这样长期下来就会造成体重下降，身体消瘦。

所以，消瘦者不会患糖尿病的说法是不正确的。要想远离糖尿病，任何人都应该养成健康的生活习惯，积极参加体育锻炼，保持乐观心态。在出现不明原因的体重下降的时候，应及时到医院进行检查，以确保身体健康。

糖尿病慢性并发症不可避免

糖尿病慢性并发症严重危害着人体的健康，是防治糖尿病的重点与难点。糖尿病慢性并发症发病比较隐蔽，能够在毫无知觉中发生，早期尚且可以逆转，而晚期则必受其害。但是，糖尿病慢性并发症是可以预防的。

糖尿病的慢性并发症可遍及全身各重要器官，并与遗传易感性有关。无论是1型糖尿病还是2型糖尿病，常伴有动脉粥样硬化性心脑血管疾患、糖尿病性肾病、眼部病变、神经病变等，其发生、发展与糖尿病发病年龄、病程长短、代谢紊乱程度和病情控制程度相关。还有研究表明，糖尿病的每种慢性并发症均与糖尿病患者蛋白质糖基化密切相关。因此，采取各种措施，控制调节糖基化过程，可有效预防和减少糖尿病的慢性并发症。

对已确诊的糖尿病患者，预防糖尿病慢性并发症的关键是尽早和尽可能地控制好患者的血糖、血压，避免引发血脂紊乱和肥胖的危险因素。对2型糖尿病患者定期进行糖尿病并发症及相关疾病的筛选，了解患者有无糖尿病并发症及有关的疾病或代谢紊乱，如高血压、血脂紊乱或心血管疾病等，以加强相关的治疗措施，全面达到治疗的目标。原则上，2型糖尿病患者每年要筛查一次有无并发症。1型糖尿病患者如首次筛查正常，3～5年后应每年筛查一次。

总之，通过有效的治疗，糖尿病慢性并发症的发展在早期是可能终止或者逆转的。

糖尿病患者能不能结婚

不管是哪种类型的糖尿病，只要经过合理的治疗，病情得到良好控制之后，糖尿病患者都是可以结婚并且生育后代的。

糖尿病的发生确实与遗传有关，但却不是传统意义上的遗传病，因为最终是否发病不完全由遗传因素决定。个人不良的生活方式、营养过剩、缺少运动、饮酒、吸烟等环境因素与糖尿病的发生有很大关系。大家应该明白，糖尿病患者遗传给后代的并非疾病本身，而是易发生糖尿病的体质，即糖尿病的易感性。这种易感性再加上环境因素两者共同作用，才会发生糖尿病。

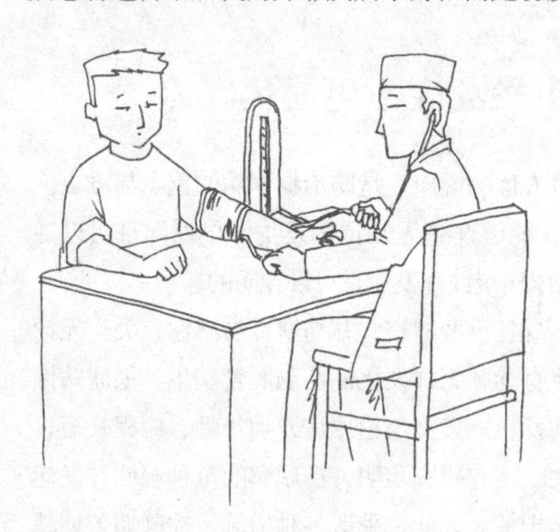

一般来说，2型糖尿病的遗传性比1型糖尿病更强。英国有研究者观察同卵双胞胎糖尿病达20余年，1982年他总结了200对同卵双胞胎糖尿病的调查分析：其糖尿病的一致性（即两个人在出生后的不同时间里都患糖尿病），2型糖尿病为90.6%，1型糖尿病为54.4%，说明2型糖尿病的遗传倾向较1型糖尿病更为显著。上海对1 000多例2型糖尿病患者的家庭调查显示：其亲属中糖尿病发生率要比非糖尿病患者亲属高3～4倍。如果双亲均为糖尿病患者，其子女的发病率就会比较高，如果双亲中只有一人患有糖尿病，那么子女患糖尿病的机会就相对低一些。而且研究还发现，由母亲遗传糖尿病的明显多于由父亲遗传的。

由于糖尿病存在遗传倾向，因此建议青年人在择偶的时候，尽量避免双方家族中均有糖尿病患者的情况，这样，下一代患糖尿病概率就会降低。结婚之后，作为糖尿病患者的妻子或者丈夫，应该正确认识糖尿病并掌握一些相关的知识，帮助对方建立健康的饮食习惯，积极锻炼与治疗，树立起战胜疾病的信心。此外，还应注意让子女养成良好的生活习惯，平衡膳食，加强运动，定期检测空腹血糖及餐后血糖，以便预防糖尿病的发生。这样一来，糖尿病的家庭生活就会是幸福快乐的。

保健品可以替代降糖药

目前，治疗糖尿病的方法主要有日服降糖药物与注射胰岛素两种，有很多患者认为经常性服用降糖药会带来不良反应，因此，自作主张对医生开的药减量服用或者不吃，私自去购买一些号称“中药成分，具有明显降糖作用”的保健品来代替药品治疗。

但是，到目前为止，中药还没有降糖特效药。如果降糖效果明显，一定是添加了西药。中药防治糖尿病的优势在于预防并发症，如果听信一些保健食品的夸大宣传，买来服用后，可能会引起低血糖、酮症酸中毒等不良反应。

保健品不同于降糖药，千万不可把保健品当成降糖药来吃，它不能起到调节血糖的作用，只能在一定程度上改善高血糖患者的口味，提高患者的生活质量。某些保健品所夸大宣传的有多种疗效或能“根治”、“治愈”、“完全替代药物和胰岛素”，这些都是不能轻信的。

糖尿病患者必须坚信在治疗糖尿病过程中，降糖药的作用是不可被取代的，任何品牌和功能的保健品都不能充当降糖药物来控制糖尿病，糖尿病患者一定要根据病情的发展，及时地进行药物治疗。

过分依赖药物治疗

在糖尿病治疗过程中，药物的作用是毋庸置疑的。但是，一味地依赖药物，不一定会有很好的效果。糖尿病本身就是一种与生活方式有关的疾病，生活方式的调节在整个治疗过程中占有十分重要的地位。长期饮食过多，体格肥胖，活动减少，烟酒嗜好等因素与糖尿病的发病有很大关系。去除上述不良因素，血糖往往会有很大幅度的下降，这就说明，改变一些日常生活中的不良习惯对糖尿病的控制是很有帮助的。还有研究表明：对用药物治疗的糖尿病患者进行正确的生活调节，较不进行生活调节的人，一般来说服药量少，血糖的控制也较满意，并有相当一部分患者康复后可长期停用药物。因此，注意生活方式的调节，做到合理饮食、消除肥胖、坚持锻炼、劳逸结合、戒烟限酒、保持心理平衡等非药物疗法，对糖尿病及其并发症有着非常重要的防治作用。

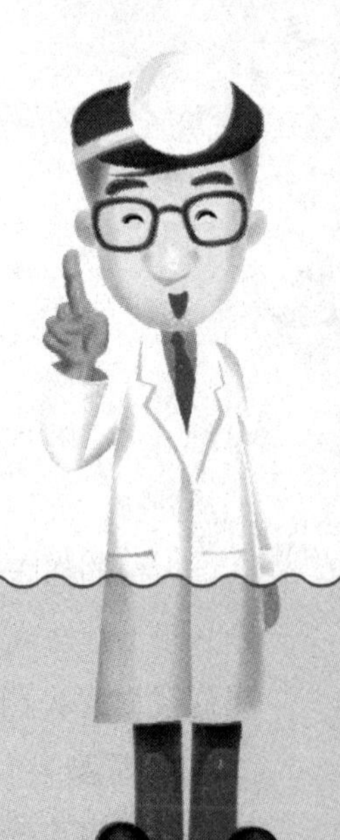

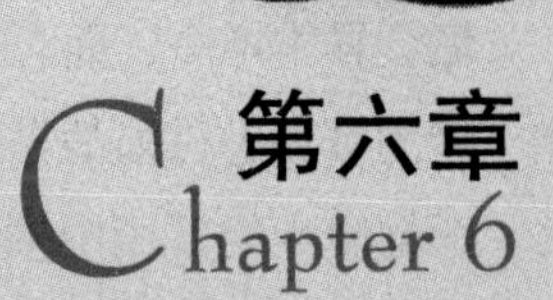

警惕糖尿病并发症

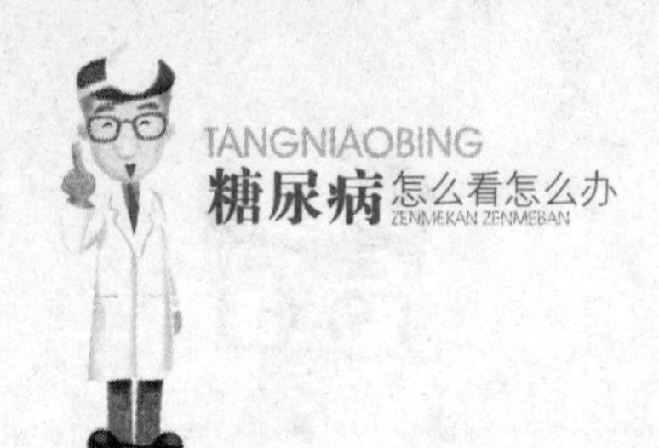

糖尿病并发症前的“紧急警报”

大量的临床实验告诉人们，治疗糖尿病并发症重在一个“早”字，即早诊断、早治疗。人体是一个有机整体，当某一部分失调时总有许多提示信号，如果您经常被以下问题困扰，就要警惕了。

1. 耳部

耳部的异常表现主要为耳垢异常增多。前苏联医学家发现糖尿病患者的耳垢会异常增多，而且常常是糖尿病越重，耳垢越多。在对1 200名疑为糖尿病患者的耳垢进行葡萄糖含量检测后发现，其耳垢中葡萄糖含量多在0.1微克以上，而健康人的耳垢中则不含葡萄糖或含量甚微。近年来，我国医务人员对健康人及糖尿病患者的耳垢也做过葡萄糖的含量测定，结果与上述报告类似。因此，凡是感到耳痒，且耳垢异常增多者，应考虑是否为血糖高或血糖控制不良。

2. 口腔

口腔的异常表现主要为牙痛、牙齿脱落等症状。糖尿病患者血管病变和神经病变使牙周组织局部微循环损害，修复能力差，感觉迟钝、易受损伤，免疫力低下、易感染。如有糖尿病性骨病，还会使牙槽骨质疏松，加重牙周病，可见牙齿脱落等。典型患者可见牙龈红肿、牙痛、牙周组织水肿、牙周袋形成、牙齿扣痛、松动、脱落等，口腔有烧灼感，口腔黏膜干燥。

3. 眼部

眼部的异常表现主要为瞳孔变小，视野模糊。眼部病变主要是由于血糖长期控制不好，对血管和视神经造成损害，视力急剧下降。如青少年双眼同时患上白内障，发病迅速，瞳孔变小，而在眼底检查时用扩瞳剂效果不佳，放大瞳孔的能力也较正常人差，反复眼睑疖肿、眼睑炎、睑缘炎，或见眼外肌麻痹，突然上睑下垂、视物模糊、复视、头痛、头晕，这些症状都是糖尿病并发眼病的预警信号。

4. 皮肤

皮肤的异常表现主要为手足癣、毛囊炎等症。如股癣、手足癣和假丝酵母菌（念珠菌）感染导致的甲沟炎、皮肤瘙痒症、反复出现的毛囊炎、疖肿、痈及皮肤溃疡、红斑和皮肤破损等疾病，严重者甚至会导致局部组织坏死或坏疽。皮肤病病因多为真菌感染，真菌感染容易发生在身体温暖和潮湿的部位如外阴部、乳房下部、脚趾间等处。

5. 四肢

四肢的异常表现主要为皮痛、骨痛等症状。来自四肢的并发症感觉多从脚趾开始，经数月或数年逐渐恶化。症状从很轻的不适感、较浅的“皮痛”到难以忍受的疼或深部的“骨痛”。典型的疼痛可为针刺、火烧、压榨或撕裂样疼痛，还会伴有麻木、发冷感。常有蚁行感或麻木感，由于温度感丧失、痛觉迟钝，下肢易发生各种创伤和感染。

6. 出汗

出汗的异常表现主要为流出的汗液多为热汗、黏汗，且手足多汗。糖尿病患者常常出汗，中医通过辨汗可以了解患者的病症虚实及患者处于糖尿病的哪一个阶段。糖尿病初期患者一般属中医实证，常在饭后、运动后出汗，为实汗。实汗又有热汗、黏汗之分，身热而出汗并伴有口渴、大便秘结、小便色黄为热汗，是由实热熏蒸而出；汗色黄而黏，舌苔黄腻者则为湿热熏蒸所致。患糖尿病时间较长后，人体正气亏虚、体质不热，常手足多汗，称为虚汗。虚汗有冷汗、自汗之分：汗出而皮肤凉，平时也常感手脚发凉或夜尿多者为冷汗；因为阳气不足，皮肤不凉而汗出不断者为自汗，此类患者小鱼际（手掌小指侧）及手腕部分皮肤常潮湿，易感冒，皆因气虚所致。手腕部皮肤出汗常常是糖尿病患者进入糖尿病中期的标志。

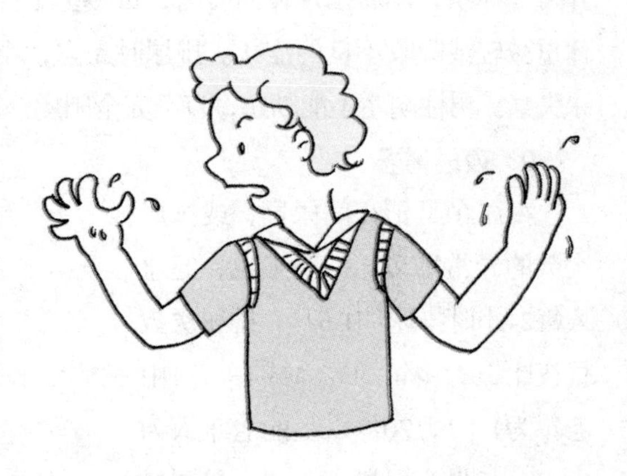

7. 肾脏

肾脏的异常表现主要为尿中出现微量白蛋白尿。微量白蛋白尿是糖尿病性肾病的先兆。有些患者得了糖尿病并没有明显症状，即使患糖尿病很多年，自己仍一无所知，而当发现糖尿病时可能尿中已经有了微量白蛋白。糖尿病病史

10年的患者，微量白蛋白尿的出现率可达到10%～30%；糖尿病病史20年的患者，微量白蛋白尿的出现率为40%，且20年后有5%～10%的患者会恶化成终末期肾病。青年期发病的糖尿病患者到50岁时，有40%的患者会发展为严重的肾病，需要进行血液透析和肾移植，否则只能面临死亡。

8．自主神经

自主神经的异常表现主要为心跳加快、胃胀满等症状。糖尿病患者心跳加快，平时心率可达90～100次／分钟。正常人夜间心率比白天偏慢，而此类患者夜间和白天的心率变化不大。从卧位或蹲位起立时，常伴有头晕、软弱无力、心慌、大汗等症状，严重时会晕倒。

此外，还会出现腹痛、恶心、食欲不振、吞咽困难、饮食后烧灼感、排便异常等症状，间断出现夜间腹泻，量多呈水样，无腹痛、无便血，一般不伴有体重减轻或吸收不良的症状。排尿时无力，小腹下坠，排尿淋漓不尽，严重时尿失禁。男性阴茎不能勃起，直至完全阳痿。

9．夜尿增多

夜尿多是指夜间尿量，或排尿次数的异常增多。一般来说，健康人每24小时排尿约1.6升，排尿次数昼夜比，青少年为3∶1或4∶1，中老年为1∶1，70岁以上的老年人为1∶3。如果夜尿量大于一天总尿量的1／2或昼夜排尿次数比值减小，都为夜尿多，其临床表现除有夜间尿量或次数增多外，患者往往兼有睡眠不足、精力减退、食欲不振、焦虑烦躁、精神委靡等症状。糖尿病所致夜尿多主要是由于其导致肾小管损伤，如糖尿病代谢障碍，血液的高渗、高黏状态，微血管损伤，肾小球的高滤过、高灌注状态等，均可使肾小管的结构异常，结构的异常必然导致功能受损。当远端肾小管受损时，出现尿浓缩功能减退，从而产生低渗透压、低比重的尿液。

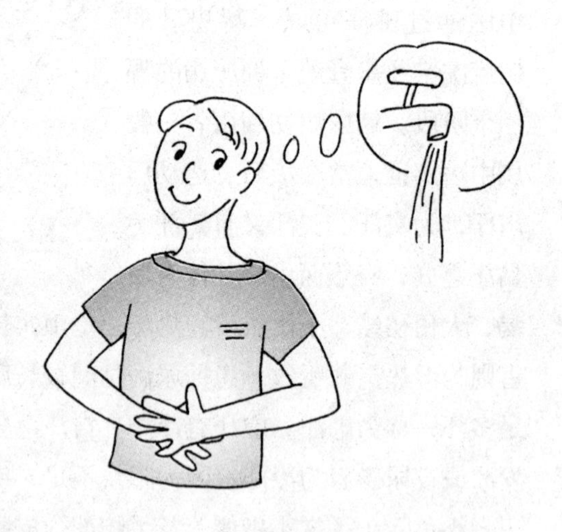

糖尿病并发症扫描

1. 糖尿病并发酮症酸中毒

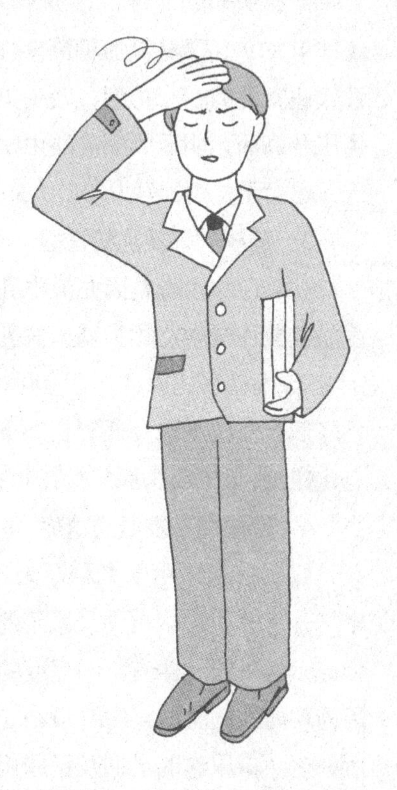

酮症酸中毒是糖尿病最常见的一种急性并发症。只要能及时、正规地治疗，绝大多数患者都能转危为安。但不管怎样，酮症酸中毒对糖尿病患者的生命威胁都始终存在。

酮症酸中毒的发生，是因胰岛素严重缺乏导致糖的利用障碍，血糖显著升高，尿糖排泄增加，机体转而靠动用脂肪作为热量来源，伴随着脂肪的过度分解，产生大量的酸性物质——酮体。由于酮体不断在体内积聚，导致代谢性酸中毒，也就是我们常说的“糖尿病酮症酸中毒”。

得了酮症酸中毒以后，患者原有的糖尿病症状进一步加重，表现为明显的口渴、多饮、多尿、头昏、食欲下降；脱水严重者皮肤黏膜干燥、弹性差、血压下降、呼吸深快，呼出的气体带有烂苹果味；进一步发展，可发生嗜睡、神志不清，甚至昏迷，如不及时抢救可导致死亡。另外，有些酮症酸中毒患者，可突出表现为恶心、呕吐、腹痛等消化道症状，很容易被误诊为急性胃肠炎、急性阑尾炎等，应注意鉴别。

一旦发生酮症酸中毒，必须立即送医院抢救，静脉滴注胰岛素，补充液体与电解质；酸中毒严重者，还应用少量的碱性药物进行纠正，同时，还要消除感染等诱发因素。

对于糖尿病酮症酸中毒，应当重在预防，因而有必要了解其诱发因素。临床常见的诱因有如下几种：

①患者擅自停用或减少胰岛素用量。

②患者处于严重感染、创伤、急性心肌梗死、脑卒中等应激状态。

③暴饮暴食。

2. 糖尿病并发非酮症性高渗综合征

糖尿病非酮症性高渗综合征，以前常被称为高渗性非酮症糖尿病昏迷（HNDC），又称高血糖高渗性非酮症昏迷或高血糖脱水综合征，是糖尿病急性代谢紊乱的临床类型，较少见。其临床特征为严重的高血糖、脱水、血浆渗透压升高而无明显的酮症酸中毒，患者常有意识障碍或昏迷。其多发生于老年人，男女无差别，好发年龄为50～70岁。

3. 糖尿病并发乳酸性酸中毒

乳酸性酸中毒是因血液中乳酸堆积而引起的酸中毒病。在糖尿病基础上发生的乳酸性酸中毒称为糖尿病乳酸性酸中毒，为糖尿病三大急症之一，主要见于老年2型糖尿病患者，且常同时伴有较严重的心血管、肺、肾病变，在心排血量降低、血压下降及低氧状态下极易发生酸中毒。年龄在60～80岁糖尿病患者有此症状的占55%，而年龄在40岁以上的糖尿病患有此症状的占90%。

4. 糖尿病并发低血糖症

低血糖症是由于多种原因导致的血糖浓度过低（通常，空腹血糖<2.8毫摩／升），引起中枢神经系统葡萄糖供应不足、功能异常所产生的一种临床综合征，它可同时伴有不同程度的交感神经兴奋的症状。低血糖症中最常见的原因为功能性低血糖，约占70%；其次为胰岛B细胞瘤及各种内分泌疾病引起的低血糖症。糖尿病的早期及糖尿病治疗过程中都可出现低血糖症，但因糖尿病是以血糖升高为主的疾病，低血糖常常被忽视。

5. 糖尿病并发视网膜病变

视网膜病变属于糖尿病血管性疾病中的一种，不可忽视。发病时，位于眼睛深处的网膜细血管出现异常现象，此种症状一旦恶化，将会引起眼底出血，失明的危险性很高。

6. 糖尿病并发白内障

白内障也是糖尿病并发症之一，也糖尿病患者视力损害的最常见原因。动物实验已经证实，高血糖在体内和体外试验中均可导致白内障。这不得不引起糖尿病患者的高度重视。

糖尿病性白内障可分为两类：一是真性糖尿病性白内障。主要由晶状体的渗透性水分过多所致，临床比较少见。多发生于青少年严重糖尿病患者。二是糖尿病患者伴发的老年性白内障。一般认为老年性白内障在糖尿病患者中比非糖尿病患者发病率高，发生的年龄也较早，且白内障成熟较快，除此之外，没有其他区别。

7．糖尿病性周围神经病变

早期症状以感觉障碍为主，下肢症状较上肢多见，下肢呈对称性疼痛或感觉异常、刺痛、灼痛、钻凿痛。有时剧痛如截肢，有时触觉过敏，甚至不能忍受盖被的压力，必须用被架。每晚就寝后数小时疼痛加重，开始行走后方可减轻。往往有麻木、蚁走、虫爬、发热、触电等感觉，膝以下多见，感觉常减退，腱反射常消失。周围神经中自主神经纤维受影响时，有血管舒张障碍，会引起皮肤苍白、青紫，多汗、少汗，指甲脆弱，脱毛等神经营养失调现象，同时伴有下肢溃疡，特别是伴有血液循环障碍。

8．糖尿病性脊髓神经病变

脊髓神经病变又称糖尿病性假脊髓痨。主要症状为足双侧对称性下肢深感异常，脚后跟有闪电般疼痛，步态不稳，举脚高、踏地重，如踩棉花般，黑暗处行走更困难。有的患者会出现排尿无力、淋漓不尽的情况。男性则多阳痿。体检时，下肢肌张力会减退，深度感觉缺失和腱反射消失，闭目难站立。

9．糖尿病性后侧索硬化症

患者早期会有全身无力和对称性肢体麻木、烧灼、发冷等异常感觉，尤以下肢为甚。中后期可出现双下肢无力或瘫痪、肌张力增高、腱反射亢进、行走不稳、易于倾跌等症状，尤以在阴暗处行走时更困难。患者在站立时不能蹲下，坐下时不能自动起立。

10．糖尿病性自主神经病变

其主要指身体3种功能异常，即胃肠道、心血管、泌尿生殖系统功能异常，部分患者有两个以上系统受累。常见的胃肠功能紊乱有腹胀、恶心、呕吐、阵发性夜间腹泻、便秘等。心血管系统功能异常表现为体位性低血压、心率加快以及窦性心律失常等。使患者特别痛苦的是泌尿生殖系统功能的紊乱，出现排尿困难、残尿量增多、逆行射精、阳痿和不育等。大概有60%的糖尿病患者最终出现排汗功能障碍，表现为躯干和面部过度出汗，特别是进餐时大汗淋漓，而足部甚至下肢却无汗。严重者可因丧失调节体温的功能而致使体温升高、中暑或虚脱。

11. 糖尿病性脑神经病变

在50岁以上的无症状性糖尿病患者中，孤立或多发性眼外肌麻痹或脑神经麻痹可成为该疾病的首发症状。眼肌麻痹几乎是突然起病，多于清晨起床时发现，伴有眶后剧痛，患者会出现视物成双、眼球活动受限、眼睑下垂的症状。有的患者由于面部神经及后组脑神经麻痹，表现为口角歪斜、饮水呛咳及吞咽困难。

12. 糖尿病性肌萎缩

该病常于中年以后出现。患者多数病程长、病情重，发病一般较急，以左右非对称性髂腰肌、股四头肌等肌力下降、肌肉萎缩、肌痛为主要症状，许多患者也伴有远端肌无力的表现。

对于糖尿病性神经病变，要努力做到及早诊断、及早治疗，通过较好地控制血糖，可预防或逆转神经的代谢异常甚至病理改变，患者的症状自会明显改善。糖尿病性神经病变的治疗方法，除控制糖尿病外，还可服用维生素类药物、血管扩张剂、肌醇及活血化淤的药物。

13. 糖尿病并发动脉硬化

患糖尿病的时间一长，体内血液的新陈代谢就会变差，陈旧废物堆积在血管壁上，血管会因此失去弹力而变得脆弱。由于血管内侧附着老旧废物，所以造成血管内侧变狭窄、血流情况变糟，这种现象就称为动脉硬化。

一般来说，上了年纪的人较易患动脉硬化，对于糖尿病患者来说，则是患病时间越长或症状越恶化，动脉硬化的可能性就越大，且恶化的速度也就越快。

14. 糖尿病并发脑卒中

脑卒中可分为因脑血管阻塞所引起的脑栓塞，以及脑血管出血所引起的脑出血。其中，和糖尿病有密切关系的脑部疾病便是脑栓塞，这是一种因脑部血管中出现血块而严重阻碍或完全堵塞血管流通的疾病。

一旦出现上述症状，会导致原先受这些血管供养的脑部组织、神经无法充分运作，引发麻痹或半身不遂等问题。

脑部血管若是出现动脉硬化现象的话，还会有头晕、健忘或易怒等症状。

15. 糖尿病并发心肌梗死、心绞痛

心肌梗死属于一种因供养心脏的动脉阻塞而引起的疾病。心肌梗死会迅速出现激烈疼痛，甚至会引发休克而致命。糖尿病心肌梗死是在糖尿病基础上发生的，由多种致病因素共同导致的严重并发症，应以血糖控制为前提进行综合性预防，才能达到理想目标。那么，如何避免糖尿病并发心肌梗死?

首先避免糖尿病并发心肌梗死应积极控制原发病。因为血糖控制水平直接影响其发病及预后，因此应积极控制血糖水平及波动范围，使血糖保持平稳状态，一般空腹血糖应＜8.0毫摩尔/升，餐后血糖应＜10.0毫摩/升，同时其波动范围应＜4.0毫摩/升，糖化血红蛋白控制在7%左右。只有这样，才能有效预防心脑血管并发症的发生及发展，使其发病率控制在最低水平。

其次避免糖尿病并发心肌梗死应积极控制心脑血管病的危险因素，如高血压、高脂血症、高黏血症、肥胖。血压应控制在120/80毫米汞柱（相当于16.0/10.6千帕）以内，体重指数控制在25以下，血脂及血黏度也应该控制在正常范围。

再次避免糖尿病并发心肌梗死应重视各种先兆症状如胸闷、憋气、心慌、出汗、胸痛、发作性头晕、肢体麻木，性格反常、一侧肢体功能障碍等，以上都是心肌梗死及脑梗死的先兆症状，一曰出现应积极进行干预治疗。

另外，心绞痛也是一种因心脏动脉硬化所引起的疾病。心绞痛发作时，具有和心肌梗死相同的胸痛现象。让患者保持安静是首要的处理方法，另外，也可使用特别药物来治疗。心绞痛若反复发作的话，将会引发心肌梗死等病变。

因糖尿病而并发心肌梗死，不会有很明显的症状，所以常常被忽视。这是一种可怕的并发症，必须加以重视。

16. 糖尿病并发糖尿病性肾病

糖尿病患者一旦病状发展至糖尿病性肾病时，尿液里会含有大量的蛋白，这时身体慢慢出现水肿，血压增高，全身倦懒没有食欲。接着会排尿困难，严重时，会引发尿毒症。

糖尿病性肾病的演变情况和糖尿病控制状况是否良好有关，一旦出现肾脏并发症，必须尽早接受治疗，否则将会有致命的危险。

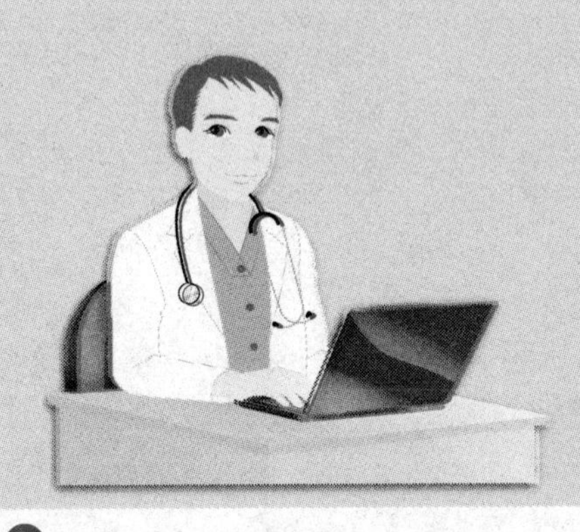

治疗篇

得了糖尿病，你该怎么办

第七章　糖尿病治疗新理念
第八章　糖尿病用药需谨慎
第九章　糖尿病的中医疗法
第十章　糖尿病的饮食调养
第十一章　糖尿病的运动疗法
第十二章　糖尿病患者日常生活注意事项
第十三章　糖尿病的心理疗法
第十四章　糖尿病患者的生活禁忌

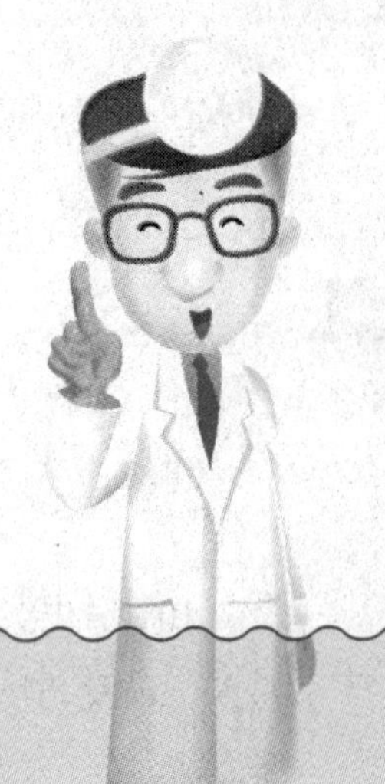

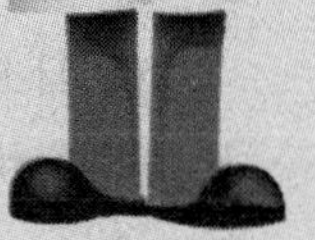

第七章 Chapter 7

糖尿病治疗新理念

糖尿病的非药物疗法

中国历代医书不仅有关于糖尿病的一般治疗，如限制面食、米、水果的摄入，以及药物的应用、体力活动等的记载，另外还有使用非药物治疗的许多方法。

中国古代中医称糖尿病为消渴症，既知道糖尿病的症状，又知其尿甜，对此病的诊断基本是正确的。正是由于中医对此病的认识有其科学根据，因此中国古代中医治疗糖尿病的方法就更应引起我们重视。

1. 心理疗法

（1）说理开导法

说理开导法又叫言语开导治疗和行为诱导治疗，是对糖尿病患者最基本的也是最常用的心理疗法。它是医生在给患者诊疗疾病的过程中，用言语和行为影响患者的心理，使其不正常的心理得以调整，以达到治疗疾病的目的。《灵枢·师传篇》对说理开导法的要义进行了精辟的论述，指出："人之情，莫不恶死而乐生，告之以其败，语之以其善，导之以其所便，开之以其所苦，虽有无道之人，恶有不听者乎。"

概括起来，说理开导法有以下四方面的内容：一是向患者指出糖尿病的性质、起病原因、对机体的危害和可能引起的常见并发症等，以引起患者重视，使其对该病能正确、客观地认识。二是增强患者战胜疾病的信心，耐心地告诉患者，只要及时治疗，积极与医护人员合作，按医嘱进药，就能有效地控制病情，因而预后最好。三是要告诉患者绝房色、戒恼怒、节饮食、慎起居、莫信邪等养生的方法。四是强调在药物治疗的同时，更要重视身心调护和心理调整。帮助患者解除紧张、恐惧、消极的心理状态。以上做法都是患者易于接受的，因而疗效较好。

（2）转移注意法

转移注意力的心理治疗，是一种把患者的注意力从疾病上转移到其他方面去，以减轻病情或使疾病转向痊愈的心理治疗方法。有些患者在确诊患糖尿病之后，精神特别紧张，往往将注意力经常集中在疾病上面，怕病情变重，怕不易治愈，整天围绕疾病胡思乱想，陷入苦恼和忧愁之中。特别是有患者发现其他糖尿病患者有患糖尿病坏疽或眼底出血时，更是怕得不得了，紧张、恐惧惶惶不可终日。有的患者甚至夜不能寐，从而使病情加重。还有的糖尿病患者合并有末梢神经病变，肢体麻木、疼痛，但却怀疑得了糖尿病坏疽，担心要被截肢，一天到晚把注意力集中在这方面，对肢体疼麻感觉特别敏感，甚至影响了正常的工作、学习，服药也难以见效。对以上所述的这类患者，用言语诱导的方法说服和影响，转移其注意力，可收到单纯药物达不到的疗效。

转移注意法就是改变患者的精神、意志、思念和注意力。运用转移注意力的心理疗法给患者治病，在古代名医医案中就有很多记载。如叶天士在《临证指南医案》一书中，就论述了一运用转移注意力治疗消渴而成的病例。叶氏有一次治疗一个患消渴症的患者，发现患者精神很紧张，老是害怕疾病会加重，结果服药无效。叶氏认为应该让患者把注意力转移到栽花种竹之间，用药方能取效，否则整天思虑疾病的盛衰，服药也是无效的。叶氏的治疗思路就是治病“全在病者移情易性”，叶氏讲的“移情易性”，就是转移患者的注意力，使患者精神放松，从而达到治疗疾病的目的。

（3）情志相胜法

情志相胜法，又叫以情胜情治疗。它是一种运用五行生克乘侮的原理，用人为的情志刺激影响患者，使其不正常心理活动恢复正常，以改善疾病的心理治疗方法。中医学理论认为，喜、怒、忧、思、悲、恐、惊七种情志变化，不仅是引起疾病的主要因素之一，还是治疗和防止某些疾病的有效方法。临床实践证明，因七情所伤而致病者，用以情胜情、以情制情的心理疗法，确实有很好的临床效果。

（4）静志安神法

静志安神法，又叫定心定志治疗。它是一种以强调精神内守为核心的心理疗法。中医学历来十分的重视精神内守，在防治疾病中的积极作用。《黄帝内经》提出：“静则神藏，躁则消亡”的论点，并指出：“恬淡虚无，真气从之，精神内守，病安从来”。强调了一个人的神志保持安宁，就能少生疾病，健康长寿，即使患病，亦易治疗，恢复健康也比较容易，这是神能收藏的缘故。反之，如果躁动不安，就容易得病，而且也难治愈。

（5）怡悦开怀法

怡悦开怀法，又叫想象畅怀治疗。这是一种通过言语诱导使患者精神振奋，心情畅快，树立战胜疾病信心，以防治疾病的心理疗法。一个人心情和情绪的好坏，同疾病的发生、发展和转归变化，都有着十分密切的关系。一般来讲，人在高兴、愉快、喜悦的时候，不论做什么事情，都觉得称心如意，即使患病也易于治愈。相反，人在悲哀的时候，总是伤心流泪、心灰意冷、悲观绝望，看世界的一切都是灰暗色，此种心境容易患病，而患病后也难于治疗，甚至使病情加重。

因此，只有怡悦开怀，心情舒畅，情思如意，然后配合服药，方能取得良好的疗效。否则，心情不畅，情志抑郁，则草木无情，服药再多，也收效甚微。

2. 饮食疗法

在西方国家中，糖尿病的饮食疗法始自John Rollo（1796年），直到现代，虽其原则和内容比以前有了很大的进展，与原始的饮食治疗已经有很大的差别，但饮食治疗仍被视为糖尿病最基本的治疗方法。在John Rollo之前约千年，中国已经记载通过限制面食、米、水果等的摄入以治疗糖尿病。中国古代医生不仅知道对糖尿病患者要限制碳水化合物，而且还知道避免食之过饱及饮酒的重要性，他们把这些看作是治疗糖尿病的最重要措施。

唐代孙思邈（581—682年）的杰作是他70岁时所撰的《千金方》（成书于650年）。他非常重视各种疾病的饮食疗法，尤其是糖尿病的饮食疗法。他说："安身之本，必须于食……不知食宜者，不足以全生"、"食既排邪而安脏腑，悦神爽志，以资血气"、"安身之本，必资于食；救疾之速，必凭于药"、"夫为医者，当须先晓病源，知其所犯，以食治之，食疗不愈，然后命药。"他还强调说："若能用食平疴、释情、遣疾者，方可为良工。"

孙思邈是世界上提出糖尿病应着重饮食疗法的先驱。他提出糖尿病患者饮食疗法的中心内容是应限制碳水化合物食品等的摄入绝非偶然，而是基于他对糖尿病和饮食关系的深刻认识。这些认识包括前人和他本人的见解：糖尿病是"肥美之所发也，此人必数食甘美而多肥也"、"消瘅……肥贵人，则膏粱之疾也"、"内消者，食物皆消作小便也"、"凡积久饮酒，未有不成消渴者……三觞之后，制不由己，饮嗽无度……在人何能不渴"。所以，孙思邈提出糖尿病人其所慎者三："一饮酒，二房室，三咸食及面。能慎此者，虽不服药而自可无他；不如此者，纵有金丹亦不可救，深思慎之!"由此可知，他在糖尿病治疗中是将饮食疗法置于首要地位的。后世医学家，如张子和等人发扬了这些治疗原则，以为"不减滋味、不戒嗜欲、不节喜怒，病已而可复作；能从此者，消渴亦不足忧矣。”

除了限制面食以外，古代医书还提出了限制米食、肉食及水果等以治疗糖尿病，如唐王焘《外台秘要》还记载“此病特忌房室、热面并干脯、一切热肉、粳米饭、李子等。”

唐朝以后千余年来，许多医书都重复了上述记载，并将此视之为比药物更为重要的最基本的治疗。

关于糖尿病患者能否吃水果等问题，历代医书中也都加以限制。宋代苏东坡已经认识到多食水果能致消渴，并称之为“果木消”，故对于糖尿病患者限制摄入水果问题也应加以重视。这点，在糖尿病患者明白饮食疗法的原则情况下，也是应该注意的。宋代欧阳修也曾患糖尿病，他曾写有“病渴偏思蔗”的词句，寥寥五个字即表达了他患糖尿病。医生嘱咐他，而他自己也明白不宜吃甘蔗却偏偏想吃甘蔗的矛盾心情。这说明，到唐宋时代中国对糖尿病饮食疗法的认识已达到相当高的水平。

3．体育疗法

体育疗法对于防治糖尿病及其并发症的许多益处，已经得到公认。

医家历来主张糖尿病患者应多进行体力活动，并视体育疗法、饮食疗法、胰岛素疗法为治疗糖尿病的三大法宝。体力活动应当视为糖尿病治疗工具，应当安排到每日生活日程中去。糖尿病患者每日应有1小时的健身操或5千米路程的散步。

中国古代对体力活动早就给予很大的注意，华佗曾经说过：“人体欲得劳动，但不当使其极耳。动摇则谷气全消，血脉流动，病不得生。”

隋代巢元方《诸病源候论》（成书于610年）在糖尿病的治疗中曾称：“先行一百二十步，多者千步，然后食。”

唐王焘也注意到体力活动对防治糖尿病作用，他在《外台秘要》中说：“糖尿病人不欲饱食便卧，终日久坐……人欲小劳，但莫久劳疲极，亦不可强所不能堪耳”。他又说：“食毕即行步，稍畅而坐。”

唐代孙思邈也很重视体育疗法。他说：“流水不腐，户枢不蠹，以其运动故也。”意思是，如不运动，气机就要壅滞。他主张每餐食毕，出庭散步五六十至一两百步，或根据情况出门行二三百步。

这些已够说明中国古代已经注意到了用体力活动来治疗糖尿病。

除以上所述几方面外，良好的生活态度也是医学专家早就提倡的。孔子曾经说过："人有三死，而非由命也，已自取也；夫寝处不时，饮食不节，逸劳过度者，疾共杀之。"睡眠定时、饮食有节、劳逸不过度，这三项重要的事，也是糖尿病患者应该注意的。

关于糖尿病的非药物疗法，能否完全取代药物疗法，这是个让人关注的话题。近年来，国内外不断有非药物疗法的成功进展消息见诸报端。比如，造血干细胞移植治疗1型糖尿病的医疗方案，已经进入临床阶段，并取得成果。接受治疗的患者已经停止使用胰岛素注射数月，血糖一直维持在正常水平，取得了预期的效果。有关专家表示：1型糖尿病患者有望通过这项非药物治疗技术，摆脱每天注射胰岛素的状况。因此说，非药物治疗取代药物疗法的可行性和可能性都是存在的。在目前条件下，尚未能全面推广，是由于客观上诸如经济、时间等方面的原因。所以短期内，糖尿病的稳定治疗应该是药物疗法与非药物疗法的综合应用。

胰岛素增敏药是2型糖尿病患者的救星

众所周知，胰岛素是胰岛B细胞分泌的体内唯一的降血糖激素。胰岛素分泌缺陷和胰岛素作用障碍（如机体对胰岛素不敏感，即胰岛素抵抗）是糖尿病发生的两大环节。研究发现，在2型糖尿病患者中普遍存在有胰岛素抵抗。

既然胰岛素抵抗在2型糖尿病发生、发展的进程中扮演了重要角色，那么，传统的以刺激胰岛素分泌为主的治疗方式就受到了挑战，而改善胰岛素敏感性的治疗方法就成为预防、治疗2型糖尿病的新选择。而改善胰岛素敏感性的权威性新药就是胰岛素增敏剂。

所谓胰岛素增敏剂，主要指噻唑烷二酮类药物（也称格列酮类），它是20世纪80年代初期研发的一类具有增加胰岛素敏感性的新型口服降糖药物。其主要作用机制为：增加肝脏、骨骼肌、脂肪组织对胰岛素作用的敏感性，降低肝糖原的分解，增强外周组织对葡萄糖的摄取和利用，改善胰岛B细胞对血糖的"应答"反应，从而改善血糖。

那么，胰岛素增敏药对治疗2型糖尿病有什么作用呢？

在2型糖尿病前期，使用胰岛素增敏药能减轻胰岛素抵抗，减轻胰岛B细胞负担，改善并保护胰岛B细胞功能，改善高胰岛素血症，起到预防和延缓2型糖尿病进程的作用。

在2型糖尿病阶段，使用胰岛素增敏药除降低血糖外，还能改善脂代谢，减轻糖脂“毒性”对胰岛B细胞的损害，保护胰岛B细胞的功能。另外，通过增加胰岛素的敏感性还能够有效改善心血管疾病的诸多危险因素，如高血糖、高血压、血脂异常等，因而具有预防或减少糖尿病心血管并发症的作用。

由此看来，胰岛素增敏剂适用于2型糖尿病不同的病理、生理阶段。它既可单独使用以增加胰岛素敏感性并改善内源性高胰岛素血症，也可与其他降糖药物联合应用以持久稳定控制血糖并保护B细胞功能，还可联合胰岛素治疗以减少胰岛素用量。

常用的胰岛素增敏剂（噻唑烷二酮类药物）有哪些呢？

目前临床上常用的胰岛素增敏剂主要有罗格列酮和吡格列酮两大类：罗格列酮类，如文迪雅（马来酸罗格列酮）等；吡格列酮类，如欧迪贝（盐酸吡格列酮）等。

那么使用噻唑烷二酮类药有哪些注意事项呢？

①使用噻唑烷二酮类药物前必须常规检测肝功能，有活动性肝病肝功能损害者（ALT水平超过正常上限2.5倍者）不宜使用。所有服用此类药物者必须定期监测肝功能，最初一年，每2个月复查肝功能，以后定期检查。

②有肾功能损害的患者单用本药无须调整剂量。

③老年患者服用本药时，无须因年龄而调整使用剂量。

缺铬是引发糖尿病的重要因素之一

糖尿病的发生、发展涉及因素很多，铬元素不足是其中之一。铬是人体必需的微量元素之一，有二、三、六3种化合价，其中三价铬的化合物对人体健康十分重要（六价铬化合物有毒）。三价铬参与机体的糖代谢与脂代谢，胰岛素调节血糖浓度的作用就受到铬的支配，血铬在人体内形成的一种特殊物质，而胰岛素只有在这种物质的作用下，才能维持血糖的平衡。

铬是胰岛素的辅助因子，一旦缺乏，胰岛素的生物活性便大受影响，严重者可引发糖尿病。早年，动物实验便发现，给小鼠喂以含铬极少的串菌酵母后，小鼠血糖持续升高，糖耐量下降，出现类似糖尿病的症状；而改用含铬丰富的啤酒酵母后，上述现象消失。20世纪70年代以后证实，补充三价铬的确能降低糖尿病患者的血糖浓度和糖化血红蛋白水平，纠正胰岛素抵抗。缺铬的老年人易患糖尿病，患糖尿病后又容易引起缺铬，主要原因有两点：一是糖尿病患者控制饮食，饮食过于精细，使食物中正常铬成分降低；二是糖尿病患者多尿，使铬随尿排出增多。因此，维护铬在体内的储存及多从食物中摄入铬，也是维持人体健康的重要措施。

三价铬是葡萄糖耐量因子（GTF）的重要组成成分。它通过GTF与胰岛素、膜受体间形成三元配合物而发挥其生理作用。它参与体内的糖代谢，维持机体正常的葡萄糖耐量，提高人体组织对胰岛素的敏感性，促进机体糖代谢正常进行，有效防治糖尿病。

人体细胞要靠胰岛素把血糖运送到细胞内变成热量，缺少了铬会使胰岛素效能降低，糖不能顺利进入细胞内，血糖就会升高。为了控制血糖水平，身体将产生更多的胰岛素来补偿因缺铬而引起的胰岛素效能降低，这被称为高胰岛素血症。胰岛素数量虽多，但由于其缺铬而工作效能不高，血糖水平仍居高不下。胰岛素分泌增多是临界缺铬的主要标志。胰岛素的增加，会使铬过多地释放到血液之中，经尿排出体外，从而进一步加重铬的缺乏。此时，若不能及时补充铬，当胰腺分泌胰岛素的代偿功能衰竭时，胰岛素分泌功能严重受损，就会引发糖尿病。而分泌过多的胰岛素还会使血脂增高，产生动脉硬化，并加速血小板的聚积，引起肥胖、高血压病、冠心病、脑卒中等一系列疾病。所以，医学专家认为缺铬是引起糖尿病和心脑血管疾病的主要原因之一。

所以，综上所述，通过补充三价铬，能改善人体对葡萄糖的利用，降低对外源性胰岛素的需求量，从而降低血糖和血中的胆固醇及三酰甘油，对稳定糖尿病患者的血糖水平、改善疾病症状和促进康复等有明显的作用。

一般人每天摄入50～200毫克的三价铬可满足需要，中老年人，特别是糖尿病患者对三价铬的需要量高于正常人。人体对不同来源的三价铬吸收利用情况差异较大，对无机铬（如三氯化铬）吸收率仅为0.5%～2%，对有机铬的吸收率较高，可达10%～25%。

糖尿病患者应多食用富含铬的食物，如麦芽、全麦、黑胡椒、南瓜、西蓝花、海藻、燕麦、粗粮、发酵菌，动物的肝、肾、肠及牡蛎和啤酒、玉米、高粱、土豆、蘑菇、绿豆、奶酪、海产品等。但是，各种食品经精制加工后几乎都不含铬，因此应避免摄入过多加工精制的食物。由于多数食物中只有微量的铬，再加上人体利用铬的能力很差，膳食中铬的平均利用率为10%～20%，人体每日从尿中还要排出5毫克左右的铬。因此，为了满足人体的生理需要，每日铬的供给量要达到20～50毫克，糖尿病患者还要相对多些。

糖尿病药物使用有讲究

治疗糖尿病，心理疗法是统帅，饮食疗法是基础，运动疗法是手段，药物疗法是关键，自我病情监测是保证，饮食、运动、药物互动治疗则是最佳选择。目前，药物治疗仍是重头戏，但药物治疗一定要掌握要点。

1. 了解药物剂量

为了减少不良反应、避免药物中毒，多数药物都会标明每日最大服用量。实际上，不少患者服药超过了每日最大服用剂量，如格列本脲优降糖每日服用8片，格列齐特每日服用6～8片等。临床证明，超限度服用只会增加不良反应，并不增加疗效。服用磺脲类药物应从小剂量开始，谨防低血糖，服用10～15日后，根据患者血糖的情况调整剂量。药物的减量或加量应遵照医嘱，不要自己随意决定。

2. 掌握服药时间

某糖尿病患者，一直口服降糖药，药是大医院专家开的，服药剂量也无错误，但血糖始终控制不好，有时还出现低血糖，这是为什么呢？原来患者服降糖药均在餐后1小时左右，这时血糖已很高，降血糖效果就比较差，还有可能出现下一餐前的低血糖。

绝大多数降糖药应在餐前20～30分钟服用，其目的是在体内营造一个药物环境，进餐后药物就能发挥应有的作用，药尽其用，使血糖不至升高。如餐后服药，往往是餐后血糖先升高，药物吸收后再去降已升高的血糖，而药物吸收需要一定的时间。相比较，前者降糖效果要明显好于后者。当然也有些药须在餐后即时服用，是因该类药胃肠道反应较大，如二甲双胍等。另外有些药物要求进餐开始时同时服用，是因该药物吸收快，用餐结束后葡萄糖被吸收到血液中时正是药物发挥降糖作用的时间，如那格列奈（唐力）等。

3. 要明确对症用药

众所周知，血糖高应服用降糖药，但是否对症这一重要问题往往被忽视，从而造成治疗过失。例如，优降糖属磺脲类药，可刺激胰腺分泌更多胰岛素，从而降低血糖含量。如果你伴有高胰岛素血症，服用优降糖则是错误的。服用磺脲类药可刺激胰腺细胞分泌更多的胰岛素，本来体内胰岛素就多，如继续分泌的话，将会使胰岛素更多，而且会加重胰腺负荷。长此以往，可导致胰腺功能衰竭。如果胰岛细胞已丧失分泌胰岛素功能，此时再选用磺脲类药是毫无作用的。因此，建议在决定选用磺脲类药时，应监测空腹胰岛素水平。在确定有胰岛素抵抗、高胰岛素血症时，应选用胰岛素增敏剂，如罗格列酮（文迪雅）等。

4. 不要忘记因人用药

根据患者自身体质、健康状况用药。比如，有的患者较胖，首选的口服降糖药是双胍类和糖苷酶抑制药，因它们不增加体重，而服用磺脲类药物可使体重增加。又如，糖尿病肾病患者应选用格列喹酮（糖适平），因其代谢产物只有5%经肾排出，对肾功能的负荷较小。

5. 认识胰岛素治疗不会上瘾

选用胰岛素治疗糖尿病疗效好，不良反应小。有些患者误以为用胰岛素治疗会上瘾，这是一个错误的认识，用胰岛素治疗不会上瘾。用胰岛素治疗可长可短，根据病情，可改用口服降糖药。对无明显胰岛素抵抗或高胰岛素血症的初期轻型糖尿病患者而言，可采取早期胰岛素治疗。据报道，初期轻型糖尿病患者采用4周的胰岛素治疗，使胰岛B细胞功能得到恢复，然后仅采用饮食、运动治疗，可在2～3年内不用服降糖药。

6. 必须清楚联合用药的好处

联合用药可使每单药的选用剂量减少，不良反应也减小。有的单药间有互补性，能更好地适应患者多变的病情。常用的联合疗法，如磺脲类+双胍类或α-糖苷酶抑制剂、双胍类+α-糖苷酶抑制剂或胰岛素增敏剂、胰岛素+双胍类或α-糖苷酶抑制剂等。联合用药的一般原则是：两种降糖作用机制不同的药联合选用，不提倡三类降糖药联合选用。

服用降糖药有新招

口服降糖药是治疗糖尿病的主要药物，目前，大多数糖尿病患者都用口服降糖药进行治疗。对于一些老病号，服用降糖药的历史可能有几年或十几年，如果有人要问您会吃降糖药吗？或许您会觉得可笑，可现实生活中还真有那么回事。一些患者不了解所服药的药理特性，以为可以随便服用，结果有的药效降低，有的发生毒副作用或不良反应，出现严重不良反应时甚至可危及生命。

不同的降糖药有不同的作用，目前常用的口服降糖药包括以下几大类：

1. 促胰岛素分泌剂

这类药物主要刺激胰岛素的分泌，可分为磺脲类和格列奈类。

（1）磺脲类

这类药剂具有中等降糖作用，主要通过刺激胰岛素的分泌来降糖。按其发明的时间顺序可分为三代：

第一代有甲磺丁脲（D860）和氯磺丙脲，后者降糖作用可持续36～60小时，为降糖药中作用最长者，但易引起低血糖，临床现已弃用。而甲磺丁脲作用温和、价廉，一直沿用至今，目前主要在农村基层和经济水平较低的人群中应用。

第二代磺脲类降糖药作用比第一代强，降糖效果受其他药物影响和干扰少，副作用轻且少，按降糖作用由强到弱依次为格列苯脲（优降糖）、格列波脲、格列吡嗪（秦苏、美吡达、迪沙、瑞易宁）、格列齐特（达美康）、格列喹酮（糖适平）类。格列苯脲作用强而持久，属长效药，降糖作用强，但易出现低血糖，尤其是老年人；格列吡嗪属短效药物，降糖作用也较强，对降低餐后高血糖效果好；格列齐特属中长效药，降糖作用温和，降糖效果亦较好，适合老年人；格列喹酮属短效药，作用也最弱，是唯一不主要经肾脏排泄的磺脲类药物，为糖尿病肾病的首选药物。

第三代指新推出的格列美脲，既促进胰岛素分泌又能增加胰岛素敏感性，属长效药，每天一次，降糖作用强，较少发生低血糖，是一种良好的降糖药。

为使全天保持稳定的血药浓度，有效控制血糖，减少低血糖发生，现已有磺脲类品种的缓（控）释剂型面世，如瑞易宁、达美康缓释片等。磺脲类主要作用于单用饮食控制无效而胰岛功能尚存的轻、中度2型糖尿病患者。但需引起注意的是，长期应用可促进胰岛B细胞功能衰竭。

（2）格列奈类

这类药剂的作用机制与磺脲类相似，其有“快进、快效、快出”的作用特点，有效模拟胰岛素生理分泌，对胰岛B细胞有保护作用，克服了磺脲类的缺点，较少发生低血糖，因其92%经肝、胆代谢，更适合老年糖尿病和糖尿病肾病患者。

2．胰岛素增敏剂

这类药不增加胰岛素的分泌，而是通过加强组织细胞对胰岛素的敏感性而发挥治疗作用，直击2型糖尿病的胰岛素抵抗，保护胰岛B细胞功能，不会发生低血糖，主要有罗格列酮和吡格列酮。

3．双胍类

这类药主要有二甲双胍（格华止、美迪康）和苯乙双胍（降糖灵），不刺激胰岛素分泌，主要是增加外周组织对葡萄糖的利用和对胰岛素的敏感性，因此也有人将它归类到胰岛素增敏剂，可改善胰岛素抵抗，保护胰岛B细胞，同时有降体重、降血脂作用，现已成为2型糖尿病患者最常用的药物，不会发生低血糖，可使胰岛素敏感性增加20%～30%。单用磺脲类不能获得满意血糖控制者，联用二甲双胍后，血糖可再降低20%。二甲双胍还可用于糖耐量低减治疗，以防止其发展成为糖尿病。

4．α-糖苷酶抑制药

该药通过延缓糖吸收而起到降糖作用，具有降低餐后高血糖的作用。因不增加胰岛素分泌，故不易发生低血糖。降糖作用较弱，主要配合其他药物治疗，使血糖趋于平稳；单用于轻症经饮食控制而餐后血糖仍高者。这类药物主要有阿卡波糖（拜糖苹）和伏格列波糖（倍欣），其中阿卡波糖是我国目前唯一的经批准的治疗糖耐量低减适应证的药物。

需注意要的是，不同降糖药服药时间各有讲究。由于不同降糖药作用机制不同，服药方法和服用时间也各有不同。有些药需餐前服用，有些药需餐后服用，也有少数需餐中服；有些药物只需每天1次，有些需要每天2～3次服用。有些患者因需服用两种以上药物，常感无所适从，容易混乱。

1. 需餐前服用药物

（1）早餐前一次服用药物

各种缓（控）释剂，如瑞易宁、达美康缓释片、二甲双胍缓释片、秦苏等，可1天口服1次；长效类药，如格列美脲（亚莫利）、胰岛素增敏剂（罗格列酮、吡格列酮等），一般在早餐前15～30分钟服用。

（2）需三餐前服用的药物

磺脲类中短效制剂，如格列吡嗪、格列喹酮等，因作用时间较短，需三餐前服用。格列奈类药一般为短效类，也需三餐前服用或进餐前即刻服用。

（3）只需早、晚餐前服用的药物

中长效磺脲类药物，如格列苯脲、格列齐特，只需早、晚餐前服用。

2. 需餐后服用的药物

一般口服降糖药多数在餐前服用，只有二甲双胍这类药物，因为有明显的胃肠道反应，可能引起恶心、厌食、腹胀、腹泻等，为减轻胃肠道反应，一般在餐后服用。现有一些和二甲双胍制成的复合制剂也有在餐后服用的。

3. 餐中服用的药物

这类药物比较特殊，主要为α-糖苷酶抑制剂中的阿卡波糖和伏格列波糖，因它们需与饭中的糖类竞争肠道中的α-糖苷酶才能发挥作用，故一般主张在吃第一口饭时将药片一起咀嚼后吞下，这样才能发挥最大效果，否则，餐前或餐后服用都会减弱药物的效果。

随着现代生活节奏的加快以及制药工艺和新药的研发，人们更需要服用简便、每天只需服1次的药，相信将来糖尿病患者服药会越来越方便、简单。

调控“糖耐量异常”的新方法

糖耐量降低，通常被认为是糖尿病的早期信号。但是，由于糖耐量异常在临床上通常没有任何症状，只是在体格检查时才会发现，所以千万不可掉以轻心。有资料表明，糖耐量异常人群发生糖尿病的概率为糖耐量正常值人群的100倍。如果调控得当，就可以享受健康；否则，就有可能发展为糖尿病。

1. 辨证论治，中药调控

糖尿病属于中医消渴范畴。糖耐量异常虽然没有发展到糖尿病的程度，但从中医的角度来看，和糖尿病的基本病理大体相同，可在医生的指导下，辨证论治，进行针对性调控。如表现有阴虚燥热症状者，治疗当益气养阴、清热生津；痰湿阻滞、脾失健运者，治疗当健脾、祛湿、化痰。总之，中医临床调控，在治病求本的同时，还要兼顾调整血糖，预防代谢紊乱。金银花、地骨皮、葛根、玄参、生地黄、知母、黄连、黄柏、人参、黄芪、黄精、白术、山药、绞股蓝、甘草、白芍、玉竹、女贞子、枸杞子、何首乌等都具有调整血糖的作用，可在辨证论治指导下优先选用。

2. 饮食调整，重视食疗

糖耐量异常者大多由于不注意饮食控制所致，甚至暴饮暴食，最终发展为糖尿病。所以，日常生活中重视饮食调控非常重要，注意控制糖类的摄入量，降低脂肪比例，对改善糖耐量异常有较好的效果。例如，在饮食治疗方面，选择具有调整血糖作用的食物，如苦瓜、南瓜、葫芦瓜、冬瓜、玉米须、洋葱、大蒜、山药、菠菜、芹菜等，都具有较好的调整血糖的作用，又属于药食同源；如菠菜根粥（含萜类降糖成分）、枸杞子粥（降糖降脂，增强免疫力）、萝卜粥（含双链核糖核酸，有干扰素诱导剂作用）等都可作为日常保健药膳，经常食用，可以使食借药力，药借食味，发挥两者的协同作用，调整糖耐量异常，达到防治糖尿病的目的。

3. 坚持运动，增强体质

世界卫生组织提出“最好的运动是步行”，并提出“三五七”方案，这个方案对改善糖耐量异常具有良好的调整作用。

“三五七”方案：每日步行3千米以上，每次步行时间超过30分钟，每周运动不少于5次，运动量以运动后的心率加年龄等于170最适宜。运动中既要出汗，又不要大汗淋漓；既要气喘，又不能气喘吁吁。

糖耐量异常者常合并有高体重（肥胖）、高脂血症等，通过运动可减轻体重，使机体对胰岛素的敏感性增强，糖耐量恢复正常。有研究表明：体重超过正常值10%以上的高血压合并糖尿病者，只要体重下降5千克，就能使胰岛素敏感性增强，使血压下降，血糖降低。日本专家经研究发现：每日2次散步，每次30分钟，是预防、治疗糖尿病的良药。每散步一次就等于“服”一次降糖药物。

散步降血糖的原理有三条：一是运动能促使肌糖原和血中葡萄糖的利用；二是运动能抑制饭后血糖升高；三是运动能减少血糖代谢时的胰岛素消耗量。因此，糖尿病患者每天散步2次，对控制血糖、减少各种并发症、提高生活质量、延长寿命是大有裨益的。

此外，心理调节对改善糖耐量异常也具有重要作用，这就要求糖耐量异常者保持平和心态，正确处理好生活、学习、工作之间的关系，选择健康的生活方式。

常用口服降糖药的选择

糖尿病患者通过饮食治疗及适量运动血糖仍未得到控制时，便需要服用降糖药。药物是重要的治疗方法，但也必须在饮食控制和运动治疗的基础上才能发挥应有的效果，药物的种类颇多，糖尿病患者不要擅自选购、使用药物，一定要遵守医嘱，通过科学的指导，定时、定量地服用，根据病情合理选择，以减少或避免不良反应的发生。

下面把各类口服降糖药的种类及特点简单做一下介绍，目的是使患者掌握要点，如期提高疗效。

1. 促胰岛素分泌剂类药物

磺脲类药物的主要品种有优降糖（格列本脲）、美吡哒（格列吡嗪）、达美康（格列齐特）、糖适平（格列喹酮）、亚莫力（格列美脲）等。主要通过刺激胰岛B细胞产生胰岛素进而发挥降糖作用。对胰岛功能完全破坏的患者，本类药物的治疗效果不佳。本类药物起效慢，故一般提前在餐前半小时服用，而且该类药物作用时间长，均易引起低血糖反应。

非磺脲类药物的主要品种有诺和龙（瑞格列奈）和唐力（那格列奈）。这类药物也是通过刺激胰岛B细胞分泌胰岛素，属于超短效药物。应在饭前即刻口服，可在服用1小时内发挥作用，降糖作用持续时间短，对胰岛功能完全破坏或磺脲类药物失效的患者，本类药物的治疗效果不佳，低血糖反应较磺脲类少。

2. 双胍类药物

此类药物品种有盐酸二甲双胍，苯乙双胍（降糖灵）已少用。主要通过抑制肝糖原的分解，并增加胰岛素在外周组织（如肌肉）的敏感性来降低血糖。单独使用本类药物不会引起低血糖，但可引起消化系统的不适感而减少食欲，故可降低体重。本类药物尤其适合肥胖的2型糖尿病患者，应于餐中服用。苯乙双胍服用不慎可引起乳酸性酸中毒，故要谨慎使用；二甲双胍（如格华止）效果比较好，但容易缺氧的呼吸系统疾病患者及肝、肾功能差者不宜使用。

3. 葡萄糖苷酶抑制剂类药物

此类药物品种主要有拜糖苹、卡博平（阿卡波糖）、倍欣（伏格列波糖），主要通过抑制小肠的α-糖苷酶，导致食物中糖类不能在此段肠腔全部分解成单个葡萄糖，从而延缓葡萄糖的肠道吸收、降低餐后高血糖。本类药物应随第一口饭同时服用。单独使用本类药物不会引起低血糖，但服药早期，有些人可能会出现腹胀和轻度腹泻等反应，可先用小剂量，然后逐步加量，2～3周后，小肠α-糖苷酶逐渐被食糜中的碳水化合物诱导而复苏，则全小肠开始吸收葡萄糖，此时腹胀的症状即可好转或消失。

4. 胰岛素增敏剂类药物

此类药物主要品种有文迪雅（罗格列酮）或艾汀（吡格列酮），主要增加组织细胞对胰岛素的敏感性，对有胰岛素抵抗的患者效果较好。本类药物服用每日1次，时间固定，单独使用本类药物，不会引起低血糖，但要注意其对肝脏有不良影响，故在服药期间必须定期检查肝功能。

基于上述认识，我们该如何选用降糖药品种呢?

主要还是根据个人的不同的生理情况、患病时间长短来选用上述药物。肥胖者宜选用不增加体重、不刺激胰岛素分泌的药物，如双胍类和葡萄糖苷酶抑制剂，也可二者联合作用。另外，肥胖者大多伴有胰岛素抵抗，可用胰岛素增敏剂，如罗格列酮或吡格列酮。上述治疗不满意时，可加磺脲类或胰岛素促泌剂。非肥胖者可选作用强一些的药物，如美吡哒、格列美脲。对年龄较大、有慢性疾病者宜选作用弱一些的药物，如达美康、糖适平。糖适平主要从肠道排泄，有轻度肾功能不全者可以使用。瑞格列奈和那格列奈主要从肠道排泄，有轻度肾功能损害者也能使用。

“基因修复”治疗糖尿病的前景

按照世界卫生组织的定义，糖尿病是一种以慢性血糖升高为主要特征的全身代谢性疾病，主要是由胰岛素分泌的缺陷或胰岛素生物作用障碍引起，具有多尿、烦渴、多食及体重减轻等显著症状。实际上，糖尿病本身只是引起患者血糖的慢性升高，真正对人体有影响的是糖尿病所引起的急、慢性并发症给患者健康所造成的巨大危害。目前，治疗糖尿病大多采用以药物降低身体内血糖含量来控制病情，但服药时间一长，胰岛功能对胰岛素产生很强的依赖性，而且需要不断加量，这样更加损害胰岛组织，会使人体日益虚弱的抵抗力下降，并发症也更易发生，让糖尿病患者饱受“近期有效，远期无效”、“开始有效，最后无效”的痛苦。

长期以来，人们对于糖尿病的预防和治疗，尤其是对糖尿病引发的心、脑、肾血管病变，视网膜和晶状体变性等严重并发症，仍感十分棘手。最新研究证实，无论是1型还是2型糖尿病，归根结底都是基因变异所致，因此糖尿病也属于基因病。

21世纪兴起的基因治疗糖尿病，使人们看到了征服这一顽疾的曙光。专家根据所导入基因种类的不同，将其主要归纳为三类：替代基因治疗、免疫基因治疗和调节基因治疗。前两种基因治疗方法目前还仅限于动物实验，而且费用高、疗效不稳定。调节基因治疗可以说是一种崭新的理论。在胰岛B细胞发生、发育、分裂的过程中，需大量因子进行调节。各种基因的开启，各种蛋白质的失活与激活都由一套精密的程序决定。

基于这一理论，有一糖尿病学专家经过11年的潜心研究，运用糖尿病与基因的关系，根据传统祖国中医与现代分子生物医学理论，采用先进的电子技术，设计出了一种具有双向调节功能并与人体生物效应相一致的复合磁场。

该磁场直接作用于人体患部与经穴，经过调理脏腑、气血和内环境，作用于靶细胞的基因，再经过基因间的调控、调节、活化，转录出特定的核糖核酸（mRNA），翻译合成蛋白质，发生极显著的生物学效应。通过活化修复基因，调节脂肪代谢功能紊乱，使胰岛素的激活受体及胰岛细胞自身修复提高130倍以上，凝聚成强大的整体优势，起到生理降糖、自然降糖的作用。

有专家认为，独创的双向复合磁场的作用与3种机制有关：一是它输入的动态能量激活了胰腺、胰岛素及相关病变细胞，促使其自我修复及再生能力大大增强；二是激活了胰岛素基因，表达出持续、低水平的胰岛素；三是影响了肝细胞的发生和分化，将肝细胞诱导转变为胰岛B细胞，并根据体内血糖的水平合成、释放胰岛素，使人们在体内改造出符合生理要求的胰岛素分泌细胞，从而避免了在体外构建调控序列的工作、胰岛细胞移植所带来的排斥反应及对免疫抑制剂的依赖。虽就目前资料而言，双向复合磁场修复基因的作用还需进一步的开发、完善，但这一发现无疑将对糖尿病的治疗具有重大意义和深远的影响。

中医药这一古老医学与现代医学科技的结合为我们提供了治疗糖尿病的新思路，即把这一理论巧妙运用高科技电子技术手段表现出来，对糖尿病进行基因治疗。早在1994年，有关专家就在国际上发表了运用中医理论结合电子技术模拟人体生物磁场进行“基因修复”理论的论文，并由此开发了“康纳糖尿病治疗仪”治疗糖尿病，并获得了明显的疗效，在国内和国际上获得多项大奖，并被收入日内瓦发明家协会会员及中国专家大词典，成为生物磁场调节基因治疗糖尿病领域的权威。经国家权威检测机构进行基因效应测定证实，该方法能够活化修复基因，有效地增加胰岛B细胞的增殖和修正改变的物理和化学信号，改变细胞蛋白的结构和细胞外基质的关系，从而完成胰岛的功能，达到了复制人体器官功能，即“基因修复”的目的。其发展前景也令人期待。

治疗糖尿病的中国式疗法

中西医结合是我国卫生工作的重要方针之一，也是我国医疗卫生事业的特色和优势。中医和西医的互补性很强，通过其交叉渗透、有机结合，可以显著地提高诊疗效果，减少不良反应。在糖尿病的防治领域开展中西医结合的工作，被证明是卓有成效的。例如，在诊断方面，西医成熟而便利的血糖、血脂、糖耐量和胰岛素的测定，灵敏的尿微量白蛋白的检测，胰岛自身抗体的检测，眼底检查等，使糖尿病及其并发症的早期诊断成为可能，使糖尿病的分型更为准确与合理；正在探索的易感基因的筛选，将更准确地预测发生糖尿病的风险，使得在患病之前对易感人群的干预逐渐成为可能。中医诊断实质上就是中医辨证，同样是2型糖尿病患者，根据患者症状、体征和舌脉的不同，经过中医辨证又可以分为若干证型，如阴虚热盛型、气阴两虚型、阴阳两虚型、气虚血瘀型、痰瘀互结型等，从而据证给予不同的中医方药进行治疗。这就是通常所说的西医辨病与中医辨证相结合，前者的优点在于提供病理本质上的准确性和共同性，后者的优点在于反映机体状态的客观性与差异性。这两种从不同角度、不同层面认识疾病本质和变化规律的诊断方法具有明显的互补性，使医生在制定糖尿病诊疗计划时做到整体与局部兼顾、宏观和微观并调，治疗措施更具针对性和选择性。

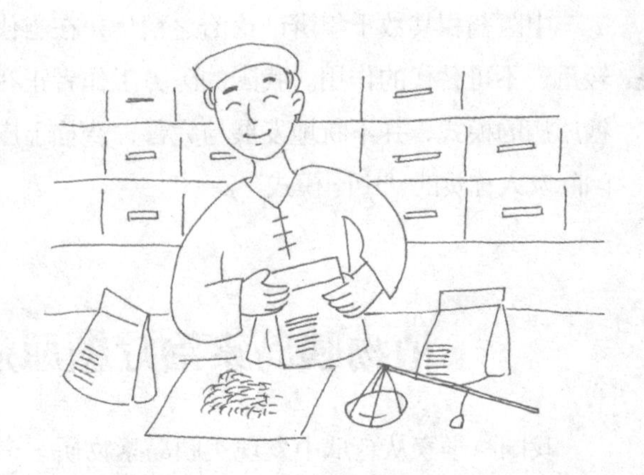

在治疗方面，前面已经提到，降糖西药的研发朝着降糖效果稳定而不良反应小的方向发展，已经取得了巨大的进步，医生可以根据患者不同的身体状况和经济条件选择适合患者的药物。可以毫不夸张地说，只要合理使用包括胰岛素在内的降糖西药，实现良好控制血糖的愿望应该不会有太大的困难。但是需注意的是，糖尿病的治疗绝不仅仅是降糖的问题，降糖只是治疗措施之一。

许多血糖控制良好的糖尿病患者，依然有许多不舒适的症状，影响工作效率，影响生活质量，甚至还会出现难以逆转的慢性并发症。面对这样的状况，西医、西药目前尚无特别有效的方法。而中医药的突出长处在于其平衡阴阳、调畅气血的作用，实现其调理、调和、调养等功效，对于像糖尿病这样的慢性病，在治疗方面具有显著的优势。实践证明，通过中医的辨证施治，多数患者神疲乏力、多汗气短、睡眠障碍、手足发麻、皮肤瘙痒等症状，可以有效地缓解；通过合理的中医药治疗，男性患者的性功能障碍也可以得到显著的改善，甚至在糖尿病的早期即应用补肾活血、平衡阴阳的方法可以防止糖尿病患者性功能的减退，提高其生活质量。因此，发挥西医在降糖方面的优势，发挥中医在改善症状、提高生活质量、防治早期并发症方面的优势，中西医有机结合，优势互补，将成为诊治糖尿病的理想模式。

中医药积其数千年辨证论治之精华，在当代社会战胜糖尿病中正发挥举足轻重、不可替代的作用。我国的医务工作者正在努力地实践着中西医结合诊疗糖尿病的模式，并不断地发展与完善，造福于广大糖尿病患者，使之真正成为国际友人称赞的“中国模式”。

植物胰岛素治疗糖尿病前景广阔

我国科学家从苦瓜中发现类胰岛素物质——口服植物胰岛素，并实现大规模工业化生产而且大量出口西方国家，这是一件世界上从未有过的崭新事物，也是中国人的骄傲。但也引起不少人的疑问甚至误解，他们在疑虑：利用植物胰岛素真的有科学依据吗?

苦瓜到底有没有降糖作用？早在明朝，药圣李时珍就将苦瓜列入《本草纲目》：“苦瓜苦，寒，无毒。除邪热，解劳乏。清心明目。”这些论述对糖尿病表现出的中医症候“热”、“乏”、“视力模糊”，以及现代人追求的无毒降糖，仍具有很强的针对性。“苦瓜降糖”早已载入药典。由人民卫生出版社1977年出版的《中药大辞典》（现已有第2版再版），明确列举了苦瓜的药效组分，描述了苦瓜降糖的著名动物实验：“切除胰腺的猫，用苦瓜汁灌喂，可以有效降糖。”云南科技出版社2002年出版的《中药现代研究荟萃》中有如下内容：“从药理角度看，苦瓜亦可以治糖尿病。”其药理降低血糖作用：对正常的或患四氧嘧啶糖尿病的家兔灌服苦瓜浆汁后，可使血糖明显降低；皮下注射垂体前叶浸膏引起高血糖的大鼠，灌服苦瓜浆汁的水提物亦有降低血糖的作用；给家兔口服苦瓜苷可降低血糖；对摘除胰腺的猫，降血糖作用尚未完全消失，故降糖包括对胰脏和非胰脏两种作用。

山东青岛内分泌糖尿病研究所研究人员列举了苦瓜的现代研究成果：“其降糖成分目前认为包括：三萜类物质，如苦瓜苷、木鳖子皂苷、齐墩果酸等；甾体类物质有臭苦瓜素等；多肽类物质有多种苦瓜素及类胰岛素多肽等；还有少量生物碱类物质。”可见目前对此物质的研究已深入到生物化学、有机化学的分子水平。

植物胰岛素是杜撰的概念吗？现在不少厂家、商家为了商业炒作，确实杜撰出许多毫无科学依据的概念，如“降糖素”、“精糖素”、“清糖毒因子”、“B细胞生长因子”等。但需要明确的是，植物胰岛素是一个严肃正规的科学概念。由《全国中草药汇编》编写组主编，人民卫生出版社2000年7月出版的《全国中草药汇编》第2版，在有关苦瓜的“药理作用”一节中指出“苦瓜内的降血糖物质包括一种生物碱和一种类似胰岛素样化合物”。由第二军医大学药学院教授郑汉臣主编，上海辞书出版社2003年12月出版的《中国食用本草》，在有关苦瓜的降糖作用释条中强调：“近年发现苦瓜中含有胰岛素样物质，有明显的降血糖作用。”

山东青岛内分泌糖尿病研究所研究人员对苦瓜的“类胰岛素作用”进行了专门阐述：“1977年，马奎斯（Marguis）等发现臭苦瓜素对空腹大鼠的降糖作用与胰岛素相当；1981年，阿赫塔尔（Akhtar）等通过观察苦瓜提取不同极性成分对正常及四氧嘧啶致糖尿病家兔的降糖作用，推测苦瓜的降糖成分可能包括生物碱和类胰岛素两种类型的物质；同年，卡纳（Khanna）等人从苦瓜果实、种子和组织中提取了一种降糖多肽，氨基酸分析显示，其分子量约为11000（166个氨基酸残基），在给沙土鼠和人皮下注射后均显示有效降糖作用，并证明其具有口服降糖活性。”国内也有相关学者发现，苦瓜素除直接促进胰岛素分泌外，还能与胰岛素受体结合，具有胰岛素作用，因此又称为“植物胰岛素（P-insulin）。”有研究报道，国内奚光增等用苦瓜提取物研制的胶囊具有显著的降糖作用，可明显改善患者临床症状，适用于中、轻度的糖尿病患者，包括1型和2型糖尿病。

相信将来会有更好的药来治疗糖尿病。

多肽是一种高效的降糖新药

对苦瓜作为一种蔬菜和药用植物，几千年来一直用作糖尿病的辅助治疗。但由于其作用弱、起效慢，根本无法与动物胰岛素及降糖西药媲美。近年来，中国科学家在世界上第一次采用“生物酶切”技术，对从苦瓜中提取的类胰岛素多肽进行生物工程处理，获取了具有高效活性的口服植物胰岛素，使每粒胶囊的胰岛素活性含量高达200IU（国际单位）以上。这是美国、日本等发达国家都做不到的。

“生物酶切”技术使普通的苦瓜一下子身价百倍，被剪短的小分子显现出三大作用。

1. 高效的外源性胰岛素补充剂

产生糖尿病的根本原因是胰岛素绝对不足（不能分泌或分泌量低下）或相对不足（因胰岛素抵抗造成胰岛素相对利用率下降）。“酶切”技术高倍激发了苦瓜类胰岛素的活性，仅用国际单位剂量的几万分之一，就可以直接补充胰岛素绝对不足及相对不足的情况。

2. 植物性的胰岛素增敏剂

2型糖尿病患者普遍存在胰岛素抵抗，原因是接受胰岛素的肝脏、肌肉、脂肪三大组织细胞膜上的受体敏感度下降。口服植物胰岛素被“剪短”的小分子性能十分活泼，可激活受体、增加其敏感度，使机体自身分泌的或外界补充的胰岛素利用率大大提高。

3. 天然的B细胞营养修复剂

胰岛B细胞的不断损坏及分泌功能日益衰竭，是糖尿病成为终身疾病的根本原因。日本东京医科大学、福州大学的系列实验及应用推广的大量实例，都证明口服植物胰岛素能够保护、修复、增生胰岛B细胞。

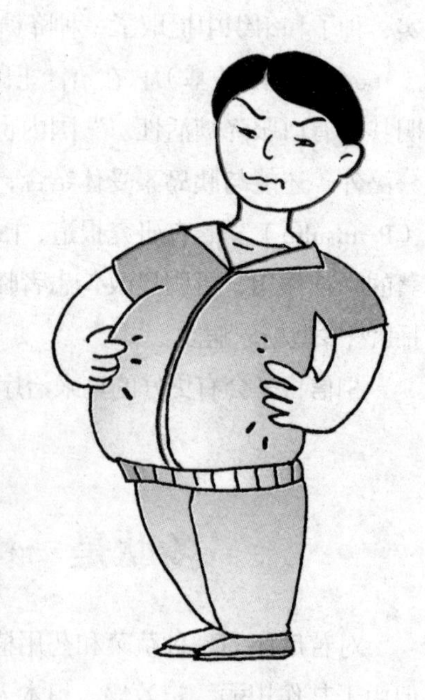

植物胰岛素作为一种绿色天然、可以口服的外源性胰岛素补充剂，针对产生高血糖、糖尿病的病根，直接补充胰岛素绝对不足和由胰岛素抵抗引起的相对不足，获得了良好的效果，在业界引起巨大的轰动。但与此同时，仿冒、造假、名不副实套用植物胰岛素概念，违法向苦瓜制品中掺西药的事件屡屡出现，甚至形成热潮。

对此，忠告消费者如下：

（1）只有提取物才具有植物胰岛素活性及临床实用价值

目前，只有经“生物酶切”高技术处理的苦瓜提取物才具有植物胰岛素活性及临床实用价值。根据质检部门核定的质量标准，每粒植物胰岛素胶囊（0.5g）的植物胰岛素活性含量应>200IU（国际单位）。口服植物胰岛素绝不是人为杜撰的概念，在任何一家大医院可用检测人胰岛素含量的放射免疫法对其活性含量进行测量。凡检测没有活性含量或仅有极低含量的，都不是真正的植物胰岛素（鲜苦瓜或东干粉仅具有微弱活性，达不到临床应用标准）。

（2）一般的苦瓜制品是在玩概念游戏

一般的苦瓜制品，通过高温煎煮提取，仅含苦瓜皂苷等成分，虽有一定的辅助降糖作用，但不具有植物胰岛素活性。未经国家质量管理部门认可，自称含有“植物胰岛素”的苦瓜制品，仅仅是在玩概念游戏。

（3）植物胰岛素是一种永溶性蛋白质

植物胰岛素是一种永溶性蛋白质，除少量赋形剂糊精等，具有较好的水溶性，颜色为咖啡色且具有类似咖啡的气味。渣多而水溶性差的苦瓜制品，一般是未经提取的苦瓜干粉。

（4）植物胰岛素是一种高效活性多肽

植物胰岛素是一种高效活性多肽，其作用平缓而持久，单独服用甚至加量也不会产生低血糖。但与胰岛素或磺脲类药物合用时，可提高胰岛素敏感度，应减少原药物用量以防止低血糖。同样，掺有西药的苦瓜制品也往往会产生低血糖，尤其在加量服用时更是如此。

（5）认准国家准字号

请认准由国家药监局批准的批号。

黄精降糖的新发现

黄精为药食同源类常用中药，其基原为百合科黄精属多年生草本植物，始载于《名医别录》。其有养阴润肺、补脾益气、补肾填精之功，为气阴双补之品，主治肺阴虚亏，干咳无痰；脾胃虚弱，食少纳呆，倦怠乏力；或肾虚精亏，腰酸足软，头晕耳鸣及消渴等。近年来，中医常用于治疗糖尿病。

1. 从民间传说看黄精功效

黄精，历代本草将其列为上品，对于其功效的记载，都不约而同地提到了黄精为“服食要药”。“服食”是古代道家修炼的一种方式，主要是通过服用丹药达到长生不老、轻身延年的一种方法。有关黄精，还有一段传说。

据宋朝徐铉的《稽神录》记载：江西临川有一个富豪，生性残暴，经常虐待家人。家中的一个婢女因为不堪忍受，负气逃入深山中。过了一段时间，带的干粮都吃完了，饥劳之中，坐在溪水边发呆。突然，她发现水边的野草颜色鲜艳、肥美可爱，于是就采来洗净后吃下。食用后，饥渴顿消，神清气爽，身轻如燕。夜晚在大树下休息时，听到草丛中有声音，以为野兽要伤她性命，起身后一下子跳到树上，天亮时跳下来，上下自如。数年以后，被人设计捉住，仔细询问，才知道她一直以黄精为食物，才练得如此身手。

长时间吃黄精能令人身轻如燕、飞檐走壁只是神话传说，但从中我们至少可以得出如下信息：一是黄精可以代替粮食，所以又有“米脯”、“仙人余粮”之称；二是食用后可以令人长寿，身体强壮不得病，所以又称为“长寿百岁草”。《日华子本草》把黄精的功效概括为“补五劳七伤，助筋骨，止饥，耐寒暑，益脾益胃，润心肺，食之驻颜”，是有实践依据的。

2．黄精如何治疗糖尿病

黄精味甘、性平，具有补脾润肺、益气养阴的功效，中医常用于治阴虚肺燥、干咳久咳、肾虚早衰、内热消渴及脾胃虚弱诸症。李时珍在《本草纲目》中突出强调其“补诸虚、填精髓，平补气血而润燥”的作用。

中医认为，甘味能补益、和中、缓急。治疗各种虚证的补益药物大多为甘味。平性药物的寒热属性不明显，作用缓和，对于各种年龄的人群都非常适宜。糖尿病属于中医消渴范畴，其基本病机为阴虚燥热、本虚标实，阴虚为标，燥热为本。一般而言，糖尿病患者大多存在一定程度的大渴引饮、消谷善饥、小便频数、身体消瘦、容易疲劳等症状，即所谓的“三多一少”，而黄精的功效，恰好针对其病机进行治疗。“补诸虚”针对糖尿病之本虚，“填精髓，平补气血而润”，表明黄精既可滋补阴液之不足，又补气血之虚损，滋阴润燥以清热，可谓标本兼顾。《神仙芝草经》记载的“宽中益气，使五脏调和，肌肉充盛。骨髓坚强，其力倍增，多年不老，颜色鲜明，发白更黑，齿落更生”的功能，针对“三多一少”的各个环节。从中医药理论来看，黄精治疗消渴症是有理论与实践依据的。

3．黄精治疗糖尿病的展望

现代研究发现，黄精的主要成分为黏液质、多糖、醌类、烟酸、脂肪、蛋白质、氨基酸（天冬氨酸、丝氨酸）、毛地黄苷等。药理研究证明，黄精具有提高机体免疫力、降血糖、降血脂、抗菌、抗病毒、抗肿瘤等作用。另外，黄精还能够增加冠状动脉血液流量、降低血脂、延缓动脉粥样硬化以及增强免疫功能和抗病原微生物。

研究进一步表明，黄精能增强人体淋巴细胞的活力、提高免疫功能。据统计，常食黄精者，高血压、冠心病、糖尿病的发病率明显低于普通饮食者；黄精还有很好的抗结核菌的作用，因而又是极好的抗痨佳品；由于它能改善人体的营养状况，提高免疫水平和血管韧性，补中益气、强筋骨、润心肺，促进淋巴细胞转化，因此又具有良好的抗衰老作用。近年来，临床发现，黄精有治疗白细胞减少、再生障碍性贫血、药物中毒性耳聋、足癣等作用。

目前，对黄精的有关研究尚不十分深入，对于其降糖作用、降糖机制仍处于探索阶段。但是有一点可以肯定，黄精治疗糖尿病具有广阔的开发应用前景。又因为它是药食同源类食品，安全性强，无毒副作用，这为黄精的推广、应用提供了更加便利的条件，几千年的临床用药经验为其奠定了坚实的基础，现代科学研究手段为其深入挖掘创造了条件，预计随着研究的日益深入，黄精将成为人类防治糖尿病的最有效药物之一。

4．黄精五用法

①黄精30克，九蒸九晒，去燥烈之性，蒸熟后经常食用，可强身健体、抗衰老，治疗消渴症。

②黄精15克，怀山药15克，天花粉12克，水煎服，一日2次分服。可用于糖尿病、糖耐量异常的患者。

③黄精9克，罗布麻叶4.5克，水煎代茶，经常服用可防治高血压、神经衰弱、头晕失眠。

④黄精、枸杞子各12克，水煎或泡酒服。可用于病后虚弱、贫血、神经衰弱、精神委靡、目暗、足膝酸软无力。

⑤黄精制成浸膏，抹患部，每日2次，可用于体癣或足癣。

黄芪降糖的新作用

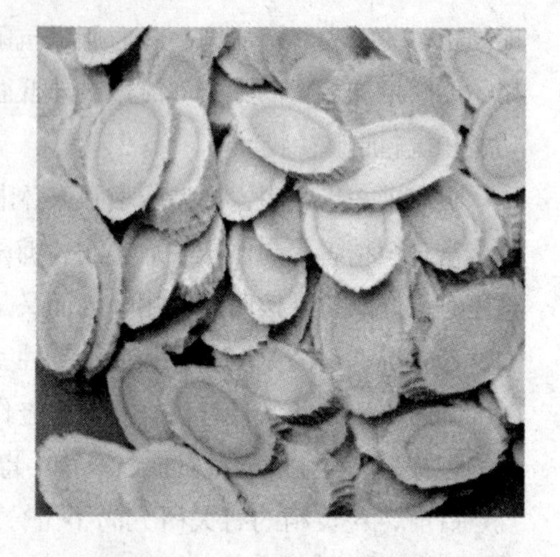

黄芪是中医临床的常用药，味甘，性微温，归脾、肺经，具有补气升阳、益卫固表、托疮生肌、利水退肿等多种功效。中医临床常用于治疗脾肺气虚、中气下陷、体虚多汗、痈疽不溃或久溃不敛、气虚水肿以及血痹麻木、中风后遗症、消渴等病症。目前，黄芪治疗糖尿病已成为研究的热点，呈方兴未艾之势。那么，黄芪治疗糖尿病的机制何在？

糖尿病属于中医“消渴症”范畴，其基本病机为阴虚燥热。古今中医治疗消渴症，大多以黄芪为君药。有人对古今治疗糖尿病的方剂进行统计分析发现，黄芪的应用频率是非常高的。例如，有专家统计治疗消渴的古方有200个、现代方500个，发现的200个古方中，使用黄芪者41个，占20.5%；500个现代方中，用黄芪者318个，占63.8%。在中成药处方中，使用频率最高的是黄芪，高达76.9%。这既与黄芪重在益气、补虚、生津的中医功用密切相关，也和黄芪卓越的降血糖效果密不可分。这些是挖掘黄芪治疗糖尿病的宝贵线索，因而成为现代医学的研究热点。

现代研究发现，黄芪的化学成分主要是单糖、多糖、皂苷、黄酮、氨基酸、蛋白质、叶酸、维生素B_2、维生素P等。目前发现，黄芪治疗糖尿病的药理作用主要表现在以下十个方面：

①增强及调节机体免疫功能。

②增强细胞的生理代谢，促进各类血细胞的生成、发育及成熟。

③促进骨髓的造血功能和蛋白质更新，起到强壮机体和抗衰老的作用。

④改善肾功能，减轻肾的病理性损伤及利尿作用。

⑤保护肝功能，减轻肝的病理性损伤。

⑥有降压作用。

⑦可强心、改善心功能。

⑧有抗菌作用。

⑨有抗病毒作用。

⑩有镇痛、镇静作用兼有双向调节血糖、促进血液循环、改善微循环的作用。

现代研究进一步证实，黄芪可明显降低血糖，促进胰岛素和C肽的分泌，且广泛作用于心血管、肾脏、神经系统及消化系统，这对病因复杂的糖尿病的治疗，尤其适宜。

那么，黄芪治疗糖尿病的最新进展表现在哪里呢？

目前，由武汉大学医学院科研人员主持的一项国家自然基金研究项目表明，黄芪多糖是具有较强生物活性的大分子化合物，无论口服还是腹腔注射，都能明显降低遗传性糖尿病小鼠的体重、血糖和胰岛素抵抗指数，还能改善糖耐量异常，减少腹部脂肪，增加胰岛素敏感性，但不影响胰岛素分泌。本项目研究成果，为中医药治疗糖尿病提供了科学依据，也给广大糖尿病患者带来了希望的曙光。

糖尿病并发症能否用偏方治疗

在我国广泛流传着一句话,“偏方治大病”，又有“海上方气死名医”，意思是强调民间偏方的重要性以及其在治疗疾病中的特殊作用。对此应该如何理解呢？对于糖尿病的治疗，我国民间也流传着许多偏方、验方，对这些偏方、验方，我们又应该采取一种什么样的态度呢？

应该指出的是，作为中华民族的瑰宝，中医药学本来就来自于民间，可以说是数千年来劳动人民在与疾病作斗争的过程中，经验不断积累的结果。民间偏方、验方以其简、便、廉、验的特点，曾受到广大民众的欢迎，并在多种疾病防治中起到过重要作用。如《神农本草经》用乌头止痛，《黄帝内经》用半夏秫米汤治失眠等，至今仍具有重要的应用价值。但是，今天的中医药学，不仅有经验成分，而且具有系统而独特的理论，富有整体诊治、个体化治疗等特色，实际上已经远远超越了利用民间偏方、验方，以及靠经验治病的水平。所以，现代中医治病，首先要明确诊断，要抓住疾病的基本病机，要明确中医证候，要抓住目前的主要矛盾，还要参考患者的体质，把握发病的时间，包括季节与节气，把握疾病分期，分析病理阶段，了解患者所在的地域及其生活、心理特点，因人制宜、因时制宜、因地制宜。仅靠一两剂偏方、验方就想治好疾病，可能性是不大的。尤其是对于病因复杂的现代疑难杂症，更是不易实现的。

糖尿病作为病因复杂的临床常见难治病，治疗是一个十分复杂的问题。在糖尿病及其并发症的中医药治疗方面，可以说长期以来，中医还是积累了丰富的经验。中医药在改善患者症状、多靶点多环节调节糖脂代谢、有效防治糖尿病并发症方面，已经显示出独特优势。那么，中医学又是如何认识糖尿病及其并发症病因的呢？中医学认为糖尿病发病与体质因素、饮食失节、情志失调、烦劳过度等多方面病因有关，存在着内热伤阴、壮火食气病机，存在着肾虚、肝旺、脾虚，常有胃肠结热、脾胃湿热、肝经郁热，以及气滞、血淤、痰湿等病理因素，病因、病机十分复杂。这种病因的复杂性，客观上也就决定了中医药治疗方法的复杂性。所以，企图通过一方一药，通过单剂民间偏方、验方解决糖尿病及其并发症的所有问题是不可能的。

而民间流传的治疗糖尿病的相关偏方验方，如苦瓜、苦丁茶、翻白草、冬瓜皮、玉米须等，从中药药性来分析，往往针对着糖尿病发病的某一个环节，或者仅仅适用于糖尿病及其并发症的部分患者。比如，苦瓜可清热生津，主要适用于糖尿病口渴多饮、多食便干者，脾胃虚弱大便稀溏者应该慎用；苦丁茶有清火凉肝的作用，主要适用于糖尿病兼轻度高血压、头痛头晕、心烦易怒者，脾虚食少者不宜用；翻白草可清利湿热，适用于糖尿病湿热证或并发泌尿系感染尿频、尿急者，畏寒肢冷、阳痿者则不宜用；冬瓜皮、玉米须等有利尿的作用，可作为糖尿病肾病水肿的辅助治疗措施，但若贸然停用中西医降糖药物，则有可能使病情失去控制。

事实上，单凭偏方、验方，不可能解决糖尿病及其并发症的所有问题。另外，还有一类所谓偏方、验方，由黑豆、核桃等富含脂肪的植物果实或种子组成，过多服用可增加热量的摄入，与糖尿病的饮食治疗原则是相违背的，患者应用一定要慎重，最好能在中医糖尿病专科医生的指导下进行。其实，即使是适合于糖尿病某一部分患者、某一阶段患者的偏方、验方，随着病情的发展，也必须根据病情做出相应调整，如，糖尿病患者适当应用黑豆煮水还是比较合适的，但是对于糖尿病肾病就可能加重肾脏负担，应该慎用。

总之，偏方、验方治疗糖尿病有时是有一定效果的，但总的来说，其降糖作用是有限的。应用偏方、验方，最好能在医生指导下进行，大家不要期望通过偏方、验方解决糖尿病及其并发症问题，更不可因服用偏方、验方，而停止规范化治疗。

第八章 Chapter 8

糖尿病用药需谨慎

糖尿病患者是否均需用降糖药

是否一发现血糖或尿糖高的糖尿病患者就需要用降糖药，答案是否定的。早期糖尿病患者，血糖或者尿糖升高，在未了解血糖真实水平时，若盲目地使用降糖药，往往不能收到应有的疗效。大多数糖尿病患者在发现病情之前，并没有意识到自己患有糖尿病，没有控制饮食，甚至还会暴饮暴食。有的患者因受感染、创伤、手术、精神刺激等应激因素的影响而诱发糖尿病。所以，糖尿病发病初期的血糖，并不是患者真实的血糖水平，也不能正确地反映病情的轻重，只有在通过一段时间的饮食治疗之后才能看到真实的病情。

而不同的患者对降糖药的敏感性不同，有些患者在发病初期如果使用大量的降糖药，可能会造成血糖的迅速下降，经常会出现低血糖，甚至是低血糖后反复性地出现高血糖，这很容易混淆病情，不利于治疗。一部分身体较为肥胖的糖尿病患者，能通过饮食治疗和体育锻炼减轻体重，改善体内环境，使胰岛素受体的数目增加，提高胰岛素的敏感性。每天减少热量的摄入，会减轻胰岛B细胞的负担，较好地控制血糖，从而达到不使用降糖药降血糖的目的。

初次确诊为糖尿病的患者，无论血糖有多高，只要不伴有酮症、酮症酸中毒等急性并发症，没有感染、创伤、强烈精神刺激等，多数情况是2型糖尿病患者，可首先控制饮食，经过2～4周的治疗后，再按照血糖水平，进行下一步的治疗。

饮食控制2～4周后，空腹血糖＜8.33毫摩／升的患者，要继续进行饮食治疗，不建议使用降糖药，但要定期检测空腹血糖及餐后2小时血糖。空腹血糖为8.33～9.99毫摩／升的患者，在饮食治疗的基础上，适当配合服用中药降糖制剂。空腹血糖为9.99～13.88毫摩／升的患者，就应开始服用小剂量的口服降糖药。

若糖尿病早期患者伴有急性并发症，如糖尿病酮症、酮症酸中毒、高渗性非酮症性昏迷等应激情况，应当在给予胰岛素治疗的同时补充液体。

一些确诊为早期糖尿病的患者，血糖只有轻度增高，没有临床症状，这时可单纯采取饮食疗法和运动疗法，观察1～3个月后，根据血糖的变化决定是否适宜降糖药及何种种类的降糖药。特别是2型糖尿病患者，确诊后首先要进行单纯的饮食疗法和运动疗法。对于1型糖尿病的治疗，要同时进行饮食治疗、运动治疗、胰岛素治疗。这两种类型的患者在饮食治疗和运动治疗后，如果仍然没有控制好血糖，要考虑口服降糖药治疗。当然，对那些症状明显、血糖很高的患者，应该及早使用口服降糖药。

需要特别注意的是，饮食治疗必须持之以恒，既不能间断性地无节制饮食，也不能采用饥饿疗法，而应以患者自身的体型、活动强度为依据，从而确定热量的摄入量。

怎样选择口服降糖药

糖尿病患者从一确诊开始，便与各种降糖药相伴。为了更好地控制病情，口服降糖药的正确选择就显得特别重要了。

在选择口服降糖药之前，必须要全面了解自己的病情，然后了解各类降糖药的特点，还要结合每位患者的具体情况，如血糖特点、肝肾功能、服药依从性、体型、年龄、经济条件等。可参考以下几点：

1．根据糖尿病类型选药

一般来说，1型糖尿病患者要终身使用胰岛素治疗，但如果血糖控制不理想，则可在此基础上加用α-糖甘酶抑制剂或双胍类药物。2型糖尿病患者通常采用药物治疗，但当患者药物治疗效果不佳，出现急慢性并发症，处于手术、严重感染等应激状态以及妊娠期时，须使用胰岛素治疗。另外，2型糖尿病在病情的不同阶段，所使用的药物也有所不同，早期要适应改善胰岛素抵抗或延缓葡萄糖吸收的药物；胰岛素分泌功能开始减退时，须选用胰岛素促泌剂；病情晚期，胰岛功能趋于衰竭，就要采用胰岛素联合治疗。

2．根据患者的体型选药

男性的标准体重=[身高（厘米）－80]×70%，女性的标准体重=[身高（厘米）－70]×60%。如果糖尿病患者的体重超过标准体重的10%就视为偏胖，应该选用双胍类药物或α-糖甘酸抑制剂，这些药物有减轻患者体重的不良反应，而

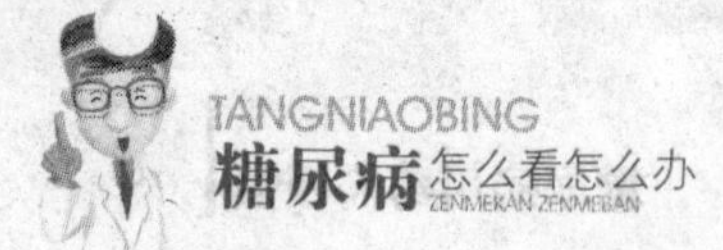

对肥胖患者来说则正好是变害为利。如果患者的体重小于标准体重的10%，那么就视为偏瘦，应优先使用格列奈类药物或磺脲类药物，因为这些药物不会使患者的体重继续下降。

3．根据高血糖类型选药

如果患者空腹和餐前的血糖不高，以餐后高血糖为主，要首选α-糖苷酶抑制剂。如果空腹和餐前的血糖较高，不管餐后的血糖有没有增高，都要考虑使用磺脲类、双胍类或噻唑烷二酮类药物，治疗初期可联合使用两种作用机制不同的口服药物，如磺脲类和双胍类药物联合使用。此外，对于空腹血糖＞13.9毫摩／升，随机血糖＞16.7毫摩／升的患者，可使用短期胰岛素强化治疗。

4．根据患者有无其他疾病或并发症选药

伴有高血压、高血脂、冠心病等疾病的糖尿病患者，首先考虑使用双胍类、噻唑烷二酮类和α-糖甘酶抑制剂。伴有胃肠道疾病的患者，尽量不要使用α-糖甘酶抑制剂和双胍类药物。伴有慢性支气管炎、肺气肿、心力衰竭等缺氧性疾病的患者，要使用双胍类药物。伴有肝病的患者，要慎用噻唑烷二酮类药物。如果患者有严重的心、肝、肾等疾病或糖尿病并发症，要及时使用胰岛素。

5．根据年龄选药

老年糖尿病患者，因对低血糖的耐受能力差，不宜选用长效、强力降糖药，要选择服用方便、降糖效果温和、作用时间短的药物。但考虑到老年人的记忆力，其家人要经常提醒按时服药。儿童2型糖尿病患者能使用的药物仅有二甲双胍。

6．根据患者的生活特点选药

如果患者的生活不规律，进餐次数不确定，可以选用速效胰岛素促分泌剂。

总而言之，糖尿病患者使用的药物应该考虑到药物的特性与患者自身的病情，进行个体化用药，根据各种因素调整用药种类与剂量，这样才能获得更好的疗效。

漏服了降糖药该怎么办

如果糖尿病患者想要很好地控制血糖，就必须定时、定量且规律地用药。

漏服药物的后果十分严重，即使是偶尔漏服一次，也可能会致使血糖出现显著波动或者短期内居高不下。倘若经常忘记服药，后果就更严重了。

但是，在糖尿病的治疗过程中，几乎所有的患者都有忘记服药的经历。为保证身体的健康，漏服药物后要及时采取补救措施，以减轻漏服对血糖造成的负面影响。

如果患者只是偶尔忘记服药，且漏服药物的时间不长，可在检查血糖后决定补服的剂量。如果患者已经漏服几次，甚至是多日，那么就要及时就医，寻求医生的补救建议，最好不要自行决定办法。

但不同的药物有不同的补救方法，服药的种类是做出不同处理办法的基础，以下我们就不同的药物类别做出分析。

1. 磺脲类药物

这类药物的种类较多，使用不当极易出现低血糖，所以漏服的补救措施比较复杂。磺脲类药物按作用时间可分为短效和中长效两大类。

短效药物要在餐前半小时服用，若漏服可将吃饭的时间后延半小时。若吃饭时间不能改，可偶尔直接服药，但要适当减少药量。若在两餐之间才想起漏服，要立即检查血糖，若血糖微高，可增加运动量，不用补服；若血糖明显升高，可即时减量补服。如果在下一餐前才意识到漏服，也要即刻测量血糖，若血糖微高，可按原剂量服药；若血糖明显升高，可适当减少用餐量，尽快让血糖恢复正常。

中长效磺脲类药物一般一日只在早餐前服用一次，若在午餐前想起漏服，可根据血糖情况按原剂量补服；若午餐后才想起，可视情况半量补服。但是年龄较大或血糖控制较好的患者，可漏服一日，无需补服，以免引起夜间低血糖。

2. 格列奈类药物

处理此类药物漏服的方法可参考短效磺脲类药物。两餐之间想起漏服了药物，可根据血糖情况决定补服量；快到下一餐想起，无需补服，但要测量血糖，视情况而定是否要减少用餐量，以减少漏服的影响。

3. α-糖苷酶抑制剂

这类药物是通过延缓肠道中的碳水化合物的吸收来达到治疗目标，因此若在用餐时想起漏服，完全可以补上，若是吃完饭再补，疗效就会减少许多。

4. 双胍类药物

临床应用的这类药物主要是二甲双胍。若患者服用二甲双胍的量较小，可适当增加运动量，无需补服。与二甲双胍联合用药的患者也最好采取以上措施，血糖有明显升高时再补服，以减少因用药时间发生变化，导致多种药物相互作用而出现低血糖反应。若已到下一次使用二甲双胍的时间，上一次无需补服。

5. 噻唑烷二酮类药物

这类药物只需每日一次服用，起效较慢，单独使用一般不会引起低血糖，漏服后可当天补上。联合用药者只要血糖不低也可当日补上；若到了次日，则无需补服。

6. 胰岛素

一般是在餐前注射，若餐后想起，使用超短效胰岛素（如诺和锐）的患者，可于餐后即刻注射。使用早、晚餐前注射的预混胰岛素（如诺和灵30R）的患者，若早餐前忘记，可在餐后即刻补上，但要注意监测血糖，必要时加餐；若在接近中午时才想起，而血糖又超过10.0毫摩/升，可在午餐前临时注射一次短效胰岛素。千万不要将两次预混胰岛素一起在晚餐之前注射。

努力克服错误用药倾向

糖尿病患者在用药的时候会出现一些错误的倾向，最常见的需要克服的错误用药倾向主要有以下几个。

1. 忽视非药物治疗，只单纯依赖药物

糖尿病需要综合治疗，只依靠药物无法获得最佳疗效。在药物治疗的同时，还要进行饮食、运动等多种治疗。临床实践证明，药物治疗配合饮食与运动治疗才能取得良好的降糖效果。

2. 同类口服降糖药物联合应用

目前，市场上的口服降糖药主要有五大类，而每类中又有小分类。同类药物作用机制没有太多区别，不适宜联合应用。因为同类降糖药的联合使用，不仅不会增加药物的疗效，反而会加重不良反应。消渴丸和优降糖、美吡达和糖适平、二甲双胍和苯乙双胍等同类口服降糖药不可合用。

3．用药时断时续

一些糖尿病患者完全凭自觉症状来决定是否用药，而不是根据血糖监测结果决定用药，在自觉症状减小时，就会擅自停药，这样做是非常危险的。调理身体需要长期坚持，何况糖尿病是一种无法根治和终身性疾病。用药时断时续极不利于血糖的控制，容易使血糖忽高忽低，不利于患者的健康。即使血糖水平达到了正常水平，也不能擅自停药，要征询医生的建议。

4．大量服药急速降糖

有的糖尿病患者过度担心自己的病情，往往进入急于求成的误区，擅自加大药量，或多药联合，导致出现低血糖，甚至是低血糖昏迷，非常危险。人体无法适应血糖骤降，应当稳定降糖。大量服药还可能会增加药物的副作用，因此应该根据血糖的高低循序渐进地调整用药剂量。

5．光吃药，不复查

进行药物治疗的糖尿病患者一定要经常检查血糖，了解治疗效果，并将此作为调整药量或更换药物的重要依据。有的患者不注意定期复查，认为只要不间断服药，就不会出现问题，但如果药物出现继发性失效，即疗效随着时间的推移而逐渐下降，就相当于未做任何治疗，很容易引发并发症。

6．频繁换药

通常来说，一种药物充分发挥药效需要一段时间，如胰岛素增敏剂，服用一个月以上才会达到最佳降糖效果。不懂得这一点的患者，服药后的几天，检测血糖水平不满意，就认为药物没有效果，而转为服用其他药物，这样做对病情非常不利。应根据血糖逐渐调整服药的剂量，若发现血糖控制仍不理想，应在医生指导下更换药物或与其他药物联合使用。

7．使用胰岛素会“上瘾”

许多患者认为使用胰岛素后，便会对其产生依赖，这种观点是不正确的。胰岛素是人体自身产生的，是调节新陈代谢所必需的生理激素，每个人都需要它。糖尿病患者需不需要补充外源性胰岛素，完全取决于患者自身的胰岛功能。当患者胰岛B细胞功能彻底衰竭的时候，就必须终身补充外源性胰岛素。若患者的胰岛细胞功能尚存，即使用了胰岛素，等自身胰岛细胞功能得到恢复之后，仍然可以停掉胰岛素，改用口服降糖药。

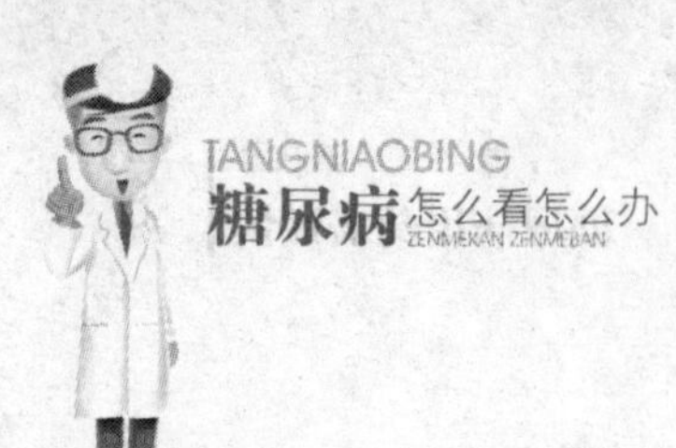

糖尿病药物该如何保存

在治疗糖尿病的过程中，药物必须妥善地保存。药物只有处在合适的环境下，才能够较好地保持其药性。如果由于储存不当而造成药物失效，不仅会对患者的身体造成损害，而且也会造成经济上的损失。

口服降糖药应放在避免阳光直射且不要太杂乱的固定处。另外，所放之处应该是儿童不易取得的位置，以免出现儿童误食。通常来说，在铝箔或胶囊内未拆封的药可以存放一年，如果想存放更长时间，可放置于冰箱的保鲜层。拆开包装的药剂，可在药盒中保存一个月。假如发现片剂潮解或胶囊软化，应及时丢弃，不可再食用。

有的时候，因为某些原因，如鼻管吸食的患者，家人或者药剂师会事先将药磨成粉状。而在这种情况下，药剂会更容易潮解变质，应该在两个星期内服完。

口服降糖药的不良反应

磺脲类药物能够刺激胰岛素的分泌，在服用的时候，倘若患者不结合饮食与运动治疗，就可能会导致体重增加、动脉硬化等不良反应。在正常的剂量下，如果血糖仍然得不到控制，患者决不能自行加量，而应询问医生的意见。此外，两种磺脲类药不要联合使用，那样会增加药物的不良反应。

α-糖苷酶抑制剂通过延迟消化道多糖分的吸收来控制饭后的血糖，因自身不吸收，这类药物的不良反应相对较少，但仍会引起腹胀、排气增多，甚至会导致长期的便秘或腹泻。有极少数患者还会出现肝功能受损、体重增加、水肿等不良反应（临床上不多见）。如果糖尿病患者心脏功能低下，则服用这类药物可能会引起心力衰竭。患有胃肠道、肾功能不全，处于妊娠期、哺乳期的患者应该禁用这种药物。

双胍类药会引起呕吐、浑身乏力、腹痛等，此外还可能会引起乳酸性酸中毒，进而出现昏迷（临床上不多见）。双胍类药物应在饭前或饭中服用，以降低消化道反应，严重贫血和肝肾功能不全的人不能服用这类药物。

建议糖尿病患者在口服药物的时候，要认真地阅读药物的说明，听取医生的意见与建议，在充分了解药物的疗效与不良反应之后，再进行使用。在服药的过程中，要懂得自己观察身体的变化，以便及时地应对较严重的不良反应。

胰岛素有哪些生理作用

胰岛素是一种能够调节糖代谢、维持血糖水平正常的激素，来源于胰岛B细胞。倘若胰岛B细胞的功能受到损伤，那么，就会引起胰岛素相对或者绝对缺乏，从而产生糖尿病。胰岛素的生理作用主要包括以下三方面。

1. 调节血糖代谢

胰岛素可以促进细胞摄取葡萄糖，如肌肉组织在没有胰岛素的情况下，几乎不能摄取葡萄糖。血糖浓度升高时，会迅速引起胰岛素的分泌，从而使全身各组织加速摄取和储存葡萄糖。肌细胞和肝细胞在胰岛素的作用下大量吸收葡萄糖后，可加速肌细胞对葡萄糖的利用和肌糖原的合成；而在肝脏，胰岛素不仅使葡萄糖大量转化成糖原，还可以将肝细胞内的葡萄糖转变成脂肪酸，转运到脂肪组织贮存。除以上两方面外，胰岛素还能通过促进葡萄糖氧化，生成高能磷酸化合物来降低体内血糖的浓度。

胰岛素在使从食物中吸收进血液的糖分进入肝脏、肌细胞等细胞或组织后，将血糖以糖原的形式贮藏起来备用，并且同时也抑制那些糖原不能轻易返回血液中，以免引起高血糖。

2. 调节脂肪代谢

胰岛素可促进脂肪的合成和贮存。胰岛素能使肝脏加速葡萄糖合成脂肪酸，然后贮存到脂肪细胞中，而且脂肪细胞本身在胰岛素作用下也会产生少量的脂肪酸。胰岛促使葡萄糖进入脂肪细胞后，使其转化成α-磷酸甘油，并与脂肪酸形成三酰甘油贮存于脂肪细胞中。此外，胰岛素也能抑制脂解酶（对激素敏感）的活性，从而减少脂肪的分解。

因此，可以说胰岛素控制血糖和脂肪的方法是一样的。胰岛素缺乏不但会引起糖尿病，还可造成脂类代谢的严重紊乱、血脂升高、动脉硬化，并常常导

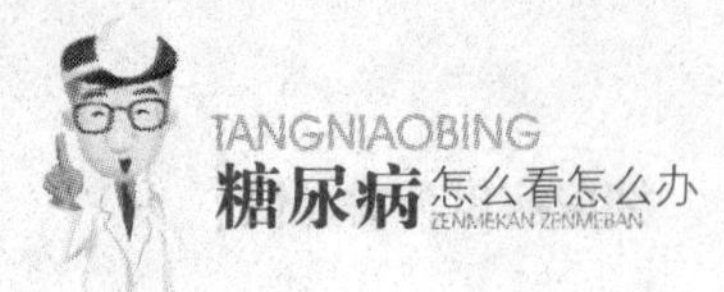

致心血管和脑血管系统的严重疾病。

3. 调节蛋白质代谢

胰岛素能促进氨基酸进入细胞，直接作用于核糖体，促进蛋白质的合成。此外，氨基酸还能抑制蛋白质的分解。

综上所述，胰岛素生理作用是通过调节外周组织对葡萄糖的吸收与代谢，增加组织细胞吸收葡萄糖的能力，加速细胞对葡萄糖的摄取，特别是肝细胞与肌细胞，以维持体内葡萄糖的平衡。此外，胰岛素对脂肪、蛋白质的代谢和核酸的合成也有调节作用。

需要特别指出的是，胰岛素与组织细胞膜上的胰岛素受体结合是降低血糖的前提。只有在与胰岛素受体结合之后，胰岛素才能很好地发挥它的生理作用。人体内许多组织的细胞膜上都存在胰岛素受体，如脂肪细胞、肌细胞、血细胞等。但不同细胞膜上胰岛素受体的数量不同，脂肪细胞和肝细胞膜上的受体数量相对较多。

尽早使用胰岛素

在传统的治疗观念中，2型糖尿病应该先进行饮食治疗与运动治疗。如果效果不好，再用口服降糖药。倘若还无效，才开始使用胰岛素。而现在国内外医学界公认的治疗新理念则是，2型糖尿病患者应尽早地使用胰岛素，经研究发现，这样做的好处多多。

1. 可以保护和改善胰岛功能

2型糖尿病患者初期的胰岛功能就已下降了大约一半，随着病时的延长，胰岛B细胞功能将进一步下降，这是长期高血糖和血脂异常带来的毒性引起的。尽早使用胰岛素可以迅速消除糖毒性和脂毒性，减少对胰岛B细胞的损害，能比较明显地改善胰岛功能。他们曾对新确诊为2型糖尿病的14例患者，进行了为期2周的胰岛素泵强化治疗。停药后，有9例患者通过饮食治疗就使血糖维持了3年以上的正常水平。我国的糖尿病专家也证实，早期胰岛素强化治疗能使自然病程向后推几年。

2. 可以改善胰岛素抵抗

传统概念上认为，使用胰岛素会加重胰岛素抵抗，而事实并非如此，2型糖尿病患者尽早使用胰岛素，能增加机体对胰岛素的敏感性。患者中的肥胖者，同时使用双胍类药物，疗效会更好。

3. 能恢复胰岛素第一时相分泌

胰岛素第一时相分泌是静脉在注射葡萄糖后，胰岛素分泌在1～3分钟内迅速达到最大值，6～8分钟后降至基线。2型糖尿病最早的表现就是胰岛素第一时相分泌消失。第一时相分泌对维持糖耐量的正常和控制餐后高血糖具有重要的作用。

4. 可减少慢性并发症

患病在患病初期就使用胰岛素，能够对恢复并维持正常的糖、脂代谢产生积极作用，还可以改善胰岛素抵抗，从而保护心血管。

胰岛素治疗的适应证

胰岛素治疗的适应证可以分为以下四大类。

1. 1型糖尿病患者

1型糖尿病患者体内胰岛受到了严重损害，已不能正常分泌胰岛素，甚至已经失去分泌胰岛素的功能。患者确诊后，要及时使用胰岛素代替治疗，“蜜月期”也不能停用。1型糖尿病的“蜜月期”是在病情的自然进程中，人体对受损胰岛进行了自我修复，在这段时期内，患者的胰岛分泌功能得到恢复，病情减轻。

2. 部分2型糖尿病患者

①除特别肥胖，有高胰岛素血症，有严重胰岛素抵抗，发病之初血糖不高，经饮食、运动可较好地控制血糖的患者外，2型糖尿病患者要尽早使用胰岛素治疗。

②2型糖尿病患者伴有糖尿病酮症酸中毒、高渗性昏迷和乳酸性酸中毒伴高血糖等各种急性并发症，或伴有增殖性视网膜病变、严重的神经病变、糖尿病性肾病、糖尿病足等并发症，以及处于严重感染、外伤、高热、接受手术等应

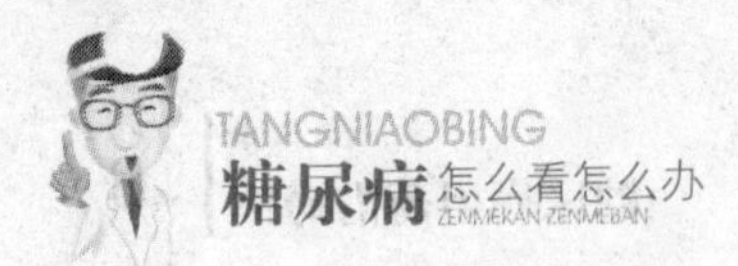

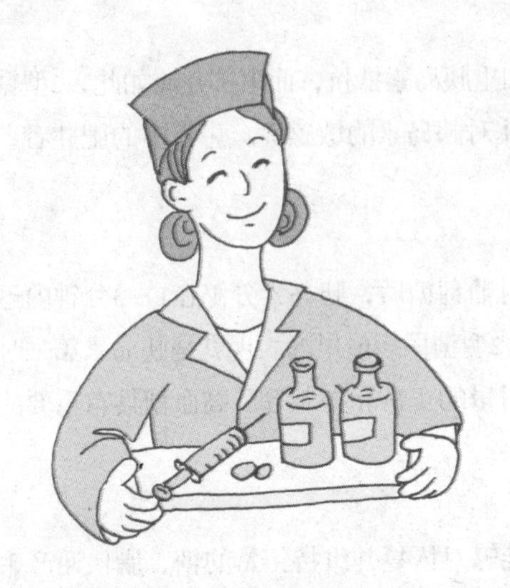

激状态，应及时进行胰岛素治疗。

③出现明显消瘦、下肢坏疽、肝硬化、肝炎、重度脂肪肝、肾功能减退、胃肠功能失调、男女性功能障碍、外阴部瘙痒等情况时，也要及时进行胰岛素治疗。通过胰岛素治疗可帮助患者改善身体营养状况，预防口服降糖药物对肝脏和肾脏的破坏。

④为保证胎儿的正常发育，防止胎儿先天性畸形，妊娠糖尿病患者不主张使用口服药。使用胰岛素利于正常受孕和胎儿的正常发育。

⑤胰岛素治疗可用于口服降糖药失效的患者。有的糖尿病患者使用口服降糖药的疗效不明显，加量后效果仍不显著，这时就要考虑采用胰岛素治疗。尤其是那些血糖长期得不到较好控制的糖尿病患者，应及时与医生沟通，考虑使用胰岛素治疗，以免病情恶化。

3. 各种继发性糖尿病患者

继发性糖尿病是指因坏死性胰腺炎、胰腺脓肿、胰腺肿瘤、胰腺切除手术，以及其他方面的诱因使胰腺受到严重损坏，而使胰岛素严重缺乏导致的糖尿病。继发性糖尿病要使用外源性胰岛素进行替补治疗。继发性糖尿病主要包括垂体性糖尿病、类固醇性糖尿病、胰岛素基因突变性糖尿病、胰高糖素瘤性糖尿病等。

4. 非糖尿病患者

一部分人在治疗疾病的时候，需要注射大量的葡萄糖液，在葡萄糖液中加入小剂量的胰岛素，可以使葡萄糖得到充分利用。肝功能异常者，在注射高浓度的葡萄糖液的时候，最好加入小剂量胰岛素，以促进肝脏对葡萄糖的吸收与利用。老年患者的葡萄糖耐受性较低，注射葡萄糖液的时候，最好也配合使用小剂量的胰岛素。

胰岛素的种类

现在，胰岛素的种类繁多，按照其作用时间的不同，可以分为短效型、中效型、预混型及长效型。如下表所示：

胰岛素的种类及特点

种类	作用时间特点
（超）短效型	注射后，作用时间比较快，一般在30～60分钟内就可起效，个别药物在10～20分钟内就可起效，药物作用在1～3小时内达到最高峰。但作用持续时间较短，一般在5～8小时，个别药物为3～5小时。
中效型	注射后1～3小时内起效，4～12小时内达到最高峰，作用时间为18～24小时。
预混型	起效时间约为30～60分钟，因是混合型胰岛素，有两个作用最高峰，作用时间与中效型胰岛素的时间大致相同。
长效型	注射后4小时左右才会起效，有的时间会更长，但作用时间比较长，可达18～24小时。

（超）短效型胰岛素就是酸性可溶性胰岛素，包括无定形胰岛素和结晶胰岛素，主要用于刚开始接受胰岛素治疗或糖尿病急症患者的血糖控制，是唯一一种可采用静脉注射的胰岛素类型。短效型胰岛素的通用标志是R。因这类胰岛素的起效时间比较短，一般要在餐前15～30分钟内注射，以便控制餐后高血糖。短效胰岛素的作用时间也比较短，所以需要每日多次注射，才能保持血糖的稳定。

中效型胰岛素是指低鱼精蛋白锌胰岛素，较鱼精蛋白锌胰岛素制剂，鱼精蛋白和锌的含量少。这类胰岛素就相当于是2份短效胰岛素和1份鱼精蛋白锌胰岛素的混合液，它只适用于皮下注射。中效型胰岛素的通用标志是N。注射中效型胰岛素比鱼精蛋白锌胰岛素的降糖效果要快，但是没有后者的持续作用时间长。中效型胰岛素是糖尿病患者进行胰岛素治疗比较理想的药剂，为提前起效时间，常与小剂量的短效型胰岛素联合使用。中效型胰岛素和短效型胰岛素常用的剂量比例为2：1、3：1或4：1。

预混型胰岛素是短效型胰岛素和中效型胰岛素混合后的胰岛素药剂。在胰岛素治疗的过程中，中效型和长效型胰岛素常常要和短效型胰岛素联合使用，因此，许多胰岛素生产厂家就制造了预混型胰岛素。这类胰岛素以预先混合的短效型胰岛素来命名，如混入10%的短效型胰岛素的预混型胰岛素称为10R，混入20%的称为20R，以此类推。预混型胰岛素不像自混型胰岛素一样一经混合就要即刻注射，它含有适量的稳定剂，药理作用十分稳定。

长效型胰岛素就是鱼精蛋白锌胰岛素，与中效型胰岛素一样属于一种白色混悬液，也只适用于皮下注射。注射之后，鱼精蛋白经过酶的作用分解、释放出游离的胰岛素，并被人体缓慢地吸收。在临床上，它也经常与短效型胰岛素联合使用，与短效型胰岛素的混合比例通常是1∶2、1∶3或1∶4。

胰岛素制剂的选用原则

1. （超）短效型胰岛素的选用原则

（超）短效型胰岛素的特点是起效快、作用持续时间短，能够在较短的时间内控制血糖，所以，对剂量的调整也十分方便。糖尿病患者在处于以下情况的时候，可以选用（超）短效胰岛素：胰岛素治疗的最初阶段，为了便于调整和摸索剂量；糖尿病酮症酸中毒、高渗性昏迷的抢救过程中；处于严重感染、手术、脑卒中等急性应激状态的患者；用于消除餐后高血糖及胰岛素泵的治疗。此外，短效胰岛素制剂还可与中、长效胰岛素配合使用，对患者实施胰岛素强化治疗。

2. 中效型胰岛素的选用原则

中效型胰岛素的起效时间和作用时间介于短效和长效之间，主要用来补充基础胰岛素的分泌不足，一般应用在联合治疗和代替治疗中。联合治疗的方式是白天口服降糖药，睡前注射中效胰岛素。代替治疗的方式是，早、晚餐前皮下注射中效胰岛素或者三餐前注射短效胰岛素，睡前注射中效胰岛素。

3. 预混型胰岛素的选用原则

预混型胰岛素由短效型胰岛素和中效型胰岛素按一定比例混合而成，每天只注射2次就可以很好地控制全天的血糖。通过胰岛素强化治疗，血糖得到平稳控制的患者，为了减少胰岛素的注射次数，可以改用预混型胰岛素每日早晚2次餐前半小时皮下注射。尚存部分胰岛功能，血糖波动不是太大的患者适合该选用原则。

4．长效型胰岛素的选用原则

长效型胰岛素的起效十分缓慢，但是，药物持续的时间却比较长，主要用于补充基础胰岛素的分泌不足，降低夜间或者空腹血糖，一般情况下，不会单独使用，而是与短效型胰岛素联用，实施强化治疗。

胰岛素的副作用

除了低血糖反应之外，使用胰岛素最常见的副作用就是体重增加。糖尿病患者采取胰岛素治疗之后，要控制饮食与热量的摄入量，以免造成肥胖。而肥胖的人为维持正常的血糖水平则会需要更多的胰岛素，必然要增加胰岛素的用量，这样就会形成一个恶性循环。

血糖水平较高的糖尿病患者在胰岛素使用初期会出现屈光不正的不良反应，但只是暂时性的，随着胰岛素使用时间的延长，血糖稳定后，这种不良反应就会逐渐消失。

胰岛素有造成体内轻微水钠潴留的不良反应，因此一部分患者在注射胰岛素后，会出现轻度颜面和肢体的水肿。

使用动物胰岛素的糖尿病患者，可能会出现过敏反应，有的仅在注射部位及周围出现斑丘疹瘙痒，有的则会引起荨麻疹这类全身过敏，严重时还会出现过敏性休克。长期在某一相同的部位注射动物胰岛素，注射部位可能会出现皮下脂肪萎缩。使用动物胰岛素的患者，还可能会出现胰岛素抗药性。当使用者出现这种情况的时候，可以将动物胰岛素换成人胰岛素。

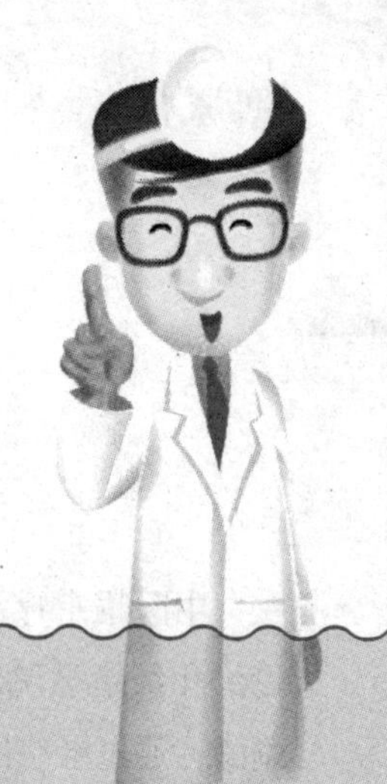

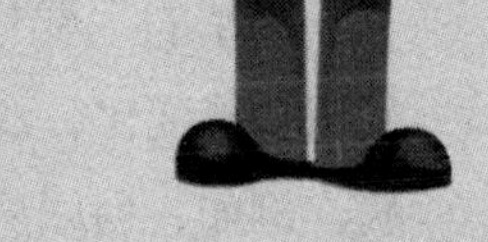

第九章

Chapter 9

糖尿病的中医疗法

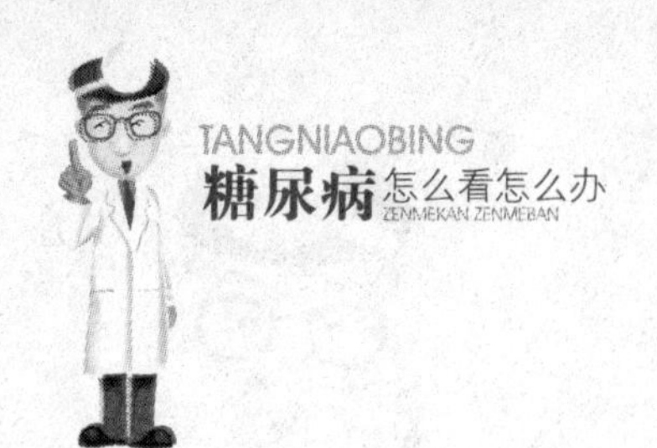

糖尿病的推拿疗法

中医推拿疗法是祖国传统医学的一个重要组成部分，它是根据中医学辨证论治和经络学说，通过按摩手法循经取穴，在患者体表特定部位和穴位上施加刺激，通过经络的传导，调节经络和脏腑功能，达到治疗疾病的目的。

按摩的主要作用是行气活血，疏通经络，还可引起人体血液成分改变和代谢功能变化，改善机体的功能。不仅能够治疗功能性疾病，对某些器质性疾病，例如，糖尿病、高血压病、胆囊炎、偏瘫等疾病也有一定治疗作用。经络遍布于人体全身，内属于脏腑，外络于肢节，沟通和连接人体所有的脏腑和器官，通过气血在经络中的运行，使人体成为一个有机整体，使人体各种功能完善和健全，并得到正常发挥。按摩手法作用于体表局部，在局部通经络、行气血、濡筋骨，并且由于气血能够循着人体经络流注于全身各处，故能影响到内脏及全身其他部位。医疗实践证明，中医按摩对2型糖尿病有一定的治疗作用。

具体的配穴治疗方法如下。

● 配穴方一

穴位

天枢、膻中、阴陵泉、气海、三阴交、关元、中脘、梁门、章门、肩井、内关、脾俞、胃俞、肾俞。

治法

患者取仰卧与俯卧位。术者站其体侧，分别揉、压（按）、点、叩上述穴位，每次3～5分钟。每日或隔日1次，10次为1个疗程。

附记

引自《指针疗法治百病》，适用于糖尿病。本法有清胃泻火、养阴保津、滋阴固肾之功，故而用之多效。

● 配穴方二

穴位

阳池、脾俞、肾俞、三阴交、照海。

治法

患者取俯卧位。术者站于体侧，先以拇指腹揉按（压），再以手指（四指或五指并拢）叩击上述有关穴位。指力适中，灵活施术。每次操作20～30分钟。再用糖尿克消散或降糖散敷脐。每日治疗或换药1次。

附记

适用于糖尿病。多年使用，二法并用，效果颇佳。详见《中药鼻脐疗法》一书。

● 配穴方三

穴位

肺俞、胃俞、手三里、足三里、三阴交、肾俞、气海、中脘、合谷、内关、外关。

治法

按揉肺俞、胃俞、手三里、足三里、三阴交各2～3分钟；揉、擦肾俞3～5分钟；揉气海3～5分钟；摩中脘3分钟；拿合谷、内关、外关各34次。每日或隔日按摩1次，15次为1个疗程。

附记

引自《按摩绝招》。适用于糖尿病。随症加减：烦渴多饮、口干舌燥、尿频且量多者，加点、按大椎；拿、按尺泽；多饮易饥、形体消瘦、大便秘结者，加拿、揉丰隆、承山，点按太冲，掐、揉内庭；尿频量多、浑浊如脂膏、腰膝酸软、脸色晦暗者，加擦大椎、涌泉，按、揉命门，拿按太溪、昆仑。

● 配穴方四

穴位

胰俞、大椎、背俞、关元、气海、内关、足三里、手三里、涌泉。

治法

①点揉背腧穴，握拳从大椎穴处沿脊柱两旁自上而下做揉捻动作。在第8胸椎棘突旁内胰俞穴处，要重点揉捻。反复数遍，约3分钟，最好有发热的感觉。

②搓背，以手背代掌在同侧背部搓擦，待发热后交换另一手，交替进行，约2分钟。

③摩腹，用手掌在腹部轻轻抚摩，按逆时针方向进行，尤其在关元、气海穴重点抚摩，100～200次。

④点揉，点揉内关、足三里、手三里穴，各1分钟。

⑤搓擦涌泉，双手摩擦发热后，搓擦涌泉。

⑥叩击，用双拳轻叩腰背部，力量适中，当感到酸胀、发热时，结束手法治疗。

每日或隔日治疗1次，每次按摩20～30分钟，15次为1个疗程，疗程间隔5天。

附记

引自《百病中医按摩疗法》。适用于糖尿病。坚持治疗均有一定效果。在正常治疗同时，再辅以本法疗之，可提高疗效。

● 配穴方五

穴位

胰俞、肝俞、胃俞、肾俞、地机、三阴交、涌泉、期门、中脘、下脘、梁门、行间。

治法

①患者取俯卧位，术者站其旁，分别用手掌、拇指、肘前、臂沿患者脊椎两侧膀胱经一、二侧线，自第8胸椎至第2腰椎施揉法，拨揉、点揉、肘压，反复操作10分钟左右，以胰俞、肝俞、胃俞、肾俞为施术重点。

②患者体位同上，术者用多指沿小腿三阴经走行线，从踝部至膝部来回轻拿、轻揉后，再用拇指点地机、三阴交，然后顺经推，点揉涌泉穴，共5分钟。

③患者取仰卧位，术者站其旁，用多指拿揉腹部，自上而下，反复多次。再用拇指点按期门、中脘、下脘、梁门、伏兔、行间穴约5分钟。

④以症取穴。下消突出者加横擦腰部，鱼际斜擦八髎穴，揉点中脘、上脘；上消突出者加揉大椎、肺俞、鱼际；心慌加揉厥阴俞、心俞、膻中、小海、通里、间使、内关。每日或隔日治疗1次，每次按摩20～30分钟，15次为1个疗程，每疗程间隔5天。

附记

引自《外治汇要》适用于糖尿病。手法宜轻柔和缓，以补为主。若能坚持治疗，对改善症状、控制血糖是很有益处的。

降低血糖的推拿穴位

1. 按经取穴

常用膈俞、胰俞、肝俞、胆俞、脾俞、胃俞、肾俞及腹、手、足胰腺代表区。

2. 辨证取穴

上消取肺俞、太渊、胰俞、廉泉；中消取胃俞、脾俞、胰俞、内庭、三阴交；下消取肾俞、太溪、胰俞、然谷、行间。随症加减：渴甚者加金津、玉液；善饥嘈杂者加中脘、足三里；头晕、视物模糊加太阳、光明；阳虚胃寒者加命门、关元。其他症状可选用相应穴位。

哪些推拿手法适合糖尿病患者

1. 按法

用手指或手掌在适当部位进行按压。可用手按、掌按、单手按或双手按。

2. 摩法

以手指指腹或手掌不同的部位，于选定部位上做灵活轻巧的环旋摩擦。

3. 推法

以手指、掌、拳等不同手势，着力于患者一定的部位或穴位，做直线前推。

4. 拿法

用拇指腹与其他指腹或全手，扣捏在所选部位或穴位上，收拢如钳，以对合之力提拿。

5. 揉法

以手指指腹或手掌紧贴于应取部位或穴位，作圆旋回环和游移性操作。

6. 捏法

以手指挤捏皮肤、肌肉、筋膜。

7. 点法

以拇、食指腹挟住中指，扶持中指挺立，用中指端于所取部位或穴位上用力点之。

8．擦法

以手掌、指面贴于皮肤，轻轻疾速往返擦之。

9．理法

以手指将患者肢体或指、趾挟持理之。

10．叩法

以指峰或与大小鱼际、掌根配合，于施术部位进行有节律地敲打。

糖尿病患者如何进行自我按摩

自我按摩疗法有改善血液循环、促进新陈代谢、恢复脏腑功能的作用，对糖尿病疗效颇佳。

1．开天法

开天法又称推天法，用拇指或四指并拢，从印堂往后推过百会穴。每回推100～300次。

2．分顺法

拇指从攒竹穴往左右分开，轻轻用劲往颞部方向推，推到太阳穴，再往下至耳前听宫穴即可。连续100～300次。

3．展翅法

拇指尖压在风池穴上，其他四指自由摆动，犹如仙鹤展翅，微微用力。每回200～300次。

4．拿顶法

用手指紧紧按着头的顶部，微微颤动。每回300～500次。

5．钻法

拇指或中指尖紧压某一穴位，微微用力，有如钻石钻。常用穴位为攒竹、太阳、睛明、迎香、风池等。每回250～300次。

6．点迎香

拇指或中指指尖压在迎香穴上，双手微微颤动，徐徐用力。每回300～500次。

7. 胸部八字推法

双手平放在胸廓上，往两边八字形徐徐用力推开，往返按摩。每回3～5分钟。

8. 腹部环推法

双手平放在腹部，按着胃肠顺时针做环形按摩。每回5～10分钟。

9. 上肢自我回推

双手从大腿内侧的根部往下推到脚腕部，然后再从足后跟部往上回推。每回5～10分钟。

10. 按足三里

双手拇指的尖部按在足三里穴位上，徐徐用力。每回1～3分钟。

上述按摩每天1～2次，每次15～30分钟。手法由轻到重，以轻松舒适为宜。

糖尿病患者怎样进行经穴按摩

1. 搓揉肾俞

用两手第2掌指关节搓揉同侧肾俞1～2分钟，然后用两掌轻拍该穴1～2分钟。

2. 按揉气海

两手相叠（男左女右在内）于脐下气海穴按揉2～3分钟，然后扩大按揉范围，缓慢揉至关元穴2～3分钟，然后两手分开在水道穴按揉1～2分钟，这样以气海为中心两手相叠以顺，逆方向各按摩1～2分钟（向下按摩时呼气，向上按摩时吸气）。

3. 击打足三里和三阴交

用第5掌指关节头或健身棰击打双腿的足三里穴和三阴交穴各1～2分钟。

4. 腰左右扭动

两脚分开站立，取一根70厘米左右的硬棒担在两肘间，紧贴脾俞和胃俞穴，腰向左右扭动各10次。

用针灸治疗2型糖尿病

在2型糖尿病的治疗过程中，减轻体重是非常必要的，虽然可能不会减到理想效果，但针灸可以减少体重的20%～30%。实践证明：针灸减肥有助于良好地控制糖尿病病情发展，对于预防糖尿病并发症，也是一个良好的手段。虽然减轻的体重可能尚达不到理想水平，但是改善症状的疗效是肯定有的。治疗方法如下：

1. 针刺主穴

①天枢、大横、滑肉门、水分、中脘、阴陵泉、建里、下脘；

②中脘、关元、气海、带脉透神厥；

③曲池、天枢、阴陵泉、丰隆、太冲。

每日1组，施泻法捻转兼提插各5次，留针30~60分钟，中间行针2次。疗程30～60天。取针后每穴再用神灯电灸30分钟。治疗期间观察血糖、尿糖的变化情况。

2. 配穴

上消口渴较甚者加金津、玉液、内关、鱼际、少府；中消纳食过多者加大都、脾俞；下消饮溲者加合谷、涌泉；痰多者配丰隆；肾虚者配太溪；舌红苔白者配太冲；肢体麻木、疼痛、肌无力和肌萎缩为主要症状者的糖尿病周围神经病变加针刺胰俞、足三里、环跳、阳陵泉。

3. 部位减肥配穴法

腹型肥胖（大肚皮）者配阴交、气海、关元；腹胀大肚者配足三里；臀部肥大者配环跳；大腿太粗者配居髎透风。

哪些因素影响针灸的疗效

影响针灸疗效的因素颇多，但归纳起来有如下几方面：

①病型。1型糖尿病疗效较差，而2型糖尿病疗效较好。

②病情。轻、中度疗效较好，重度疗效较差。

③病程。早期疗效好，晚期疗效差。

④用药情况。未用过胰岛素者效果好。

⑤情志。对抑郁型、情绪波动较大者疗效较差。

⑥并发症。有酮症酸中毒者效果极差。

⑦饮食。控制饮食较不控制饮食者疗效好。

⑧非药物治疗法气功、按摩、体育锻炼的配合治疗均有助于提高疗效。

⑨疗程随着疗程的延长，疗效也随之增加。

如何理解糖尿病患者针灸的“慎”字

针灸是我国传统医学的一个重要组成部分，在许多疾病的治疗上都有很好的效果。针灸治疗糖尿病在中医典籍中早有记载，如《针灸甲乙经》中载有“消渴身热、面目黄，意舍主之；消渴嗜饮，承浆主之；消渴，腕骨主之……”。之后《医学纲目》、《针灸大成》、《神应经》、《普济方》等医学典籍都记载了针灸治疗糖尿病的穴方。近年来国内外有关针灸治疗糖尿病的报道日渐增多，许多糖尿病患者纷纷去试用，但需要提醒糖尿病患者的是要慎用针灸。原因如下：

由于糖代谢的紊乱，糖尿病患者皮肤表面的菌群平衡失调，使潜在的致病菌（如革兰阳性球菌等）快速生长，针刺容易引发皮肤的感染性疾病。另一方面，代谢紊乱又使得糖尿病患者的免疫功能下降，在无创伤的情况下，都容易出现疖、痈等感染性皮肤病，而针灸所带来的皮肤创伤，会大大增加感染的机会，尤其是灸法。若针灸治疗过程中会出现不良反应，如发热、疼痛、化脓等，要停止应用；如遇患者体位不舒适、精神紧张或有轻微灼痛时，患者体位易发生改变、手易搔摸，会使艾炷脱落灼伤皮肤引起感染。如果针灸时消毒不严，感染就更容易出现。

唐代孙思邈指出：“凡消渴病经百日以上者，不得灸刺，灸刺则于疮上漏脓水不歇，遂成痈疽。”告诫后人，针灸治疗糖尿病时应严格掌握适应证及禁忌证。一般在下列情况下不宜针刺：

①糖尿病急性代谢紊乱时，如糖尿病酮症酸中毒或糖尿病高渗昏迷时不

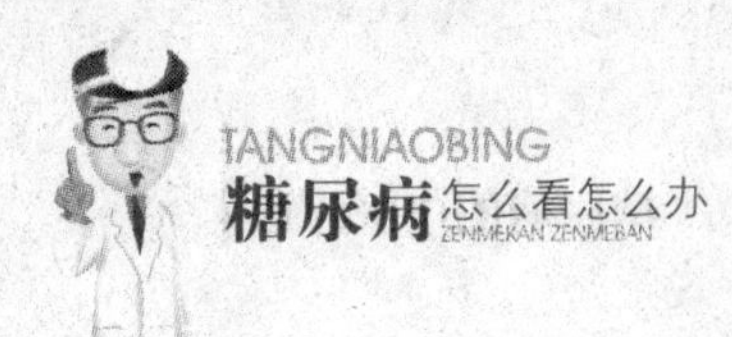

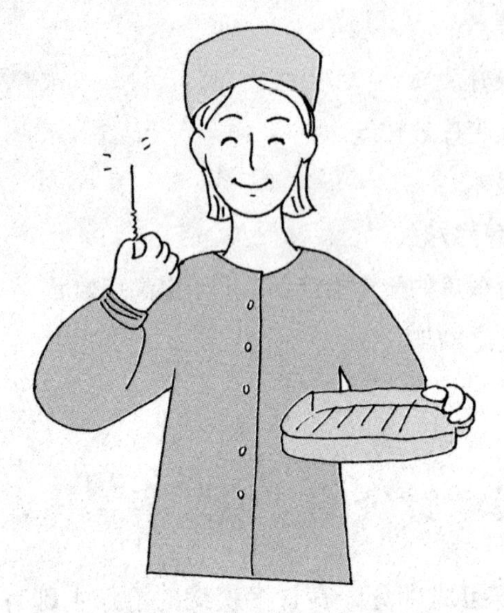

宜针灸。

②糖尿病合并有皮肤感染、溃疡者不宜针灸。

③饥饿、疲劳、精神紧张时不宜针灸。

④糖尿病孕妇不宜针灸。

⑤晕针者不宜针灸。一些糖尿病患者并发有周围神经病变，皮肤的感觉较为迟钝。

在这种情况下，如果用针灸法进行治疗，很容易引起烧、烫伤。

糖尿病患者最好不要用针灸进行治疗。如果一定要采取这种疗法，则要到正规医院的针灸科，找有经验的医生进行治疗。针刺前要认真检查针具是否严格消毒，消毒工作包括针具的消毒、穴位的消毒和术者手指的消毒。

根据所取部位，让患者尽量采取舒适的体位，针刺应避开血管。针刺的方向、角度、深度，都要适当掌握，以免发生意外事故。根据患者的情况，结合考虑安全的治疗方案，因人、因地、因时、因证，采用适当针法，以及药物结合的方法，共同提高治疗效果。

此外，在接受针灸前已服用降糖药或注射胰岛素者，针灸治疗期间仍应按原量服用。病情改善以后，再逐渐减量，以至停用药物。同时还应控制饮食，配以食疗。并每天坚持体育锻炼以增强体质。

艾灸疗法

所谓艾灸疗法（也叫灸法）是指用艾绒或艾炷在体表的某些穴位上烧灼、温熨，使得艾火的热力及药物的作用，通过经络的传导在人体产生温经散寒、活血通络、消瘀散结的功效。此种疗法能明显升高人体红细胞、白细胞数量，对血糖、血钙有调节作用，对人体心血管、消化、呼吸、神经、内分泌等系统有良好的调整作用。对人体有防病保健、增强体质及延年益寿的作用。艾灸疗法可用来治疗糖尿病。近年来，动物实验也证明，艾灸可降低血糖，是治疗糖尿病的一种切实可行的有效自然疗法。

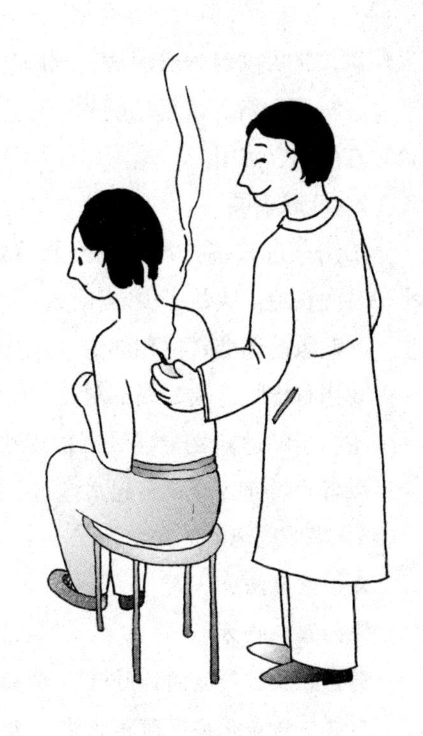

1. 常用穴位

主穴

足三里、中脘、气海、关元、肺俞、肾俞、膈俞、大椎、肝俞、背中、肾俞、命门、脾俞、身柱、华盖、梁门、行间、中极、腹哀。

配穴

上消突出者加灸内关、鱼际、少府穴；中消突出者加灸脾俞、大都穴；下消突出者加灸涌泉、然谷穴。

2. 具体方法

所用艾炷直径为1.3～1.5厘米，高1.8～2.5厘米，重约0.6克，鲜姜片直径2厘米、厚3～4毫米，以上述八组主穴轮流进行隔姜灸。每次应用一组主穴，配穴随症加减。每穴灸10～15炷，隔日灸1次，15次为1个疗程，一般连用2个疗程。

贴敷疗法

贴敷疗法又称穴位贴敷疗法，是中医外治疗法的重要内容。贴敷疗法将经络腧穴理论与中药有机的结合在一起，通过体外给药，扩大了给药途径，达到减轻患者痛苦、治愈疾病的目的。

1. 作用机制

贴敷疗法的作用机制是根据病情将相应的药物贴敷于一定的部位或穴位后，通过皮肤吸收、经络传导，渗透到人体内，发挥药物的效力，既可治疗体表疾病，又可以对内脏疾病起到内病外治的作用。贴敷疗法有调和营卫，行气活血，畅通经络，恢复功能的作用。贴敷疗法在某种情况下，可以和针刺、艾灸等方法配合使用。

2. 注意事项

①用药选穴坚持辨证论治的原则，按病情、体质、年龄决定用药剂量大小、时间长短，次数多少。

②贴敷前选准穴位和部位，并对局部进行必要的清洗消毒。

③患有皮肤过敏、局部湿疹、溃疡等症者，暂时不宜施用贴敷疗法。

④由于贴敷药物会导致局部皮肤瘙痒、皮疹，轻者不必处理，可以自行愈合；重者应对症处理；若起水泡者，应待水泡自行吸收后，再行治疗。

3. 糖尿病常用的贴敷方法

●贴豆腐法

来源　经验方。

药方组成　鲜豆腐1 000克，黄柏粉适量。

功效　活血化瘀、解毒止痛、清热。

应用　治疗皮肤感染，红肿热痛者。将豆腐切成片，蘸少量黄柏粉，贴于患处红肿凸起最明显处。一般每日换2次，至热痛消失。

●贴仙人掌法

来源　经验方。

方药组成　鲜仙人掌适量，荷叶1张。

应用　本方可以治疗糖尿病感染、疮疡、痈肿初起。用时将仙人掌洗净，摘去毛刺，捣烂成泥，做成饼状，贴于患处肿胀明显处。荷叶可外置包裹仙人掌泥，使不易脱落。每日可1～2次，至红肿消失。

●贴玉簪叶法

来源　经验方。

方药组成　鲜玉簪叶5～6片。

功效　清热燥湿、消肿止痒。

应用　本方可以治疗糖尿病合并足癣者，症见足趾肿痛、奇痒、难以伸屈者。使用时先用清水洗净足部，在临睡前将鲜玉簪叶遍贴足趾肿胀处，外穿宽松袜子，或用纱布将足部轻轻包裹。一夜可使痛止肿消，连贴数日可痊愈。

●贴蓖麻仁法

来源　经验方。

方药组成　蓖麻仁2粒。

功效　疏经活络、祛风散寒。

应用　本方治疗口眼歪斜有效。用时将蓖麻仁研烂作成饼状，面部左侧患病，贴右手劳宫穴，反之贴左手劳宫穴。

●贴吴茱萸法

来源　经验方。

方药组成　吴茱萸10克，醋3克。

功效　清肝祛风、引火归原。

应用　本方治疗糖尿病合并高血压、牙痛、赤眼等症者。将吴茱萸捣烂，用醋调后贴敷于足底涌泉穴，外用胶布贴住。每日换2次。

验证脐疗法

●糖尿克消散

来源　引自《中药鼻脐疗法》。

方药组成　生石膏5克，知母2克，生地黄、黄芪各0.6克，怀山药、葛根、苍术各0.3克，炙甘草1克，玄参7克，天花粉0.2克，黄连0.5克，粳米少许。

应用　上药共研细末，放阴凉处保存备用。用时取本散15～25克，加盐酸二甲双胍2.5～4克，混匀，敷脐中，按紧，外以敷料覆盖，胶布固定。勿泄气，每5～7天换药1次，6次为1个疗程。

药效　清热益阴、培土补气、降低血糖。

验证　经治45例病症，病程1～2年。用药3～5疗程，痊愈36例，有效7例，无效2例。

●降糖散

来源　引自《临床奇效新方》。

方药组成　生石膏5克，知母2克，生地黄、玄参、炙甘草各1克，天花粉0.2克，黄连0.3克，粳米少许。

应用　经提炼制成糖剂，放阴凉处保存备用。先将脐及周围用温湿毛巾擦净，再取本散0.2克，加入盐酸二甲双胍1毫克，混匀敷脐中，盖以药棉，外用胶布封固。每5～7天换药1次，6次为1疗程。

药效　清热益阴、补气生津。

验证　屡用屡验。

刮痧疗法

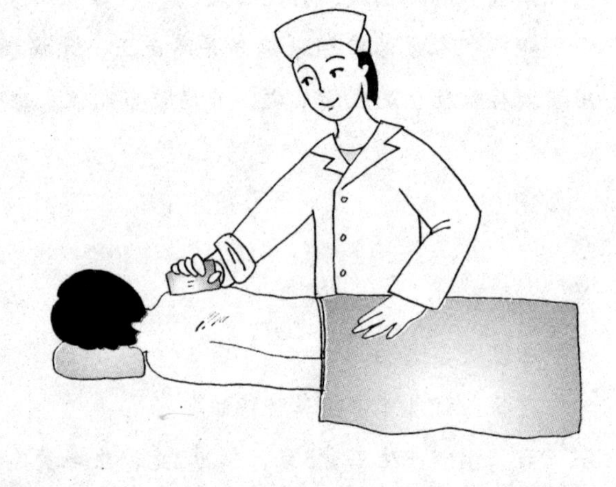

刮痧疗法是中华民族优秀的民间疗法，在民间流传非常广泛，它是以铜钱、瓷匙、钮扣、银元等钝缘物体，蘸酒、水、植物油，在人体皮肤表面反复刮动，使之出现紫红色瘀点。女性在梳理头发时，以木梳背刮试颈部，可消除疲劳，醒脑明目。

刮痧疗法是根据中医经络、腧穴理论，以及人体是相互联系的整体理论为基础。有活血化瘀、疏经通络、祛风散寒、疏通气血、促进人体代谢之功效。

● 配穴方一

主穴　大椎、大杼、膏肓俞、神堂。

配穴　脾俞、肾俞、廉泉、中脘、关元、太渊、神门、三阴交、然谷。

治法　用刮痧法。先刮主穴至出现痧痕为止，再刮配穴。每日1次。继用补法刮配穴。

附记　金春乐经验。临床屡用，确有良效。

● 配穴方二

此方分4组　一为肺俞、肝俞、神门、足三里；二为肾俞、膏肓、中脘、太渊；三为脾俞、廉泉、阳池、三阴交、然谷；四为关元、命门。

治法 用刮痧加灸法。每次取1～3组的1组穴。在所选上述穴位皮区刮至出现痧痕为止，并每日艾灸第4组穴。每日1次，10次为1个疗程。

附记 程功文经验。坚持治疗，注重调养，忌食香甜，其效始著。若配合敷脐或药物治疗，则效果更好。

● **配穴方三**

穴位 胸1至腰2及其两侧，腹中线（中脘至关元），手背区，小腿内，外侧区。

治法 用刮痧法。先刮胸至腰，及其两侧5行（或仅刮两侧膀胱经第1线段），刮至出现痧痕为止，再刮腹中线，然后刮手背区、小腿内外侧区，手法力度视证情而定。每日1次，10次为1个疗程。

附记 验之临床，坚持治疗，其效始著。若配合药物内外治疗，则疗效更佳。同时，应多食蔬菜，忌食糖。如发生酮症酸中毒及昏迷时，则非本疗法所宜，应立即转送医院急救处理。

● **配穴方四**

穴位：脊柱两侧（从大椎至长强）和腰骶椎及其两侧、肺俞、中脘、下腹部、腹股沟区、膝弯区以及异常部位、患者主诉症状的某些部位。

治法 先在脊柱两侧轻刮3行至出现泛红为止，再重点刮肺俞和腰骶椎及其两侧5行，手法力度中等，刮至出现痧痕为止，点揉中脘，刮下腹部、腹股沟区和异常部位、患者主诉症状的某些部位及膝弯区。每日1次，10次为1个疗程。

附记 程爵棠经验。本病为顽固难治之症，须坚持治疗，其效始著。若配合自拟糖尿克散或降糖散敷脐，则效果更佳。两方均见《中药鼻脐疗法》。

● **配穴方五**

穴位 大椎、肺俞、肝俞、肾俞、命门、中脘、关元、曲池、太渊、鱼际、合谷、足三里、三阴交、内庭、太溪、太冲。

治法 用刮痧法。先刮背部的大椎、肺俞、肝俞、脾俞、肾俞、命门，再刮腹部的中脘、关元，然后刮上肢部的曲池、太渊、鱼际、合谷，最后刮下肢部的足三里、三阴交、内庭、太溪、太冲穴。用补法或平补平泻法，刮至微现痧痕为度。隔日1次。

附记 王敬、杨金生经验。应配合药物治疗为宜。

指压疗法

指压疗法是以手在患者身体的一定部位或适当的穴位上，运用掐、按、揉、推、点、压、运、扣、拍、劈的腕力或指力的刺激而达到治疗疾病目的的方法，指压疗法是民间疗法之一。因其具有不用器具、不用药物、操作简便、易懂易学、不花钱、见效快、疗效好的特点，符合“简、便、廉、验”的原则，便于患者及家属掌握使用，因而广为流传，深受人们的欢迎。近年来，经过科学研究和医疗实践，使其适应范围不断扩大，疗效显著，并逐渐受到医学界的关注与重视。

指压疗法的适应症几乎包括各种常见病症，如神经科（头痛、中风、神经衰弱、失眠症等）；内科（胃肠病症，某些肝胆疾病、胸痛、咳喘、肾炎等）；五官科（眼病、耳病、鼻病等）；妇科（子宫内膜炎、盆腔炎、月经不调等）；还有全身性疾病（关节风湿症、脚气、糖尿病等）。指压疗法有其自己的特点，它是以生物学、物理学、心理学等为基础，通过按摩治疗使失衡的人体身心方面的机能达到调节和谐。

在糖尿病的治疗上，医学工作者们通过独特的指压疗法并中药治疗糖尿病，已经取得了良好的疗效。实践证明，糖尿病不仅可通过口渴、多饮、饥饿感、多尿等主症进行辨证，而且可通过独特的指压手法对经脉的主干进行直接切诊，辨别肺、脾、肾的阴阳机能失调所引起病证，对证立法。

●方法一

穴位　胰点、大椎、尺泽。

操作　用大拇指同时按压两侧胰点，每次10分钟，每日3次。坚持10天以上，就会使糖尿病的症状有所缓解。烦渴多饮、尿频量多的症状严重时，加按大椎和尺泽。

注意：饮食宜清淡，禁食腥辣。

●方法二

穴位　曲池、脾俞、阳陵泉、阴陵泉、足三里、三阴交。

操作　指压或按揉曲池、脾俞、阳陵泉、阴陵泉、足三里、三阴交，每穴1～2分钟，每日1～2次。

注意 按压这些穴位时，要适当加大力度，以能忍受为度。

●方法三

穴位 在髂嵴上围腰一圈的带脉所在位置上找到病变的反应点，也有的人反应点在腿、脚、手等部位。

操作 用手指按压反应点，待出现酸、麻、胀等反应后，再按压1～3分钟，每日1～2次，2周为1个疗程。

注意 在治疗期间，如果食欲增加，要节制饮食，以适当米食配以蔬菜、豆类、瘦肉和鸡蛋为宜，禁食肥甘辛辣之品。同时，中西医结合治疗。

耳压疗法

耳压疗法是传统中医外疗的有效方法之一。它是选用特定的小颗粒植物种籽，配合选穴指法，在耳部机械近压，并在相应穴位压贴固定，因此对耳穴产生持续的药性点压作用，从而发挥独特的治疗效果。耳压疗法，属中医特色疗法范围。

1. 耳廓诊断

（1）视诊

在无症状期可见胰胆、内分泌区肿胀，颜色稍白，在症状期颜色稍红。

（2）触诊

肿胀部位有柔软感，探棒触之可见压痕。胰胆、内分泌、肾可有阳性反应，症状期可随症状增加而增加，有早期诊断作用。

2. 染色法

胰胆、肝、肾区有点状染色。

3. 贴压方法

●方法一

取穴 胰胆、缘中、内分泌。

配穴 肾、三焦、肺、肝、脾、胃、神门、肾上腺。

操作 主穴全取，配穴根据症状选用，在敏感点压丸，病程短者用对压手法，病程长者用轻柔按摩法。每天治疗1次，每次一侧耳穴，两耳交替使用，10

次为1疗程，疗程间休息5～7天。主治非胰岛素型糖尿病。

●方法二

取穴　胰胆、胰胆与十二指肠交界处（胰腺点）、内分泌、缘中、皮质下、肺、肾、三焦。口渴多饮者加屏尖；善食易饥者加肾上腺、饥点；多尿者加膀胱、尿道；皮肤瘙痒者加风溪，相应部位点刺放血；四肢麻木者加肝阳、枕区的外下方（耳大神经刺激点）、相应部位。

操作　先找出敏感点，用籽贴压耳穴，嘱患者每天按压3或4次，每次3～5分钟，以耳郭发热充血为度。10次为1个疗程。主治非胰岛素型糖尿病。

●方法三

取穴　胰、内分泌。

配穴　肾、三焦、耳迷根、神门、心、肝。

操作　先用毫针刺激耳穴，再用王不留行籽贴压，每次每穴按压1～2分钟，每天按压3或4次，3～7天换1次，10次为1个疗程。

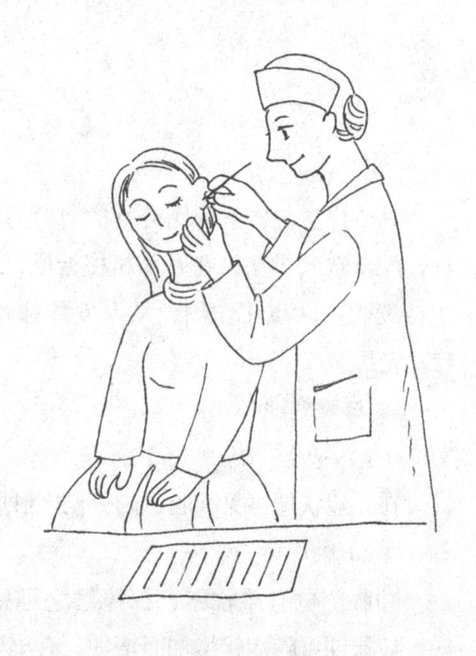

●方法四

取穴　胰胆、内分泌、肾、三焦、耳迷根。饮水多者加肺、渴点；多食者加胃、饥点；皮肤瘙痒、长疖者加神门、心；伴性功能减退、月经不调者加肝、内生殖器。

操作　每次选3～5穴，用王不留行籽贴压耳穴，按压每次每穴1分钟，每3天更换1次，10次为1个疗程。

4. 治疗效果

耳穴贴压疗法对易饥多食、烦渴、神疲、头晕等自觉症状效果较显著，对并发肢体麻木、多发性毛囊炎、皮肤瘙痒等并发症收效也较快，对轻度糖尿病患者疗效较好，经10次左右治疗尿糖可逐渐减少或转微量。空腹血糖控制较慢。重度糖尿病效果较差。少数患者需配合饮食控制，辅助少量降糖药物，收效较佳。若依赖胰岛素治疗者，需待治疗过程中自觉症状缓解、控制血糖下降或接近正常，方可适当减少剂量。

拔 罐 疗 法

拔罐疗法是中医学的一个重要组成部分，是我国古老的一种治病方法，它是用各种罐器工具，利用燃烧、抽取等方法，排除罐内空气，造成罐内负压，使其吸附于人体一定部位以调节经络、治疗疾病的一种外治方法。

拔罐疗法以罐具吸拔病变部位或穴位，以通畅气血，疏导经络，拔除病气，调整人体阴阳平衡，增强人体抗，最后达到扶正祛邪病，治疗、糖尿病的目的。因此，中医认为，拔罐疗法具有行气活血，温经通络，消肿止痛，趋湿逐寒，邪热除毒等作用。

现代医学研究认为，拔罐疗法具有机械刺激和温热效应等作用。治疗糖尿病时，罐内形成负压使局部毛细血管充血、扩张甚至破裂。由于红细胞破裂，出现自体溶血现象，使表皮紫黑，随机产生一种类胶物质，随体液周流全身，刺激各个器官，增强其活力，提高肌体的抵抗力，同时，机械刺激可通过皮肤感受器和血管感受器的反射途经到中枢神经系统，调节其兴奋与抑制过程，使之趋于平衡，加强对身体各部分的调节和控制力，使患者皮肤相应的组织代谢旺盛，白细胞吞噬作用增强，促进机体恢复功能，使糖尿病逐渐缓解。

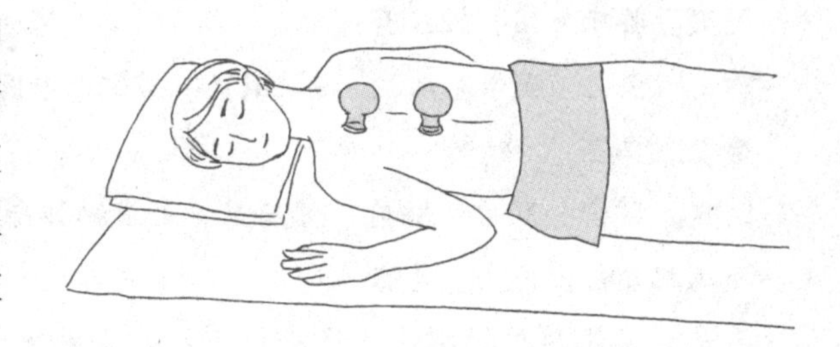

以下是拔罐疗法的详细操作方法：

● 配穴方一

取穴 阳池（双）、华佗夹脊。

方法 采用梅花针叩刺后拔罐法。先以梅花针叩刺阳池，随即拔留罐

15~20分钟。再在华佗夹脊从上至下轻叩3~5遍（以不见血为度）。然后在应拔部位和罐口涂以液体石蜡，走罐至皮肤潮红为度。每日或隔日1次，10次为1个疗程。同时外用糖尿克消散敷脐。

主治　糖尿病。

效果　疗效尚属满意。曾观察25例，总有效率达95%。

附记　糖尿克消散——生石膏5克，知母2克，生地黄、黄芪各0.6克，怀山药、葛根、苍术各0.3克，炙甘草1克，元参7克，天花粉0.2克，黄连0.5克，粳米少许。共研细末备用。每取本散1.5~2.5克，加盐酸二甲双胍0.25~0.4克，混匀，填入脐孔内，外以消毒药棉覆盖，胶布固定。5~7日换药1次，6次为1个疗程。

● 配穴方二

取穴　肾俞、肺俞、胃俞、大肠俞、阳池。

方法　采用单纯拔罐法。每次选用一侧穴，留罐15~20分钟，或用药罐法。每日1次，10次为1个疗程。

效果　临床屡用，轻症有良效。

附记　引自《医学笔记》。重症效差。若配合中医内治，可大大提高疗效。

● 配穴方三

取穴　脾俞、胰俞、膈俞、足三里。上消配肺俞、大椎；中消配胃俞、曲池；下消配肾俞、关元、复溜。

方法　采用单纯拔罐法或梅花针叩刺后拔罐法、针刺后拔罐法。均留罐10~15分钟。隔日1次，10次为1个疗程。

效果　临床屡用，均有一定效果。

附记　高渌纹经验。

● 配穴方四

取穴　天枢、阳池、肾俞、三焦俞。上消配肺俞、太渊、金津、玉液（后两穴均点刺出血）；中消配脾俞、胃俞、曲池；下消配关元、大肠俞、太溪。

方法　采用单纯拔罐法，或水罐法。留罐15~20分钟。每日或隔日1次，10次为1个疗程。

效果　临床屡用，有一定疗效。

附记　引自《外治汇要》。若能以内治为主，以本疗法为辅，或辅以药物外治，疗效可望提高。

● 配穴方五

取穴　大肠俞、阳池。上消配肺俞、大椎；中消配胃俞、曲池；下消配肾俞、关元。

方法　采用单纯拔罐法，留罐20分钟。胃热或阴虚火旺型亦可用刺络拔罐法，或针刺后拔罐法。罐后外用糖尿克消散敷脐。每日或隔日治疗1次，10次为1个疗程。

效果　若能坚持多年治疗，疗效尚属满意。

● 配穴方六

取穴

①肺俞、肝俞、脾俞、肾俞；

②廉泉、中脘、关元、太渊、神门、三阴交、然谷。

方法　采用针刺后拔罐法。第1组穴用梅花针轻叩刺3～5遍，以不见血为度；第2组穴用毫针作中刺激，其中太渊、然谷穴只针刺，不拔罐。针后拔罐，留罐10～15分钟。隔日1次。肺俞、脾俞、关元、神门且用艾条温灸之。10次为1个疗程。

效果　坚持治疗，均有效或显效。

附记　引自《外治汇要》。

药浴疗法

传统中医用药外治法治疗疾病有着独特的优势。药浴是在中医理论指导下，选配一定的中草药，经过加工制成中药浴液，进行全身沐浴或局部浸浴的外治方法。药物熏洗治疗糖尿病，尤其是糖尿病周围神经病变、糖尿病下肢血管病变等症疗效好。其作用机制为药物通过皮肤的渗透直达病灶，改善局部血液循环及神经传导，使上下肢麻木、疼痛、发凉等症状缓解。

药浴具有调理气血、疏通经络、防病治病、美容美肤、强身保健的作用。药浴中药的有效成分通过皮肤、黏膜进入体内发挥作用，减少药物对消化道刺激，减轻肝脏、肾脏的负担，且局部组织的药物有效浓度显著高于其他部位，因此药浴是一种独特有效的给药途径。中药经加工炮制后，毒副作用明显降低，加上中药浴液的浓度低于口服药液的浓度，一般对人体无明显副作用。根据治疗的目的不同，药浴可以分为全身沐浴、头面浴、目浴、手足浴、坐浴和局部浸浴等。具体应用时，还要根据具体病症、体质强弱、辨病或辨证的情况选取适当的药浴方。

1. 药浴方子

●玉肤散

方药　绿豆250克，滑石、白芷、白附子各6克。

功效　润肤荣肌、清热祛风。

应用　适用于糖尿病肌肤瘙痒，皮肤溢脂，皮肤粗糙皲裂等。将上药共研为细末，每日取10克左右，加热水100毫升，待温度适宜后洗浴局部，每10天为1个疗程，可以连续应用。

●防风汤

方药　防风、益母草、苦参各90克，白蒺藜150克，荆芥穗、蔓荆子、枳壳各60克。

功效　清热止痒、凉血祛风。

应用　本方对慢性瘙痒性皮肤病有较好的治疗作用。糖尿病引起的皮肤瘙痒、皮肤干燥均可使用本方。将上药捣碎过筛备用。每次用90克，加水3 000毫升，煎煮20分钟后，去渣。待药液温度适宜时，浸洗患处或淋浴全身。

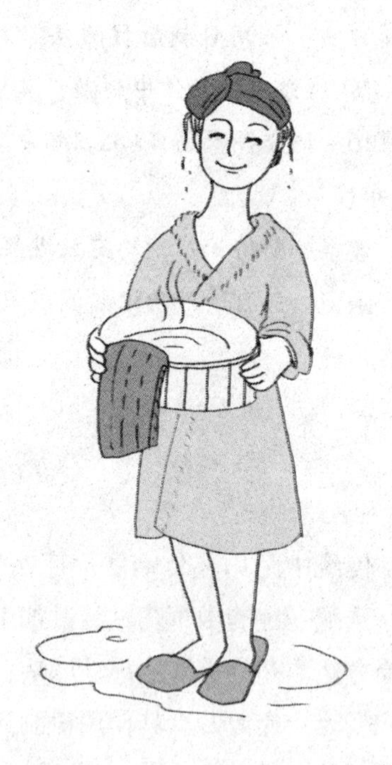

●瘙痒洗方

方药　防风，生地黄各30克，羌活25克，荆芥20克，地肤子40克，蛇床子60克，川乌、草乌各10克，浮萍100克。

功效　养阴润燥、祛风止痒。

应用　本方是治疗皮肤瘙痒症的药浴方。适用于全身性瘙痒和糖尿病引起的局部皮肤瘙痒。将上药以纱布装袋，加水适量，煎煮20分钟后，取出药包，药液倒入浴盆。待水温40℃左右时，沐浴15～20分钟。每日1～2次，7天为1个疗程。

●沐浴方

方药　谷精草、茵陈、石决明、桑枝、白菊花各36克，木瓜、桑叶、青皮各45克。

功效　清热利湿、解毒止痒。

应用　防治多种皮肤病。对糖尿病引起的皮肤瘙痒、细菌性皮肤病等病症，有明显的抑菌解毒作用。上药打为粗渣，用纱布袋将药渣装起来，加水3 000毫升，煮沸10分钟，待温度适宜时沐浴。

●菊花祛风汤

方药　桑叶，薄荷各30克，野菊花15克，栀子10克，独活、天麻各6克。

功效　散风清热、舒经通络。

应用　此方对糖尿病合并下肢皮肤感染性病变有一定的作用。使用时，将上药加水1 000毫升，先煮沸15分钟，去渣取药液，待温度适宜时洗浴双下肢，一般每日1次，每次洗浴20分钟。

●紫草洗方

方药　紫草30克，茜草、白芷、赤芍、苏木、南红花、厚朴、丝瓜络、木通各15克。

功效　行气活血、化淤通络。

应用　本方可治疗气滞血瘀引起的皮肤斑块、色素沉着，神经病变引起的肢体麻木，末梢血液循环不好引起的四肢不温等症。将上药加水3 000毫升，煮沸15～20分钟，待温度适宜时，洗浴全身或洗浴肢体。

●温经散寒洗剂

方药　附子、干姜、桂枝、当归、花椒、赤芍、细辛、麻黄、红花各30克，毛皮树根120克。

功效　温经散寒、活血止痛。

应用　本方具有散寒化瘀的功效，是治疗脉管炎的有效药浴方。糖尿病造成的小血管病变引起的肢端血液循环阻滞、脉络闭塞、局部缺血性脉管炎均可应用本方。将上药装入纱布袋放入锅中，加水3 000毫升煎汤去渣，洗浴患处。每日2次，每剂药可以使用2～3天。

●浅静脉炎洗剂

方药　苏木、银花、蒲公英、当归、胡葱、桑枝各30克，乳香、没药、红花、芒硝各15克。

功效　活血化淤、消肿止痛。

应用　本方可以治疗血栓性静脉炎，对糖尿病引起的静脉炎及周围血管病变也有治疗作用。将上药研为细末，加水2 500毫升，煎水去渣，温药液浸泡患处。每日1～2次，每次30分钟。

2．药浴的注意事项

对糖尿病患者来说，药浴最重要的一点是水温要控制好。由于患者可能伴有肢端神经病变，会出现感觉障碍和感觉异常。因此避免烫伤是药浴的前提。水温以30～40℃比较适宜，必要时可以用温度计测量温度。

①糖尿病下肢血管病变患者，根据症状和部位的不同来决定药液的多少，但要特别注意，药液的温度不能过热，以免造成烫伤，也不可太凉，防止引起不良刺激。

②皮肤干燥的中老年人要注意体内水分平衡。洗浴前，最好先喝一杯水，这样有利于新陈代谢，同时，不会在洗浴时脱水。

③洗浴时注意保暖，避免受寒、吹风，洗浴完毕后立即擦干皮肤。

④饭前、饭后30分钟内不宜洗浴。空腹洗浴，容易发生低血糖。饱食后洗浴，体表血管受热水刺激而扩张，胃肠道血量供应减少，会使消化器官功能降低，从而影响食物的消化吸收。

⑤洗浴过程中，如果发现有药物过敏的现象，应立即停止洗浴。

泡足疗法

中医学认为，人体是一个统一的整体，人体的脏腑、器官、四肢、百骸相互依存、相互制约和相互关联，人体某一个组织发生病变，有可能影响到其他部位。而脚是人体的一个重要组成部分，所以全身的疾病可以影响到脚。同样，脚的病变也会影响到全身，并引发相应的疾病。

热水浸泡双脚，具有促进气血运行、温煦脏腑、通经活络的作用，从而起到调节内脏器官功能、促进全身血液循环、改善毛细血管通畅、改善全身组织的运行状况、加强机体新陈代谢的作用，使人体感到轻松愉快，对身体健康带来莫大裨益。民谚曰："春天洗足，升阳固脱；夏天洗足，祛湿除暑；秋天洗足，润肺濡肠；冬天洗足，丹田温灼。"

中医理论认为，人体全身由经络连通，脚底是各经络的集中点，又称足底反射区。足底反射区关联着人体每一个神经，连通着五脏六腑。中药泡脚是利用内病外治的原理，将中草药的有效成分通过水煮溶入水中，再用药液泡足，从而通过经络将药力送达到内脏而起到治病健身的作用，尤其是冠心病、痛经、雷诺病、动脉硬化闭塞症等气滞血瘀患者、微循环障碍患者，有明显的疗效。根据不同病种，泡脚治疗20分钟后，再做微循环检查，大多数患者均得到改善，血流速度明显加快，血细胞聚集与淤血减轻等。而健康人在泡脚20分钟后，也可见到血流速度加快、充盈度增加等微循环功能增强的表现，而微循环的改善又有利于药物的吸收。这充分证明，泡脚保健具有坚实的科学基础。

中医认为，糖尿病是由于饮食不节、情志不调、恣性纵欲、热病火燥等原因造成。本病多见于40岁以上喜欢吃甜食而肥胖者，脑力劳动者居多。创伤、精神刺激、多次妊娠及某些药物（如肾上腺糖类皮质激素、女性避孕药等）是诱发或加重此病的因素。发病时，伴有四肢酸痛、麻木感，视力模糊，肝肿大等症。中药泡脚和足部按摩对本病有一定疗效。

●皂角刺伸筋草水

配方　皂角刺30克，伸筋草、苏木、川乌、草乌、穿山甲各10克。

制用法　将上述中药加清水适量，煎煮30分钟，去渣取汁，与2 000毫升开水一起倒入盆中，先熏蒸，待温度适宜时泡洗双脚。每天2次，每次熏泡40分钟，14天为1个疗程。

功效　清热解毒，燥湿止痛。适用于糖尿病足部溃疡、疼痛。

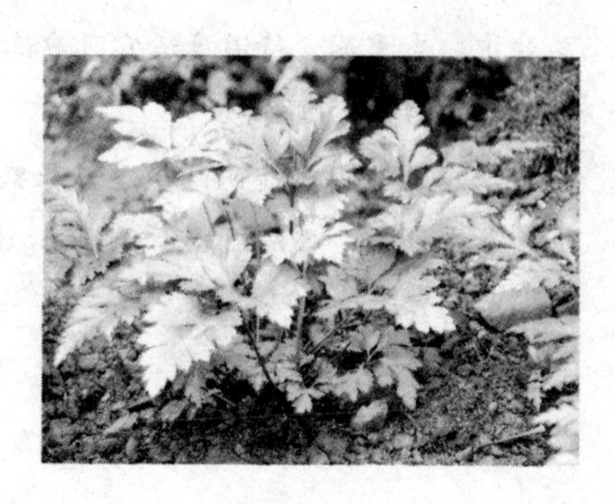

●花粉知母水治

配方　花粉30克，知母25克，玄参、麦冬、天冬、白芍、赤芍、栀子、生地各15克，黄芩、黄连各10克，金银花20克。

制用法　将上述中药加清水适量，煎

煮30分钟，去渣取汁，与2 000毫升开水一起倒入盆中，先熏蒸，待温度适宜时泡洗双脚。每天早、晚各1次，每次熏泡40分钟，20天为1个疗程。

功效　适用于阴虚燥热型糖尿病。证见心烦、口渴、多饮、多食、多尿、燥热、身痒、舌红苔黄、脉洪数等。

●花粉葛根水

配方　花粉、鲜芦根各30克，葛根15克，苍术、五味子、丹参各10克，山萸肉6克，川连4克，麦冬9克。

制用法　将上述中药加清水适量，浸泡20分钟，煎数沸，取药液与1 500毫升开水同入脚盆中，趁热熏蒸，待温度适宜时泡洗双脚。每天2次，每次40分钟，15天为1个疗程。

功效　益气养阴、生津止渴、清热泻火、益肾缩尿、活血化痰。

●黄芪伸筋草水

配方　黄芪30克，鸡血藤、威灵仙、伸筋草各25克，当归、白芍、独活、桑寄生各20克，红花、牛膝、桂枝、木瓜各15克。

制用法　将诸药加清水适量，浸泡10分钟后，水煎取汁3 000毫升，放入脚盆中，先熏患肢，待温度适宜时洗浴患处，并同时用柔软的纱布蘸药液自上而下外洗并按摩患处。每日2次，每次1小时，每剂药用2天，7剂为1个疗程，连续2个疗程。

功效　补益气血、滋养肝肾、祛风除湿、通络止痛。适用于糖尿病足部感染。

●黄芪党参水

配方　黄芪45克，党参、苍术、山药、玄参、麦冬、五味子、生地黄、熟地黄、牡蛎各15克。

制用法　将上述中药加清水2 000毫升，煎至水剩1 500毫升时，取药液倒入脚盆中，先熏蒸，待温度适宜时泡洗双脚。每晚临睡前泡洗1次，每次40分钟，20天为1个疗程。

功效　适用于气阴两虚型糖尿病。证见多饮、多尿、乏力、消瘦、抵抗力弱、易患外感、舌质暗淡、脉细弱。

●苦参蛇床子水

配方　苦参、蛇床子、白鲜皮、枯矾、金银花、土茯苓各30克，川椒、苍术、黄精、花粉、防风各15克，红紫草、苏叶各10克。

制用法　将诸药加清水适量，浸泡10分钟后，水煎取汁，放入浴盆中，趁热先熏会阴部，待温度适宜时足浴。每日2次，每次40分钟，每日1剂，连续10天为1个疗程。

功效　祛风止痒。适用于糖尿病性外阴瘙痒。

●桂枝丹参水治糖尿病

配方　桂枝50克，制附片50克，丹参50克，忍冬藤50克，生黄芪60克，乳香、没药各20克。

制用法　将上述中药加清水适量，煎煮30分钟，去渣取汁，与2 000毫升开水一起倒入盆中，先熏蒸，待温度适宜时泡洗双脚。每天1次，每次熏泡40分钟，30天为1个疗程。

功效　温阳通络，活血化瘀，发表散寒，止痛生肌。适用于糖尿病出现趾端坏死症状者。

●制附片熟地水

配方　制附片、熟地黄、山萸肉、丹皮、山药、茯苓、泽泻、葛根各15克，肉桂10克，淫羊藿30克。

制用法　将上述中药加清水2 000～2 500毫升，煎沸10分钟，取药液倒入脚盆内，待温浸泡双脚。每日1次，每次浸泡1.5小时（冷则加温），15日为1个疗程。

功效　适用于阴阳两虚型糖尿病。证见多尿、尿频、夜尿增多、消瘦乏力、大便稀溏、腰膝酸软、性欲减退、阳痿早泄、舌质白苔淡、脉弱等。

●黄芪当归水

配方　黄芪45克，当归、川芎、赤芍、桃仁、丹参、红花、地龙、生地黄、柴胡、甘草各15克。

制用法　将上述中药加清水适量，煎煮30分钟，去渣取汁，与2 000毫升开水一起倒入盆中，先熏蒸，待温度适宜时泡洗双脚。每天早、晚各1次，每次熏泡40分钟，20天为1个疗程。

功效　适用于气虚血淤型糖尿病。证见乏力、口渴、心胸憋气、心前区疼痛、舌质紫暗或有瘀斑、舌体胖、脉沉弱等。

●苏木赤芍水

配方　苏木50克，木瓜、透骨草、川椒、赤芍各30克，桂枝18克，川芎15

克，红花、白芷各12克，艾叶、川乌、草乌、麻黄各10克。

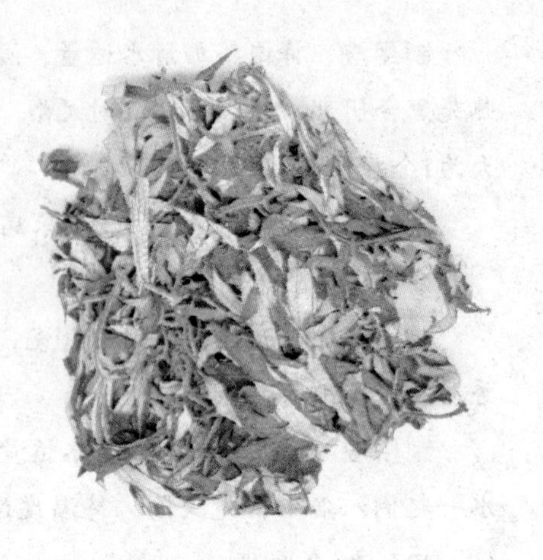

制用法　将诸药同放锅中，加水5 000毫升，浸泡20分钟后，水煎取汁，放入浴盆中，先熏手、足30分钟，待温度适宜时再将手、足放入，浸泡30分钟。每日2次，20天为1个疗程。

功效　活血通络，祛风散寒。适用于糖尿病手足麻木、疼痛、感觉减退等。

音乐疗法

音乐与人的身心健康有着密切关系，音乐对人的身心疾病有一定的治疗作用。音乐通过调节人的情绪，稳定人的心境，帮助患者形成一个积极向上、乐观自信的心境。这种健康的心境可以对人的神经和内分泌系统产生良好的调节作用，从而达到治疗疾病的目的。

音乐疗法，是使患者处于特定的音乐环境，感受音乐的艺术意境，愉悦情志，湋调气血，以产生养生治病效果的一种方法。

我国音乐理论起源于上古时期的“河图”、“洛书”的数学模型，以《周易·乾·文言》里的“同声相应”的理论，以阴阳五行的说理工具，从而产生了五音、十二律、六律六吕等传统音乐理论。自古以来，音乐就被认为可以影响人们的身心活动。

早在《黄帝内经》一书中论述了“角、徵、宫、商、羽”五音通五脏（肝、心、脾、肺、肾），直接或间接影响人的五志（怒、喜、思、悲、恐）。五音各自不同的特点和功能是：音韵深沉谐和的“宫”音，深长下浊沉厚，能安定神志、促进消化；铿锵肃劲的“商”音，其节奏能使肺部扩张，舒畅气机；抑扬清越的“徵”音，有助于宣通血脉、醒脑提神；条达平和的“角”音，有益于消除忧郁、促进睡眠；柔细透彻的“羽”音，可发人遐思、启迪心智。此外，琴声解郁，竹声宁心，鼓声兴奋，弦声提神。各种乐器均有不同的特点。

科学家研究指出，音乐的旋律、节奏、音调对人体是一种良性刺激，对于大脑与脑干的网状结构有直接影响，能调节自主神经系统的功能，促进胃肠蠕动，增加消化液的分泌，有利于食物的消化吸收。音乐使人精神愉快，血脉流畅，能促进血液循环，所以有人把音乐称为“人体不可缺少的特殊营养”。

现代科学研究进而认为，人体是由许多有规律的振动系统构成的，人的脑电波运动、心脏搏动、肺的收缩、肠胃的蠕动及自主神经活动等，都有一定的节奏。当一定频率的音乐节奏与人体内部各器官的振动节奏相一致时，就能使身体发生共振，产生心理的快感。此外，音乐可调节大脑皮层，使体内一些有益于健康的激素、酶类、多肽、乙酰胆碱等数量增多，并广泛地影响神经、血管及心理活动等。悠扬悦耳的音乐能使人凝集全神于乐曲之中，逐渐平心静气、呼吸深缓、全身松弛、排除杂念，产生良好的心理状态。反之，刺耳、紧张、恐怖的乐曲，会导致情绪不安、烦恼、焦躁；高分贝的音乐可使心脏病患者心悸不安，易诱发心脏病发作；靡靡之音使人意志消沉，能导致疾病趁虚而入。

像颜色一样，音乐对情绪和健康也有影响。轻音乐使人缓解压力、放松肌肉、感动心灵，能产生治病疗效。研究者认为，音乐促进脑部制造止痛激素，产生松弛的作用。那些处于心脏复健或酒精及毒品复健期间的气喘病、抑郁症、高血压、偏头痛、溃疡等患者，以及智障者，对音乐疗法均有正面的反应。轻音乐使人心情舒畅，重金属摇滚乐却对人的身心有负面影响。音乐除了用于治病以外，还可在健身养神方面发挥特殊效应。

音乐的旋律、节奏、节拍、速度、力度、音区、音色、和声、复调、调式、调性及歌词内容皆可影响人的情志及脏腑功能，故不同的音乐有不同的养生保健作用。那么，如何选择音乐进行养生保健和防病治病呢？一般来说，应根据个人的爱好情趣、心理状态、民族、职业、文化程度、欣赏水平、年龄、性格等因人、因时、因地制宜。

催眠，选用《二泉映月》《军港之夜》等；镇静，选用《塞上曲》《春江花月夜》；舒心，选用《江南好》《春风得意》；解除疲劳，选用《假日的海滩》《十五的月亮》；振奋精神，选用《娱乐生平》《步步高》；增进食欲，选用《花好月圆》《欢乐舞曲》等。

不同的年龄也可选择不同的音乐，例如，襁褓、摇篮中的小宝宝，为了促使其尽快进入梦乡，年轻的妈妈可在旁边低声哼唱《摇篮曲》；青少年可选择旋律明快、节奏单纯的乐曲，如《牧童短笛》、《麻雀与少年》等；中青年宜选择旋律优美、节奏明快的乐曲，如贝多芬的《热情奏鸣曲》何占豪的《梁山伯与祝英台》等；老年人宜选择节奏舒缓、轻清柔和的乐曲，如《二泉映月》、《渔舟唱晚》等。

另外，对于糖尿病的并发症，采用音乐疗法治疗，其辅助治疗效果也是相当明显的。下面，我们就简单地介绍一下，常见的糖尿病并发症应该听哪些音乐。

1. 糖尿病并发高血压病

建议病人每日听一听平静舒缓、朴实自然的乐曲。这样可以减轻患者精神上的紧张，有助于患者保持情绪稳定，从而有助于患者血压下降。患者若能再坚持每日散步半小时，或者每日坚持一边听音乐一边散步，疗效更佳。

适合这类患者听的乐曲有：中国古典名曲《渔舟唱晚》；广东民乐《平湖秋月》、《银河会》、《牧歌》；优美的歌曲《南泥湾》、《茉莉花》、《谁不说俺家乡好》、《洪湖水浪打浪》、《情深谊长》；以及孟德尔松的《春之歌》等。

2. 糖尿病并发冠心病

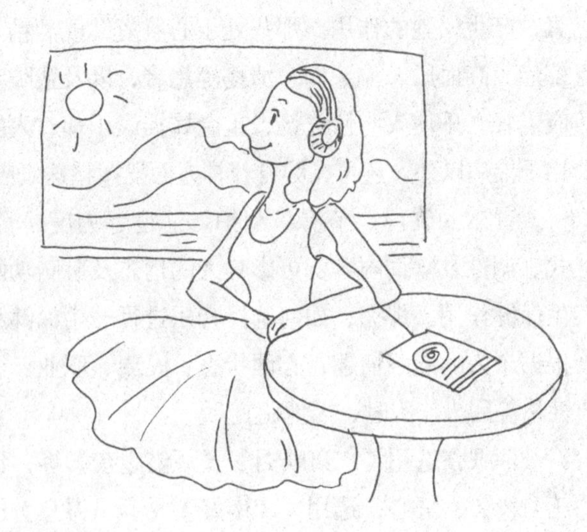

建议此类患者经常听一些平稳、抒情、优美的音乐。这种平稳、优美的音乐能消除人的精神紧张，起到身心放松、镇静、催眠作用。其还能够消除人的烦躁不安感，调节人的呼吸和心率，对人的心血管系统有良好的调整作用，使血管舒张、血压降低、心脑血管血液供应得到改善，有利于冠心病的治疗。

建议患者听如下乐曲：中国古典乐曲《春江花月夜》、《关山月》、《二泉映月》；广东民乐《小桃红》；歌曲《二月里来》、《我的祖国》、《月亮之歌》、《渴望》；舒伯特的《摇篮曲》等。

3．糖尿病伴抑郁、悲观

这类患者，不妨听一些速度较快、富有生机的诙谐曲，或节奏明快、旋律优美的圆舞曲。

适合这类患者听的乐曲有：《丰收歌》、《喜洋洋》、《江南好》、《春风得意》等；舒伯特的《小夜曲》、舒曼的《梦幻曲》，可使人精神愉快，心境开朗，逐渐脱离忧伤和悲观情绪。

4．糖尿病并发厌食

对于这类患者，在就餐时要播放一些简洁明快的乐曲伴餐，如《即兴曲》。这样可以增加食欲，促进消化液的分泌，有利于食物的消化吸收。也可以听《花好月圆》、《欢乐舞曲》等。避免听伤感颓废的音乐。

5．糖尿病并发失眠

对于糖尿病合并失眠的患者，建议听一曲莫扎特的《摇篮曲》，也可以听中国的民族乐曲《平湖秋月》、《银河会》等。

6．糖尿病并发身心倦劳

对于这类患者，可听一些节奏鲜明、激情奔放的乐曲，如《幻想曲》、《锦上花》、《矫健的步伐》、《假日的海滩》，可以振奋精神，消除疲劳。

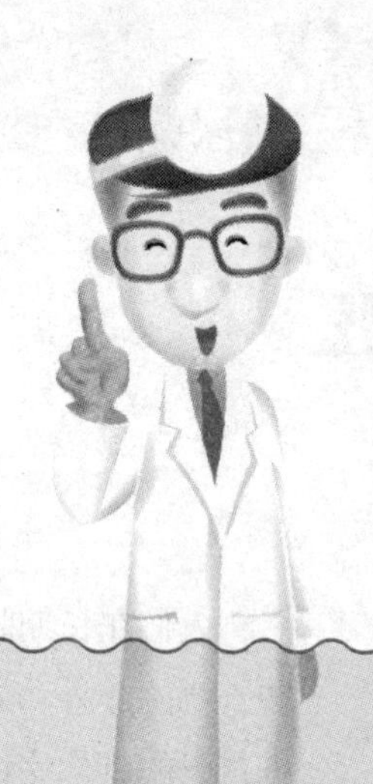

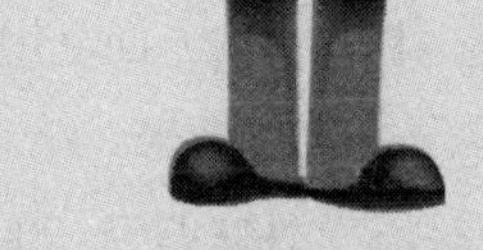

第十章 Chapter 10

糖尿病的饮食调养

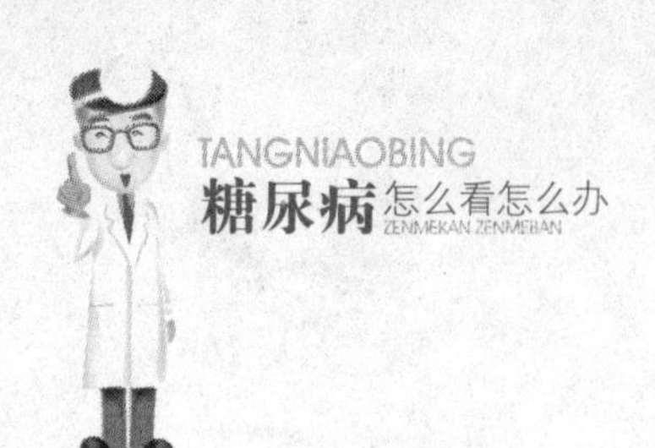

豆类五谷降血糖

人们在长期防治糖尿病中，逐渐发现许多食物具有降血糖的作用，而且有些食物的此种功效已经得到了现代医学的证实。在膳食上，糖尿病患者可以根据自己的具体病情及各种食物的不同特点，合理选用，使之一方面有利于降血糖；另一方面享用美味以促进糖尿病康复。

1. 粟米

性味归经　味甘、咸，性凉。归肾、脾、胃经。

用法　煎服或煮粥。

功效与主治　具有和中益胃、除热解毒之功效。用于脾胃虚热、反胃呕吐、泄泻之糖尿病。

2. 陈粟米

性味归经　味苦，性寒。归脾、胃、大肠经。

用法　煮粥常服。

功效与主治　具有除烦、止渴、利尿、止痢之功效。用于胃中烦热、水肿之糖尿病。

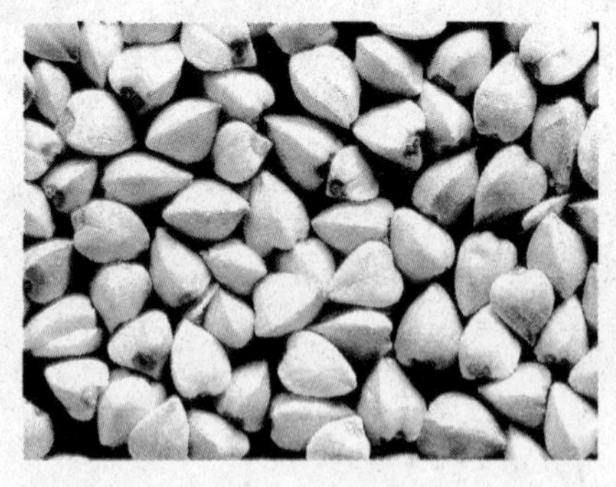

3. 荞麦

性味归经　味甘，性寒。归脾、胃、大肠经。

用法　磨面做成饼、粥、面条、冲剂等，可作为糖尿病患者的主食。

功效与主治　用于缓解糖尿病的症状。

4. 黍米

性味归经　味甘，性平。归脾、胃、大肠、肺经。

用法　煮粥或淘取泔汁服。

功效与主治　具有补中益气、健脾益肺、除热愈疮之功效。用于脾胃虚弱兼肺虚咳嗽、泄泻之糖尿病。

5. 陈仓米

性味归经　味甘、淡，性平。归脾、胃、大肠经。

用法　煮粥常服。

功效与主治　具有养胃渗湿、除烦之功效。用于脾胃虚弱、泄泻之糖尿病。

6. 豇豆

性味归经　味甘，性平。归脾、胃、肾经。

用法　煎汤，饮汤食豆。

功效与主治　具有健脾补肾之功效。用于脾胃虚弱、白浊、小便频数之糖尿病。

7. 扁豆

性味归经　味甘，性平。归脾、胃、大肠经。

用法　煎汤，饮汤食豆，随意食用。

功效与主治　具有健脾和中、消暑化湿之功效。用于暑热吐泻、脾虚呕逆之糖尿病。

8. 绿豆

性味归经　味甘，性凉。归心、胃经。

用法　煎汤或配制成各种药膳食用。

功效与主治　具有清热解毒、清暑、利尿之功效。用于暑热、水肿、泻痢之糖尿病。

肉类、鱼类降血糖

1. 猪肉

性味归经　味甘、咸，性平。归脾、胃、肾经。

用法　煮汤饮用或制成药膳食用。

功效与主治　具有补肾养血、滋阴润燥之功效。用于温热病后、津液大伤及下消之糖尿病。

2. 猪髓

性味归经　味甘，性寒。归肾、心经。

用法 煎汤、煮食或熬胶，制成药膳。

功效与主治 具有益阴血、补骨髓之功效。用于骨蒸劳热之糖尿病。

3. 猪胰

性味归经 味甘，性平。归脾、肺经。

用法 煮食或研碎冲服。

功效与主治 具有补脾益肺、润燥之功效。用于脾胃虚热之糖尿病。

4. 猪肚

性味归经 味甘，性温。归脾、胃经。

用法 煮食或制成药膳。

功效与主治 具有补虚损、健脾胃之功效。用于虚劳羸瘦、泄泻及下消之糖尿病。

5. 鹅肉

性味归经 味甘，性平。归胃经。

用法 煮食或配成药膳食用。

功效与主治 具有止渴、益气、解毒之功效。用于脾胃虚弱之糖尿病（宜选择白鹅为好）。

6. 驴头肉

性味归经 味甘、酸，性平。归心经。

用法 煮食。

功效与主治 具有补血益气之功效。用于气血不足之糖尿病。

7. 兔肉

性味归经 味甘，性凉。归肝、大肠经。

用法 煎汤、煮食或制成药膳食用。

功效与主治 具有补中益气、凉血解毒之功效。用于脾胃虚弱之糖尿病。

8. 蚌肉

性味归经 味甘、咸，性凉。归肝、肾经。

用法 煮食或制成药膳食用。

功效与主治 具有清热解毒、滋阴之功效。用于阴虚燥热之糖尿病。

9. 鳝鱼

性味归经 味甘，性温。归肝、脾、肾经。

用法　煮食或配成药膳。

功效与主治　具有补益健脾、散风通络之功效。用于各类糖尿病，能明显降低血糖。

10. 泥鳅

性味归经　味甘，性平。归脾、肺经。

用法　煮食或制成药膳食用。

功效与主治　具有滋阴清热、下气宽肠、祛湿解毒之功效。用于湿热之糖尿病和糖尿病各期。

11. 鹿肉

性味归经　味甘，性平。归肝、肾经。

用法　煮食、熬胶或制成药膳。

功效与主治　具有补气益精之功效。用于气阴两虚之糖尿病。

蔬菜水果降血糖

1. 冬瓜

冬瓜是肥胖症的克星，是一种减肥佳蔬。

①冬瓜中含有减肥作用物质——葫芦巴碱和丙醇二酸，丙醇二酸能抑制糖类转化为脂肪，而起减肥作用。

②冬瓜本身不含脂肪，是一种低热能、含糖量极低的高钾、钠蔬菜，食之能将体内脂肪转化为热能而减肥。因此，对于2型糖尿病伴肥胖者来说，食用冬瓜既能减肥，又能降脂，不失为糖尿病患者的首选佳蔬。

2. 丝瓜

丝瓜嫩时皮色青绿，味道鲜美，是夏令时节的奇佳蔬菜。中医学认为，丝瓜味甘，性凉，归肝、胃经，有清热凉血、祛风化痰、通经络、行血脉、解毒通便、润肌美容、下乳之功效。

古代医籍记载说，丝瓜可“生津止渴，解暑除烦。治热病口渴，身热烦躁”。经常服食适量丝瓜可治疗燥热伤肺、胃燥津伤型糖尿病，对中老年2型糖尿病并发高血压病或皮肤病患者尤其适用。

现代医学研究证明，丝瓜中含有丰富的维生素，每100克丝瓜中含B族维生素0.04毫克，维生素D 0.06毫克，维生素A 0.32毫克，维生素C 8毫克，还含有丰富的钙、磷、铁等矿物质及蛋白质、淀粉、胡萝卜素等。

现代营养学研究表明，丝瓜不仅是低脂肪、低热能、低含糖量的高钾食品，而且还含有较多的钙、镁、磷等元素。丝瓜的汁液含皂苷、黏液、木聚糖及蛋白质、脂肪、多种维生素。丝瓜的果实含皂苷、丝瓜苦味质、瓜氨酸及多量黏液等，这些都对糖尿病患者有益处。

3. 海带

海带为大叶藻科植物中大叶藻的全草，味咸，性寒，归肝、肾经，能软坚散结、利水化湿。海带营养成分丰富，据测定，每100克海带中含蛋白质8克，B族维生素0.09毫克，脂肪0.1克，胡萝卜素0.57毫克，维生素D 0.36毫克，烟酸1.6毫克，钙117毫克，铁150毫克，磷216毫克，碘24毫克，食物纤维4克。另外，还含有甘露醇、钾、锌、钴、氟元素等。

最新研究证明，海带中含有的有机碘，有类激素样作用，能提高人体内生物活性物质的活性，促进胰岛素及肾上腺皮质激素的分泌，促进葡萄糖和脂肪酸在肝脏、肌肉组织中的代谢，从而发挥降血糖和降血脂的作用。另外，糖尿病患者易并发骨质疏松症，在治疗糖尿病时，应及时补充钙及适量的维生素D。而每100克海带中含有人体可吸收利用的结合钙高达348毫克。因此，糖尿病患者经常吃一些海带，既可防治糖尿病并发的骨质疏松症，又可以防治糖尿病心脑血管病。

4. 蕹菜

蕹菜又叫空心菜、竹叶菜，为旋覆花科植物的茎叶。中药学认为，蕹菜味苦，性寒，归肠、胃经，有清热解毒、润肠通便、降脂、防癌之功效。现代药理研究表明，蕹菜中含有胰岛素样成分，有降血糖作用，可用于糖尿病患者的治疗。另外，蕹菜中含有丰富的食物纤维，能显著地促进胃肠蠕动，有通便解毒作用。因此，蕹菜非常适用于糖尿病并发肥胖症或高脂血症患者食用。

5. 洋葱

洋葱又叫“葱头”，在欧美国家，有“菜中皇后”之美称。洋葱原产于伊朗，后传入中国，故称之为“洋葱”。

最新研究表明，洋葱具有较好的降血糖作用。因为洋葱中含有类似降血糖的药物——“甲磺丁脲”类物质，能选择性地作用于胰岛B细胞，促进胰岛素分泌，恢复胰岛的代偿功能，从而降低血糖。另据美国最新科研报道，洋葱提取物可使血糖显著降低。应用洋葱的乙醇提取物可使空腹血糖明显降低，其机理是洋葱能促进组织细胞更好地利用葡萄糖。

综上所述，洋葱对人体有重要的保护作用，能降血脂、降血压、降血糖，对高脂血症、脂肪肝、冠心病、高血压病、糖尿病有良好的防治作用，不愧为上述疾病患者餐桌上的“佳蔬良药”。对于中老年2型糖尿病患者，洋葱不仅可以降血糖、防治糖尿病，而且还具有防治糖尿病并发症，如高脂血症、肥胖症、脂肪肝、高血压病、冠心病的作用。

6. 马齿苋

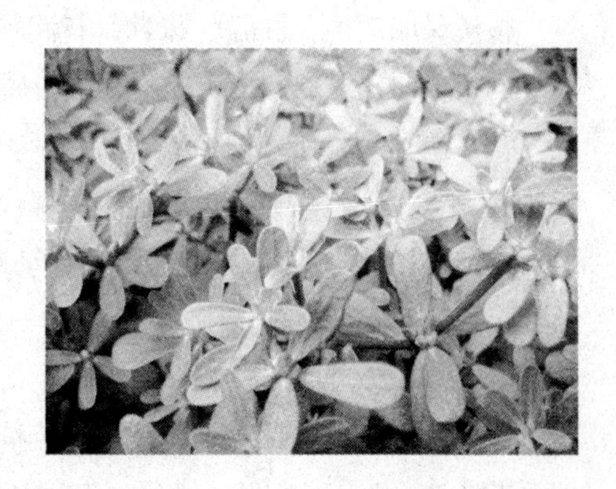

马齿苋是一种野生蔬菜，也是一种清热解毒类中药。马齿苋是马齿苋科一年生肉质草本植物马齿苋的全草。中医认为，马齿苋味酸，性寒，归大肠、肝经，有清热解毒、凉血止血之功效。

马齿苋还是一种治疗糖尿病的良药。中医古书曾记载，马齿苋有治消渴的作用。大约在20世纪60年代，美国科学家研究发现，马齿苋中含有高浓度的去甲肾上腺素和二羟基苯乙胺。进一步研究发现，马齿苋中的去甲肾上腺素能促进胰岛B细胞分泌胰岛素，调节人体糖代谢，从而降低血糖水平。

7. 芦笋

芦笋又叫“长命菜”，也叫龙须菜，为百合科多年生草本植物石刁柏的嫩茎。

芦笋的营养价值很高，含有丰富的维生素、蛋白质、矿物质、多种氨基酸等营养成分。现代医学研究证实，芦笋所含的香豆素等化学成分有降低血糖的药理作用。临床观察显示，芦笋消除糖尿病症状的作用明显，对中老年人2型糖尿病患者，不仅可降低血糖水平、减轻临床症状，而且还可防治其他并发症，如肥胖、视网膜损害、高血压等。

8. 萝卜

萝卜又叫白萝卜，为十字花科植物莱菔的新鲜根茎。中医学认为，萝卜味辛、甘，性凉，归肺、胃经，有除燥生津、利尿止渴、降脂化痰、消食解毒之功效。现代医学研究认为，萝卜含甲硫醇、香豆酸、阿魏酸、多种氨基酸及维生素A、维生素C、维生素B_2等，还有钙、铁、磷、锰等多种矿物质。萝卜所含香豆酸等活性成分有降血糖作用，还有降低血胆固醇、预防冠心病、高血压病的作用。萝卜还含有促进脂肪代谢的物质，有明显的减肥作用。所以，对于中老年2型糖尿病患者来说，经常服食萝卜对身体健康大有好处。

9. 核桃

核桃又叫胡桃，性温，味甘，有润肺止咳、补肾固精、润肠通便之功效。核桃的果仁叫核桃仁，含有丰富的蛋白质、脂肪、糖类、维生素A、维生素E和钙、铁、磷、锌、铬、锰等矿物质元素。这些微量元素在降低血压、降血糖和保护心、脑血管方面具有重要作用。现代医学研究认为，常食核桃仁可减少肠道对胆固醇的吸收，对防治糖尿病、动脉粥样硬化、高血压病、冠心病大有益处。

10. 罗汉果

罗汉果，也叫“长寿果”，为葫芦科多年生藤本植物罗汉果的成熟果实。罗汉果味甘，性凉，归肺、脾经，有润肠通便、清肺、止渴之功效。

罗汉果营养丰富，尤其富含膳食纤维。据科学测定，每100克干品罗汉果中含膳食纤维高达38.6克，并含有丰富的维生素B_1、维生素B_2、维生素C、尼克酸及钾、钙、铁、锌、锰、铜、硒、磷等多种矿物质。罗汉果富含钾离子，属高钾食物。

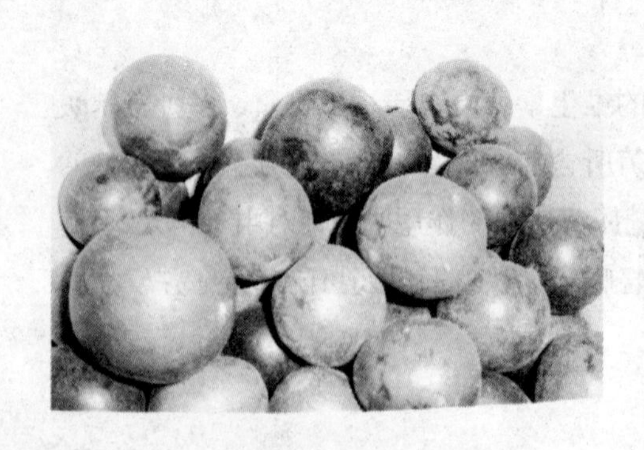

近年来，有研究报道，罗汉果所含食物纤维（属可溶性食物纤维）能改善糖代谢，有利于糖尿病患者控制血糖。另外，膳食中增加食物纤维的患者，可逐步减少胰岛素用量，乃至最后完全停用。罗汉果具有清肺止咳功效，对老年燥热伤肺型轻症糖尿病患者有较好的防治效果。

11. 柚子

袖子也叫文旦，是芸香科植物柚的成熟果实。柚子成熟时呈淡黄色或橙色，果皮厚，果肉呈白色或红色，果味酸甜适口，于秋末采摘，是人们喜爱食用的水果之一。中医认为，柚子味甘、酸，性凉，有化痰止咳、润肠通便、生津止渴、理气开胃之功效。柚子的主要成分有柚皮苷、枳属苷、新橙皮苷、胡萝卜素、枸橼酸、维生素C、维生素P、钙、磷、铁、糖类、芳樟醇、挥发油等。

现代药理研究证明，柚子含大量维生素C、维生素P，有一定的降压作用。柚子含钾量高，是优质高钾食品。新鲜柚子果汁中含有类胰岛素样成分，有降血糖功效。柚子是2型糖尿病患者的理想食品，以食用新鲜者为佳。对中老年2型糖尿病患者来说，经常食用柚子果汁，不仅有助于降低血糖、消除尿糖，而且还有助于防治糖尿病的并发症——动脉粥样硬化和高血压病。值得注意的是，柚子有滑肠致泻作用，凡便溏泻者慎用。

12. 黑芝麻

黑芝麻又叫胡麻，为胡麻科一年生草本植物芝麻的成熟黑色种子。中医学认为，黑芝麻味甘，性平，归肝、肾经，有补益肝肾、润养五脏之功效。现代医学研究证明，黑芝麻含有丰富的维生素E。维生素E有清除生物膜内产生的氧自由基的作用，阻止生物膜被氧化。大剂量口服维生素E，可保护胰岛细胞，并且可缓解糖尿病并发的神经系统症状。药理研究证明，黑芝麻可增加肝脏及肌肉中糖原含量，有降低血糖的作用，常食对糖尿病患者身体有益。

荤素搭配降血糖

1. 素炒青菜

原料　青菜（白菜、油菜、菠菜、芹菜、洋葱等）250克，植物油9克，姜丝少许，盐5克。

制作方法　将青菜洗净，切成寸段。油锅烧热后放入姜丝煸炒，随即放入青菜，旺火炒至半熟，放盐，稍加点温水，略炒即成。

成品的营养成分　热量508.2千焦（121千卡），蛋白质4克，脂肪9克，糖类6克。

2．虾皮炒青菜

原料：虾皮10克，青菜（油菜、菠菜、芹菜、白菜、洋葱等）250克，植物油9克，盐、葱丝各5克。

制作方法：将青菜洗净，切成寸段。油锅烧热后，放入虾皮、葱丝，再放入青菜煸炒，炒至八成熟，放盐，旺火炒熟即成。

成品的营养成分：热量646.8千焦（154千卡），蛋白质8克，脂肪10克，糖类8克。

3．虾子烧青菜

原料：虾子3克，青菜（油菜、白菜、菠菜、菜花等）250克，植物油15克，盐4克，姜丝、葱丝、料酒各2克。

制作方法：将青菜洗净，切成寸段。虾子用温水泡洗，撇去浮沫杂屑。油锅烧热后，放入姜、葱煸炒，再放入虾子、料酒，翻炒几下，放入青菜，稍加温水，盖锅盖，烧至半熟放盐，烧熟即成。

成品的营养成分：热量840千焦（200千卡），蛋白质5克，脂肪15.5克，糖类10克。

4．奶油白菜

原料：鲜牛奶、肉汤各50毫升，大白菜心250克，味精1克，植物油9克，盐、团粉5克。

制作方法：将白菜心洗好，切成寸段。油锅烧热后，放入白菜和肉汤，烧至八成熟，放入盐和味精。用牛奶调匀团粉，倒入锅中，搅匀烧开即成。

成品的营养成分：热量722.4千焦（172千卡），蛋白质5克，脂肪12克，糖类11克。

5．笋尖焖白菜

原料：白菜200克，笋尖10克，干口蘑、干虾仁各5克，酱油、植物油各10克，葱、姜各2克，味精少许，盐4克。

制作方法：将白菜洗净，切成寸段。将干口蘑、笋尖、干虾仁分别用温水泡开，切成小块，口蘑汤、虾仁汤留用。油锅烧热后，先将葱、姜煸好，然后放入白菜，炒至七分熟，再放入虾仁、口蘑、笋尖等，并加入酱油、口蘑汤、虾仁汤、酱油和盐，烧至入味即成。

成品的营养成分：热量617.4千焦（147千卡），蛋白质6克，脂肪11克，糖类6克。

6．白菜烩豆腐

原料：白菜200克，豆腐50克，植物油9克，盐5克，味精2克。

制作方法：将白菜洗净，切成寸段，豆腐切成方块。油锅烧热后煸炒白菜，半熟后稍加水煮开，放入豆腐及佐料，烧熟即成。

成品的营养成分：热量882千焦（210千卡），蛋白质6克，脂肪14克，糖类15克。

7．油菜烩豆腐泡

原料：油菜200克，豆腐泡（油豆腐）50克，植物油9克，酱油、盐各4克，味精2克，料酒、糖各3克。

制作方法：把油菜洗净，切成寸段。油烧热后，煸炒油菜，再加入豆腐泡一同煸炒，加少量温水及料酒、糖、酱油、盐，炒匀，用味精调味即可。

成品的营养成分：热量1 281千焦（305千卡），蛋白质17克，脂肪21克，糖类12克。

8．肉末豆腐

原料：瘦猪肉末50克，豆腐200克，植物油9克，酱油、盐、面粉各5克，葱、姜、青蒜各3克，料酒2克。

制作方法：豆腐切块。油烧热后，先煸炒肉末，放入葱、姜、料酒和酱油。再加入豆腐块和盐，稍加温水烧开，调入面粉汁，撒上青蒜末即成。

成品的营养成分：热量1 503.6千焦（358千卡），蛋白质18克，脂肪27克，糖类11克。

9．冬菇烧面筋

原料：面筋100克，干冬菇、冬笋各5克，花生油9克，团粉、酱油各10克，盐3克，味精2克。

制作方法：把面筋切块，冬笋切薄片，冬菇用开水泡洗后去蒂切成片。油锅烧热后，先炒面筋、冬菇和冬笋，加入盐、酱油，稍加温水，煮开后，倒入调好的面粉，烧开加味精即成。

成品的营养成分：热量865.2千焦（206千卡），蛋白质24克，脂肪10克，糖类5克。

10. 木樨豆腐

原料：南豆腐200克，鸡蛋1个，菠菜25克，植物油15克，酱油、盐、葱花各5克。

制作方法：将鸡蛋打散，放入少许盐打匀。豆腐和菠菜切成寸块和寸段。油锅烧热后，先炒鸡蛋，再放入豆腐和菠菜同炒，加入酱油和葱花，旺火快炒几下，烧熟即成。

成品的营养成分：热量1 201.2千焦（286千卡），蛋白质16克，脂肪22克，糖类7克。

11. 肉炒豌豆

原料：瘦猪肉50克，鲜豌豆100克，黄瓜50克，植物油9克，酱油、盐、团粉各5克，姜末3克。

制作方法：将肉切成肉丁，用团粉、酱油调好。黄瓜洗好，切成丁。油烧热后先炒肉丁，再放入姜末，炒好后起出。用余油炒黄瓜和豌豆，稍加温水，旺火快炒几下，放入肉丁和其他佐料，炒熟为止。

成品的营养成分：热量1 516.2千焦（361千卡），蛋白质16克，脂肪25克，糖类18克。

12. 肉丝炒豆芽

原料：瘦猪肉50克，绿豆芽200克，植物油9克，酱油、盐各5克，姜丝、料酒各3克。

制作方法：将猪肉切成细丝，用酱油和料酒拌匀。绿豆芽洗净，沥去水分。油烧热后，先煸炒肉丝，再放入姜丝，肉丝变色后，起出。再用余油煸炒豆芽，炒至半熟加盐，再倒入肉片同炒，炒熟即成。

成品的营养成分：热量1 041.6千焦（248千卡），蛋白质10克，脂肪20克，糖类7克。

13. 牛肉炒黄瓜

原料：牛肉100克，黄瓜150克，酱油、盐各5克，花生油15克，料酒、面粉、葱花各3克。

制作方法：将牛肉洗净，切成薄片，用酱油、面粉、料酒拌匀。黄瓜切片。油烧热后，先炒牛肉，加入盐和葱花，至快熟时加入黄瓜片，用旺火急炒几下即成。

成品的营养成分：热量1 453.2千焦（346千卡），蛋白质16克，脂肪26克，糖类12克。

14．牛肉丝炒芹菜

原料：瘦牛肉50克，芹菜200克，酱油、盐、面粉各5克，料酒、大葱各3克，植物油10克。

制作方法：把牛肉切成细丝。芹菜择净洗好，切成寸段。炒法同“牛肉炒黄瓜”。

成品的营养成分：热量1 226.4千焦（292千卡），蛋白质10克，脂肪20克，糖类18克。

15．肉丝炒青菜

原料：瘦猪肉50克，青菜200克（油菜、芹菜、菠菜、蒜苗、青椒等），植物油15克，酱油、盐、面粉各5克，料酒、葱、姜、味精各3克。

制作方法：把瘦猪肉洗净，切丝，用酱油、料酒、面粉拌好。青菜洗好切丝。油烧热后，先炒肉丝，旺火翻炒几下，放入葱、姜，炒熟起出。用余油炒青菜，若太干，可稍加些温水，炒至八成熟，倒入肉丝、盐和味精，炒匀即出锅。

成品的营养成分：热量1 503.6千焦（358千卡），蛋白质10克，脂肪30克，糖类12克。

16．牛肉烧油菜

原料：瘦牛肉50克，油菜200克，植物油15克，酱油、盐各5克，料酒、姜、葱、面粉各3克。

制作方法：把瘦牛肉切片，用酱油、料酒、面粉拌好。油菜洗净，切成寸段。烧热油锅后，加盐，先煸油菜，待半熟起出待用。油锅再烧热后，放入牛肉旺火急炒几下，放入姜、葱，倒入油菜，加盐，炒熟即成。

成品的营养成分：热量987千焦（235千卡），蛋白质16克，脂肪15克，糖类9克。

日常主食降血糖

1. 标准米饭

原料：标准米100克，清水约200克。

制作方法：把米洗淘干净，放入小盆中，加水，上屉旺火蒸约30分钟即可。

成品的营养成分：热量1 360.8千焦（324千卡），蛋白质8克，脂肪1.5克，糖类69.5克。

注：100克生米，蒸熟后约重285克。而且蒸米饭比捞饭和焖饭可以少损失营养成分。

2. 大麦米粥

原料：大麦米100克，清水800克，红豆20克。

制作方法：将大麦米、红豆洗净，用水稍浸泡一下。将米和豆放入锅中，加水，旺火煮开后，改文火，煮约2小时即可。

成品的营养成分：热量1 684.2千焦（401千卡），蛋白质12克，脂肪5克，糖类77克。

3. 小米饭

原料：小米100克，清水200克。

制作方法：将小米洗净，加水上锅焖约40分钟即可。

成品的营养成分：热量1 520.4千焦（362千卡），蛋白质10克，脂肪2克，糖类16克。

4. 二米饭

原料：小米50克，标准米50克，清水200克。

制作方法：将小米与标准大米择净，淘洗干净，放入盆中，加水，上屉旺火蒸约40分钟，即可出锅。

成品的营养成分：热量能1 474.2千焦（351千卡），蛋白质8克，脂肪2.5克，糖类75克。

5. 玉米渣粥

原料：玉米渣100克，清水800克，薏米20克。

制作方法：将薏米洗净，淘干。将玉米渣放入锅中加水，上火煮开，加入薏米，小火煮约2小时，待粥黏稠即可。

成品的营养成分：热量1 810.2千焦（431千卡），蛋白质12克，脂肪3.5克，糖类88克。

6．高粱饭

原料：高粱100克，清水300克，红豆20克。

制作方法：将红豆、高粱米洗净，用清水浸泡约30分钟。将米和豆放入锅中，加水旺火煮开，改文火焖约1小时，视豆开米软即成。

成品的营养成分：热量1 768.2千焦（421千卡），蛋白质12克，脂肪5克，糖类82克。

7．贴饼子

原料：玉米面100克，黄豆面10克，清水50克，小苏打少许。

制作方法：将玉米面、黄豆面与小苏打混合均匀，然后加少量温水，和成面团。用尖底铁锅放在火上烧水，水开后，两手蘸凉水将和好的玉米面放在掌上，做成饼子形，贴在铁锅水面以上的锅壁上。旺火烧约10分钟后，改文火烘烤30分钟即可。

成品的营养成分：热量1 705.2千焦（406千卡），蛋白质13克，脂肪6克，糖类75克。

8．玉米面窝头

原料：玉米面100克，黄豆面10克，清水50克，小苏打少许。

制作方法：将玉米面、黄豆面与小苏打混合均匀，然后加入少许清水，揉成面团。取一半面，用手揉成圆锥形，用拇指在圆锥底部捅成一个洞，以便蒸汽能够升入，不易夹生。另一半面也照此揉好。将做好的窝头放入笼屉，用旺火蒸约1小时即成。

成品的营养成分：热量1 705.2千焦（406千卡），蛋白质13克，脂肪6克，糖类75克。

9．芸豆饭

原料：芸豆20克，标准米100克，清水300克。

制作方法：先将芸豆、大米洗净。芸豆用清水浸泡约1小时。将芸豆放入锅中煮开后，改小火焖约1小时，将豆煮开花即成，再倒入大米，同煮约20分钟。将豆饭捞出，上屉蒸约10分钟即成。

成品的营养成分：热量1 667.4千焦（397千卡），蛋白质13克，脂肪1克，糖类84克。

10. 标准面粉馒头

原料：标准面粉100克，面肥少许，食用碱少许，清水约50克。（若用鲜酵母可不用面肥和碱）

制作方法：先用水把面粉和面肥和好，放于温暖处，待面发起后，加入食用碱（食用碱可调成液状）把面团揉匀，揉成底平面圆的馒头形，上屉蒸半小时即成。

成品的营养成分：热量1 486.8千焦（354千卡），蛋白质10克，脂肪2克，糖类74克。

住院治疗的食谱

医院营养食堂根据患者每日所需的总热能，将糖尿病饮食分为六种类型。这种热量分型既兼顾了治疗上的膳食要求，又简化了营养食堂的工作量，便于根据不同热能需求对患者的膳食作出及时调整。下列表中仅列出各类食物中的代表食品。

1. 糖尿病1号食谱

本食谱每日提供的总热量约4811.6千焦（1 150千卡），适用于肥胖型糖尿病患者。其食物搭配及营养素量值见表1。

表1　糖尿病1号食谱的食物与营养素含量

食物名称	食物重量（克）	蛋白质（克）	脂肪（克）	糖类（克）
牛奶	250	7.8	8.8	11.5
鸡蛋	45	6.7	5.2	—
瘦牛肉	50	9	5	—
豆腐	100	5.5	0.7	3.6
蔬菜	500	10	—	15
主粮	175	12	3	134

（续表）

食物名称	食物重量（克）	蛋白质（克）	脂肪（克）	糖类（克）
植物油	9	—	9	—
总计	—	51	31.7	164.1

2. 糖尿病2号食谱

本食谱每日提供总热量约5 439.2千焦（1 300千卡），适用于肥胖型糖尿病患者或轻体力劳动糖尿病患者。其食物搭配及营养素量值见表2。

表2　糖尿病2号食谱的食物与营养素含量

食物名称	食物重量（克）	蛋白质（克）	脂肪（克）	糖类（克）
牛奶	250	7.8	8.8	11.5
鸡蛋	45	6.7	5.2	—
瘦牛肉	50	9	5	—
豆腐	100	5.5	0.7	3.6
蔬菜	750	15	—	22.5
主粮	200	14	3.4	154
植物油	9	—	9	—
总计	—	58	32.1	191.6

3. 糖尿病3号食谱

本食谱每日提供的总热量约6 276千焦（1 500千卡），适用于普通糖尿病患者。其食物搭配及营养素量值见表3。

表3　糖尿病3号食谱的食物与营养素含量

食物名称	食物重量（克）	蛋白质（克）	脂肪（克）	糖类（克）
牛奶	250	7.8	8.8	11.5
鸡蛋	45	6.7	5.2	—
瘦牛肉	75	13.5	7.5	—
豆腐	100	5.5	0.7	3.6

（续表）

食物名称	食物重量（克）	蛋白质（克）	脂肪（克）	糖类（克）
蔬菜	750	15	—	22.5
主粮	225	16	3.7	171
植物油	18	—	18	—
总计	—	64.5	43.9	208.6

4. 糖尿病4号食谱

本食谱每日提供的总热量约6 903.6千焦（1 650千卡），适用于普通糖尿病患者。其食物搭配及营养素量值见表4。

表4　糖尿病4号食谱的食物与营养素含量

食物名称	食物重量（克）	蛋白质（克）	脂肪（克）	糖类（克）
牛奶	250	7.8	8.8	11.5
鸡蛋	45	6.7	5.2	—
瘦牛肉	100	18	10	—
豆腐	100	5.5	0.7	3.6
蔬菜	750	15	—	22.5
主粮	250	18	4.1	204
植物油	18	—	18	—
总计	—	71	46.8	241.6

5. 糖尿病5号食谱

本食谱每日提供的总热量约7 531.2千焦（1 800千卡），适用于中等体力劳动糖尿病患者。其食物搭配及营养素量值见表5。

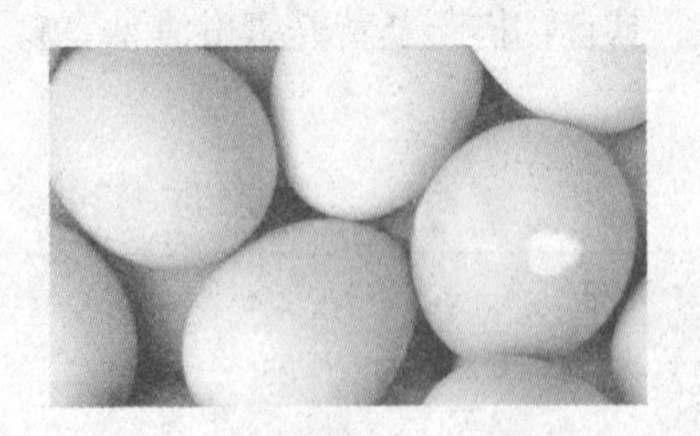

表5　糖尿病5号食谱的食物与营养素含量

食物名称	食物重量（克）	蛋白质（克）	脂肪（克）	糖类（克）
牛奶	250	7.8	8.8	11.5
鸡蛋	45	6.7	5.2	—
瘦牛肉	100	18	10	—
豆腐	100	5.5	0.7	3.6
蔬菜	750	15	—	22.5
主粮	300	21	5	230
植物油	18	—	18	—
总计	—	74	47.7	267.6

6．糖尿病6号食谱

糖尿病6号食谱每日提供的总热量约8 368千焦（2 000千卡），适用于中等体力劳动糖尿病患者。其食物搭配及营养素量值见表6。

表6　糖尿病6号食谱的食物与营养素含量

食物名称	食物重量（克）	蛋白质（克）	脂肪（克）	糖类（克）
牛奶	250	7.8	8.8	11.5
鸡蛋	45	6.7	5.2	—
瘦牛肉	150	27	15	—
豆腐	100	5.5	0.7	3.6
蔬菜	750	15	—	22.5
主粮	350	24	5.7	270
植物油	18	—	18	—
总计	—	86	53.4	307.6

患者根据上述内容，按照自身的实际情况，找出适合自己的食谱。在了解自己每日每餐应吃的食物品种及数量后，即可查找相应的表格，选择自己喜爱的食物。烹调方法则可灵活掌握，这样既不超出医生规定的范围，又可做到饮食内容的多样化。

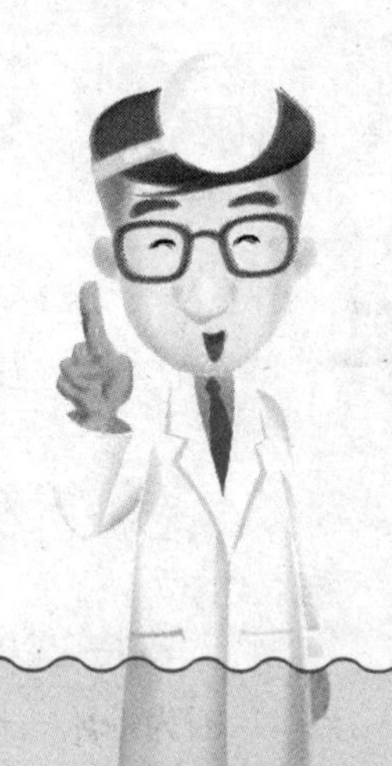

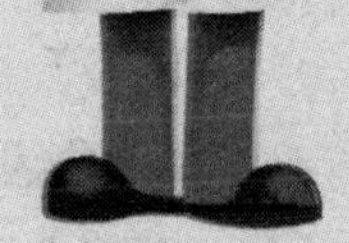

第十一章 Chapter 11

糖尿病的运动疗法

糖尿病患者运动要遵循的原则

1．要持之以恒

因为糖尿病是终身性疾病，所以体育锻炼应坚持经常，除有急性病外，切勿间断。运动疗法是治疗糖尿病的基本方法之一，如果认为血糖正常而停止锻炼，就等于中断了治疗，势必会引起血糖升高，并随之而带来一系列代谢紊乱。

2．要因人而异

要因人而异，最好根据病情、体质、兴趣爱好的不同等选用不同的运动方式，不可勉强为之。勉强行事，一方面达不到锻炼目的，另一方面会产生抵触情绪，也不易坚持。如老年人可选用散步、慢跑、门球等运动，而年轻人则可选羽毛球、划船、骑自行车等活动。

3．要循序渐进

糖尿病患者一般体质较弱，因此在开始进行体育锻炼时，应从短时间的轻微活动，即小运动量开始。随着体质的增强，逐渐增加运动量，并延长活动时间。这样循序渐进的方法对糖尿病患者较为有利。

要制订合理的运动计划

适当的体育锻炼计划是糖尿病或低血糖治疗和预防方案中重要的一部分。众所周知，有规律的体育锻炼能预防2型糖尿病和改善葡萄糖的代谢。体育锻炼可以提高糖尿病患者胰岛素的敏感性和对糖的耐受性。体育锻炼对血糖控制的益处在于可以增加组织中铬的浓度。

但是，规律的体育锻炼对健康的益处，尤其对糖尿病患者的益处不能被无限夸大。锻炼的近期影响是反映在身体上，然而，长期有规律的锻炼会使机体适应性加强。机体对这种规律性锻炼越适应，对锻炼强度的耐受性也越强，最终，机体的各组织器官功能都相应地得到提高。体育锻炼改善了人的心肺功能。简单地说，锻炼提高了氧和营养物质向细胞内的转运，同时促进二氧化碳和废物从组织中向血液中转运，并最终排除体外。

有规律的体育锻炼可以降低胆固醇水平、改善心脏血和氧的供给、增强心脏功能、有助减肥和对凝血功能有良好的影响。所以，体育锻炼对减低人们心脏病患病率亦十分重要。

有规律的体育锻炼不仅使人们看起来气色好，而且还使人的紧张、压抑和多虑等情绪随着锻炼逐步消解。锻炼本身可以对改善情绪和提高应付生活压力有很重要的影响，但体育锻炼计划在治疗抑郁方面，效果不是很明显。

那么，糖尿病患者应该怎样制订自己的运动计划呢？要制订适合自己的运动计划，首先应该确定你是否适合体育锻炼。如果你多年不活动或者疾病在身，应该先去看医生。如果你适合锻炼，就选择一个适合自己的锻炼计划。有氧的健身锻炼活动，如快走、长跑、骑车、滑冰、健身舞和球类运动是很好的选择。快走（15千米／时）30分钟可能是减肥的最好方法。走路可以在任何地方进行，不需要任何贵重的设施设备，只需要舒适的衣服和鞋就可以了，而且受伤的危险性很小。

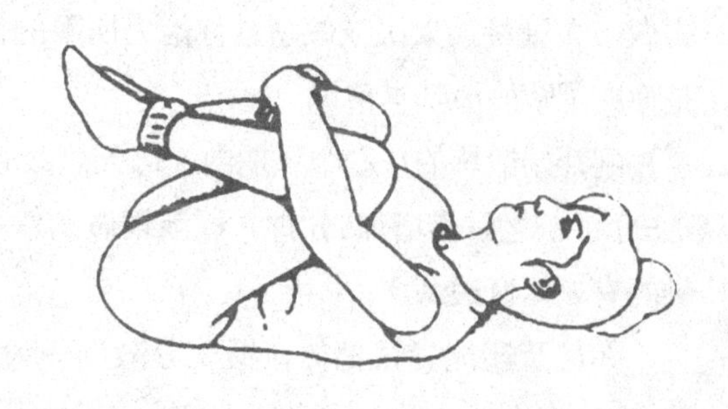

糖尿病患者适宜的运动时间

有人习惯于早晨空腹时锻炼身体，也有人主张晚餐后进行体育锻炼，到底什么时间锻炼身体最好呢？我们认为，以早餐或晚餐后30分钟或1小时后开始锻炼较为适宜。餐前锻炼身体有可能引起血糖波动，可能因延迟进餐造成血糖过低，也可能因没有服药而使血糖过高，当然也可能是血糖先低，而后又因苏木吉杰反应而过高，所以最好把运动时间放在餐后。

为避免对消化系统功能的影响，体育锻炼最好在进餐结束后半小时以上再进行。晚餐后的体育锻炼值得提倡，因为中国人多半进晚餐比较多，而且多数人晚餐后就是看看报纸或电视节目，体力活动很少，这对降低血糖和减轻体重十分不利。糖尿病患者，只有把握好适宜的运动时间，才能真正达到体育锻炼的目的。

运动要掌握好度和量

如果你已经长时间没有锻炼活动了，在重新开始进行锻炼时，应该慢慢地去做。太过量、太快或做超过你能力所限的体育锻炼则会导致对你的伤害，这是你应了解的最基本常识。

刚开始锻炼的1～2个星期内，每天只做5分钟的有氧体育锻炼为宜。然后增加5分钟，之后再增加5分钟，逐渐地做到每星期3～5次，每次连续做20～60分钟的有氧体育锻炼。

你甚至还能尝试把体育锻炼分散到一天活动中，例如，可以尝试每天2次或3次，每次10分钟；或者每天2次，每次时间为15分钟的快走或攀登楼梯等运动。其实，每天只要做不少于15分钟的体育锻炼就可从很大程度上改善健康状况。

对每种强度的体育锻炼，应在开始时仅仅做一个阶段的运动（一个阶段是指你从开始到休息重复做一个动作的次数）。当你变得更强壮时，你将能做更多的阶段。在每次能做2～3个阶段的运动时，适当地增加一些运动量。一旦容易做到2～3个阶段运动量后，便可以增加器械的重量，做更辛苦的锻炼。每周可以做2～3次，每次为20～30分钟的增加体能的锻炼。在做下一次相同的增加体能的锻炼前，至少使你的肌肉有24小时的休息。

做室内运动要注意的事项

当糖尿病患者因身体状况或天气情况的原因必须在室内锻炼时，应注意以下几点。

1. 运动幅度

因室内空间有限，所以运动时应选择活动幅度相对较小的方式，如广播操、太极拳、健身操等，避免与室内物品碰撞。

2. 空气要流通

因为运动时心跳、呼吸加快，耗氧量大，所以一定要保持空气清新，使机体最大限度地吸入新鲜的氧气。

3. 不要临窗

尤其是不要靠近开着的窗户活动，以免受凉。锻炼前最好告知家属或邻居，且要留门，以备发生意外时能被及时发现。

如何根据血糖水平选择运动方式

临床上，根据血糖水平高低将糖尿病分为轻、中、重三型，不同类型的糖尿病患者对运动的反应不同，选择运动量也不同。

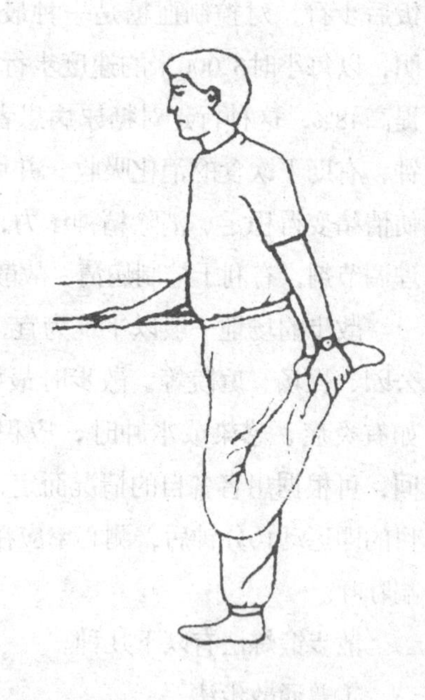

1. 轻度（BS<11.1毫摩/升）

正常体重型患者，胰岛素水平常低于基础水平者，运动时胰岛素分泌减少，肝糖原分解输出增多，肌肉利用糖增多，有利于降脂、降糖，增强体质。可选择中等程度运动量，如散步、骑自行车、跳舞、球类、划船等。

2. 中度（11.1毫摩/升≤BS≤16.6毫摩/升）

偏胖型患者，经运动，胰岛素受体增加，对胰岛素由不敏感转为敏感，且可降糖、降脂，有利于减肥。可选择中、重度运动量如快步、跳舞、游泳、滑雪等。

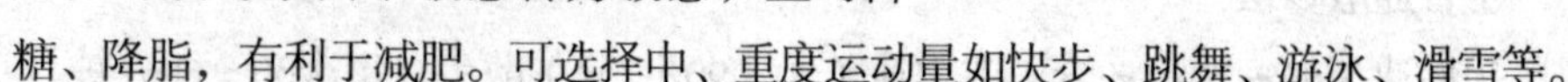

3. 重度（BS>16.6毫摩/升）

偏瘦型患者，胰岛素严重缺乏者，运动时肝糖原分解输出增加，而肌肉摄取和利用较差，于是血糖升高，病情加重。另外，由于运动使激素（儿茶酚胺、皮质醇、生长激素、胰高血糖素）增加，促使游离脂肪酸增多，若供氧缺乏，酮体生成增加，乳酸生成增加而利用不足，可引起酮症酸中毒并乳酸性酸中毒。对这种患者，运动前可注射少量胰岛素，宜选择轻度运动量，如散步、气功等。

散步——经常散步身体好

散步是世界上最自然的一种既简便又廉价的锻炼方法，这种锻炼随时随地都可进行，不需要任何锻炼器械，便于长期坚持。

我国隋代名医巢元方在《诸病源候论》中说，消渴者应“先行百步，多者千步，然后食之。”说明我国古代就认识到步行对糖尿病有很好的治疗作用。饭后步行，对控制血糖是一种最安全、简便和最能持久的运动疗法。实验证明，以每小时3 000米的速度步行，每分钟约要行走90～120步，机体代谢率可提高48%，这种行走对糖尿病患者控制血糖十分有益。每天坚持散步15～20分钟，有助于饮食的消化吸收，并可通过促进胃肠运动而使排便正常；散步还可使情绪变得稳定、消除精神压力，对糖尿病患者，又是一种天然的镇静剂和心理调节剂，有利于控制病情，故散步是糖尿病患者行之有效的运动项目。

散步的场地一般以平地为宜，尽可能选择空气新鲜、环境幽静的场所，如公园、操场、庭院等。散步时最好穿运动鞋或旅游鞋，衣服要宽松合体。脚如有炎症、感染或水肿时，应积极治疗，不宜散步。行走的速度、距离和时间，可根据患者各自的情况而定，不必机械仿效，原则是既要达到运动锻炼的目的即运动10分钟后，测心率应在（220-年龄）×60%～70%，而又不要走得气喘吁吁。

散步锻炼法有以下几种。

①普通散步法

用慢速（60～70步／分）或中速（80～90步/分）散步，每次30～60分钟。

②快速步行法

每小时步行5 000～7 000米，每次锻炼时间30～60分钟。用于普通中老年人增强心力和减轻体重，最高心率应控制在120次／分以下。

③定量步行法

有五条不同距离的路线，第一条为200～600米的平路，用2分钟走100米的速度进行，每走100～200米后休息2～3分钟；第二条为400～800米的平路，用3～4分钟走100米的速度进行，每走100～200米休息3～5分钟；第三条为800～1 500米的平路，用15～18分钟走完，在路途中可休息1～3次，每次3～5分钟；第四条为步行两段1 000米平路，每段用15～20分钟走完，中间休息3～5分钟；第五条为2 000米平路，用20～30分钟走完，中间可不休息，或休息1～2次。以上五条不同距离的路线，一条比一条远，从第一条开始练习，逐渐增加。

跑步——经济划算的运动

1. 跑步益于糖尿病患者

跑步，是一项方便、灵活的锻炼方法，它具有显著的健身效果，老幼皆宜，对糖尿病患者更为合适，这是因为：

①跑步能促进新陈代谢、消耗大量血糖、减少脂肪沉积，故对糖尿病伴肥胖患者而言，是一剂有效的“药方”。

②慢跑可以增加机体的摄氧量、增强心肌收缩力、增加冠状动脉血流量，防止冠状动脉硬化。

③慢跑可以使胃肠道蠕动增强，从而增进食欲、改善消化和吸收功能、防止中老年人及脑力劳动者的胃肠功能紊乱，保持大便通畅。

④经常坚持跑步，还是防治老年肌肉萎缩、保持关节灵活的良方。

⑤新近有研究报道，慢跑可使体内的自由基消除系统保持在较高的功能状态，降低体内自由基水平，从而减少自由基损伤、延缓衰老。

2. 跑步健身常有3种方法

①慢速长跑：是一种典型的健身跑，距离从1 000米开始。适应后，每周或每2周增加1 000米，一般可增至3 000～6 000米，速度可掌握在6～8分钟跑1 000米。

②跑行锻炼：跑30秒、步行60秒，以减轻心脏负担，这样反复跑行20～30次，总时间为30～40分钟，此法适用于心肺功能较差者。跑的次数可每天1次或

隔天1次，年龄稍大的可每隔2～3天跑1次，每次20～30分钟。跑的脚步最好能配合自己的呼吸，可向前跑2～3步吸气，再跑2～3步呼气。跑步时，两臂以前后及稍向外摆动比较舒适，上半身稍向前倾，尽量放松全身肌肉，一般以脚尖着地为好。

③血糖控制较好的患者，可科学地安排跑步和严格按时训练。训练分三个阶段进行，每阶段12周。第一阶段：适合从未锻炼跑步的和体弱的患者。每次跑15分钟，每周2～3次，每次跑1 000～3 000米，运动强度为弱。第二阶段：适合于具有初级技能的跑步者，能顺利通过第一阶段的训练者。每次跑30分钟，每周2～3次，每次跑2 000~6 000米，运动强度为中等偏弱。第三阶段：适合于有经验的跑步者，能顺利通过第二阶段的训练者。每次跑60分钟，每周2～3次，每次跑6 000米以上，运动强度为中等偏强。

游泳——清爽的有氧运动

游泳是一种积极的健身运动，还是一种调节情绪的重要方式。性格开朗，乐观向上，心情愉快是健康长寿的重要心理因素。糖尿病患者最忌出现意志衰退，情绪消沉，丧失对周围事物及大自然的爱等不良情绪。当一个人出现焦虑、抑郁、烦躁、不安等不良情绪时，如果是夏季，在有条件的情况下，建议糖尿病患者去游泳。游泳时，划水和打水的动作能改善大脑对各系统的调节功能，有助于建立或维持一个健康向上的心理状态。

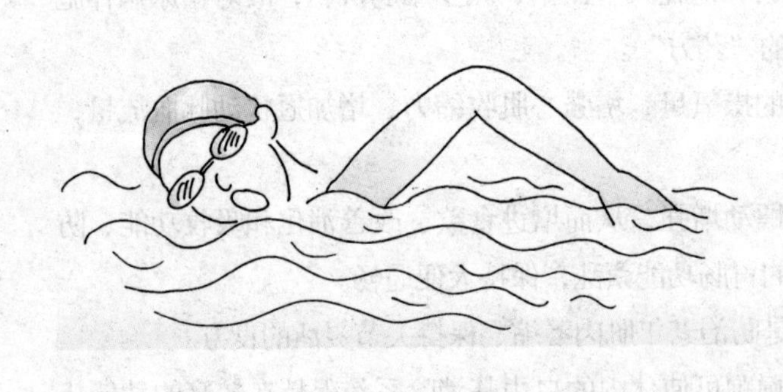

另外，游泳时，水流和波浪对身体表面的摩擦和冲击，对人体产生一种特殊的自然“按摩”作用，这种自然的按摩作用，不仅可以使人身心放松，而且还会使人产生拥抱大自然，并与大自然融为一体的喜悦与陶醉。在这种情况

下，糖尿病患者原有的忧愁、烦恼、悲观、失望等不良情绪会一扫而光，会使人感到精神振奋，对生活充满着信心与乐观！这种与大自然融为一体的幸福感与奋发向上、积极进取的心理状态会激发人体潜在的抗病能力，对糖尿病患者的康复会产生重要而又深远的影响。

爬楼梯——简单易行的运动

爬楼梯疗法是一种可促进机体新陈代谢和增加心肺功能的防治疾病的方法，它不需要专门的场地和器材，男女老少皆宜，随时随地都可以进行。因此，近年来已成为美国发展最快的健身强体的有氧运动项目。1977年的研究结果证明，每日爬5层楼梯的人，其心脏病的发病率比乘电梯的人少25%；还有报道，如果每日登6层楼梯3次，即上下3次，相当于登5 000级楼梯，所消耗的热量为8351.6千焦（1998千卡）。可见，爬楼梯，即每日上下楼可减少疾病的发生，有益于人体的健康，是一种极好的锻炼机会。另据资料记载，爬楼梯时消耗的热能比静坐多10倍，比散步多3倍，比骑自行车多1.5倍，比打乒乓球多1.3倍。沿着6层楼的楼梯爬上2～3趟，相当于平地跑800～1 500米的运动量。

爬楼梯的方法有两种：一是微弯腰，高抬腿，两臂自然摆动，不抓扶手，节奏均匀有力地攀登每一个台阶；二是两臂平端，两脚跳跃着向上登，脚跟抬起，脚尖缓慢着地。上述两种方法可交替使用，也可选择其中的一种方法。

骑车——最为时髦的运动

在很多国家，骑自行车健身已经成为最时髦的时尚运动方式之一。近年来，随着人们环保意识的提高，选择燃烧脂肪而不是燃烧汽油更是大势所趋，自行车运动在国内也日渐流行。

运动学专家也对自行车运动普遍看好，认为骑自行车与跑步、行走、游泳一样，具有锻炼耐力和提高心肺功能的作用。因为自行车运动的特殊要求，手臂和躯干多为静力性的工作，两腿多为动力性的工作，在血液重新分配时，下肢的血液供给量较多，心率的变化也根据蹬踏动作的速度和地势的起伏而不同。身体内部急需补充养料和排出废料，所以心跳往往比平时增加1～2倍。反复练习，就能使心肌发达、收缩有力、血管壁的弹性增强，从而使肺通气量增大、肺活量增加、肺的呼吸功能提高。另外，由于骑自行车是对侧支配运动，两腿交替蹬踏，还可使左右两侧的大脑功能均衡协调发展，从而提高神经系统的敏感性。

骑自行车是一种很好的有氧训练方式，如果训练得当，其健身效果是非常不错的。骑行过程是慢是快、骑行时间是长是短、骑行强度是大是小，究竟选择怎样的方式，要根据自己的身体状况和锻炼目的来定。

1. 锻炼六法

（1）减脂骑车法

减脂骑车法，即有氧骑车法，以中等速度骑车，一般要连续不间断骑行30分钟左右，同时要注意深呼吸，这样对心肺功能的提高很有好处，对减肥也有特效。

（2）强度型骑车法

首先是要规定好每次的骑行速度，要求以自己的六成极限速度骑行5～7分钟；其次是规定自己的脉搏强度来控制骑速，用心率表测自己的每分钟脉搏，使其处于心肺功能训练区间内，这样可以有效地锻炼人的心血管系统。

（3）力量型骑车法

力量型骑车法，即根据不同的条件用力去骑行，如上坡、下坡，可以有效地提高双腿的力量或耐力素质，还可以有效地预防大腿骨骼疾患的发生。

（4）间歇型骑车法

在骑车时，先以中、慢速骑1～2分钟，再以1. 5～2倍速度骑2分钟，然后再中、慢速骑行，再加快，如此交替循环锻炼，可以提高训练者对于有氧运动的适应能力，有效地锻炼人的心肺功能。

（5）核心肌力骑车法

骑行过程中，臀部离开车座，但又不直立身体，同时腰腹部发力控制身体平衡，运用此种方法可训练腰腹部肌群力量。

（6）脚心骑车法

用脚心部位（即涌泉穴）接触自行车踏板骑车，可以起到按摩穴位的作用。具体做法是：一只脚蹬车时，另一只脚不用力，以一只脚带动自行车前进，每次一只脚蹬车30～50下。在顶风或上坡时锻炼，效果更佳。

2. 骑车运动“六注意”

选车最好选用轻型优质的自行车，选一辆适合自己的自行车可以减少很多在路途中遇到的不必要的麻烦。车座太硬的，可用泡沫塑料做一个柔软的座套套在车座上，以减少车座对会阴部的摩擦。

（1）要注意车座的高度和角度

人站立在地面上，一侧腿部抬起，大腿与地面平行时的高度与车座高度一致即可。车座前部上翘，易损伤会阴部。

（2）充分准备

例如，车胎的气是否足；各部分的零件是否有问题，在出发前一定要做一个自行车性能的检修；运动时戴专业运动手套，一是防滑，二是一旦摔倒后可保护手部；太阳帽、太阳镜、药品、轻便鞋、宽松的衣装、质量较好的自行车都是安全的保证。除此以外，骑车时常用的护具还有护膝、护踝、护肘和护腕，可以防止行车中发生扭伤、挫伤等伤害。如果把骑车当作运动来做，那么这些保护器具一定要配全。

（3）补足水分

不论骑什么样的自行车，如果是为减脂，需要每隔30～50分钟进行补水，防止脱水。

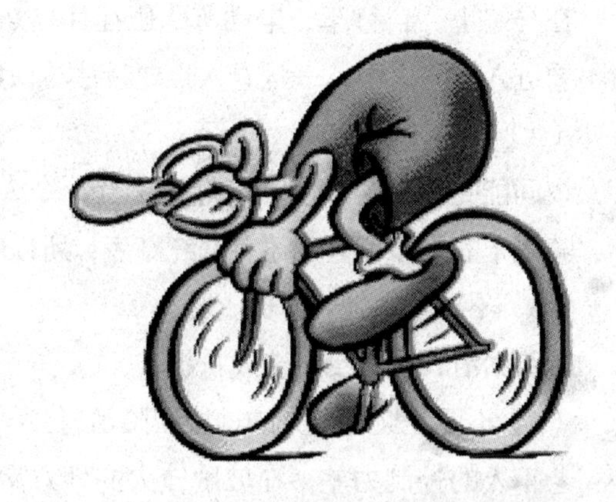

（4）注意车速及姿势

初骑变速车时，速度不要太快，时间也不要太长，待身体适应后再加速和加时。骑车时间较长时，要注意变换骑车姿势，使身体的重心有所移动。

在骑车时，若发觉会阴部有不适症状，要及时查明原因，若因车座有问题，要及时排除或改进，并要注意休息，症状消除后再骑车；若不能消除症状者，应到医院请医生检查治疗。

（5）遵守交通规则

注意四周车辆和路面情况，转弯时要发出信号，不抢道，不逆行。

（6）运动量一定要适中

只留意骑自行车的路程是不够的，每次骑车至少30分钟，但不要超过60分钟。骑车时上身要放松，以避免引起肩膀和脖子酸痛；不要把身体压得过低，否则会限制腹式呼吸。

选择“单杆”的自行车，其好处是不限时间、不限速度。骑在车上，你会感觉十分自由且畅快无比。此时，它不再只是一种代步工具，更是一种愉悦心灵的健身方式。

最后提醒大家：停车时不要忘记锁车。

3. 老年人骑车运动“九不要”

（1）不要逞强

骑车上路的老年人，绝不能与他人抢道路、争速度。“若让三分保平安”。

（2）不要赶高峰

上下班之际，骑车者多为青壮年，他们大多“快”字当头，老年骑车者应避开这段高峰期。

（3）不要卷入方阵

在马路上，自行车、电动车队伍往往自然形成无数个方阵队形，老年骑车者不要进入方阵之中，一旦卷入也要设法尽快解脱出来，免遭挤撞。

（4）不要夜间骑车

夜间能见度差，加上汽车灯光干扰，令人头晕目眩。此时交警较少，开快车、骑快车的人多，甚至还有闯红灯者，所以老年人不宜夜间骑车。

（5）不要在雪地、冰面上骑车

因路面滑，易跌倒，造成骨折。

（6）不要在坡度较大的地段冒险滑行

老年人的控制力差，在坡度较大的地方滑行时难以掌握方向，极易造成严重后果。

（7）不要在积水路段盲目骑行

积水的路段，比如道路面受损严重、污水深积，盲目前进，实在危险。

（8）不要怕麻烦

过十字路口时，最好推行通过，避免碰撞。小巷拐弯处，极易发生碰撞，此处最好一边推行，一边打铃。

（9）不要选骑高座位的自行车

老年人应选择低座位的自行车，一旦遇到情况，双脚可以同时落地，以免反应不及时，发生危险。

平安是福，当我们踏起单车，在阳光和清风中尽情潇洒的时候，千万不要忘了“平安”二字。

爬山——强身健体的运动

爬山运动，能显著提高腰部、腿部的力量及行进的速度、耐力和身体的协调、平衡能力，并且能加强心、肺功能，增强抗病能力，促进新陈代谢，提高人体对胰岛素的敏感性，有利于控制血糖水平。因此，爬山对糖尿病患者是十分有益的运动项目。但需注意两点：

一、一定要掌握循序渐进的原则，切不可突然加大运动量和运动强度。

二、要适可而止，不要过度劳累，最好在爬山前吃一些食物或在饭后1小时开始爬山，以免发生低血糖。

医疗体操——永葆健康的运动

医疗体操，按人体的解剖部位，分别选择动作，加以组合变化，使身体各部位都得到活动和锻炼，从而加强骨骼肌肉的力量和关节的灵活性；使其运动更加协调准确，从而使四肢、腰背的肌肉得到均衡的发展。通过做医疗体操，使身体需要的血液和氧气增多，就要求心脏加快跳动，从而有助于心肺功能的提高；同时，做医疗体操时，热量消耗较大，身体需要营养，就能显著提高消化功能及新陈代谢功能。

医疗体操的操作方法如下。

1. 扩胸运动

立正，两臂胸前弯曲，掌心向下；两臂经前向后拉伸，还原成立正姿势。共做8次。

2. 振臂运动

立正，左臂上举，同时右臂向后摆动；左臂经前向下、向后摆动，同时右臂经前向上举。重复上下振臂16～20次。

3. 踢腿运动

立正，两手叉腰；左脚前踢，与上体约成90°，左腿还原；右腿前踢，与上体约成90°，右腿还原。左右腿交替踢腿16～20次。

4. 体侧运动

立正，左脚侧出一步，脚尖点地，同时两臂侧举；左臂弯屈至背后，前臂贴于腰际；同时右臂上举，身体向左侧屈2次，还原。出右脚，换相反方向做，动作相同。共做8次。

5. 腹背运动

立正，两臂经体前上举，掌心向前，抬头，体后屈；体前屈，手指尽量触地；上体伸直，屈膝半蹲，同时两臂前举，掌心向下；腿伸直，两臂还原成直立。连续做16～20次。

6. 原地跳跃

立正，两脚跳成开立，同时两臂侧举；两脚跳成开立，同时两手叉腰。连续跳20～30次。

7. 原地踏步

两臂自然放松，随踏步做前后摆动。连续踏步30次左右。

糖尿病患者运动时是否可以加餐

糖尿病患者应根据自己的病情、体质、平时活动量及运动中的反应来决定是否加餐。如血糖轻中度升高，体质消瘦或低于标准体重者，宜在运动前加餐；有低血糖倾向者宜在运动前加餐；运动中有低血糖反应者应立即加餐；临时增加运动量者，宜在运动前加餐；血糖轻中度升高，运动中无不良反应者不

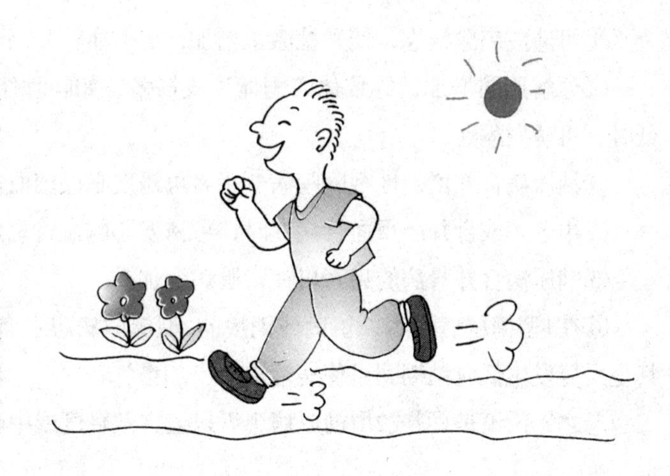

应加餐。糖尿病患者体育锻炼的时间应选择在外源性胰岛素作用最强之前，最好在饭后半小时到一个半小时进行；如必须在作用最强的时间内进行活动则应少量加餐。总之，要具体问题具体分析，因人而异，摸索出一套最适合自己的治疗方案。

糖尿病患者该如何处理运动中的低血糖

如果在运动中或运动后出现饥饿感、心慌、出冷汗、头晕及四肢无力或颤抖现象时，提示你已出现低血糖，但不要惊慌，可采取以下方法自救：

①立即停止运动，并服下随身携带的糖果等食物，一般在休息10分钟左右后，低血糖症状即可缓解。

②若10分钟后未能缓解，可再服糖果等食物，并请求其他人通知你家人或送你到医院。

③若有条件，运动前可准备胰高血糖素针剂，并随身携带，把注射方法简明扼要地列出。若出现低血糖，而你又清醒时可自己注射；若神志不清，其他人也可以根据你写出的注射方法为你注射。

为何糖尿病患者忌过度剧烈运动

合理的运动对糖尿病患者是有益无害的，但过度或剧烈的运动对糖尿病患者是有害的。过度或剧烈运动易造成的不良后果有：

①可造成应激状态，使升糖激素增加，导致血糖升高。

②分解脂肪增加，导致体内酮体生成增多，如同时伴有体内胰岛素水平很低时，可诱发酮症。

③糖尿病合并增殖性视网膜病变患者可诱发眼底出血。

④中老年或合并严重血管病变时，可诱发心脑血管意外。

⑤糖尿病合并肾病的患者可使肾脏病变加重。

⑥在1型糖尿病患者、重度或消瘦的2型糖尿病患者血糖控制不稳定时，尤其是反复发生低血糖期间可使病情进一步加重。

总之，无论是1型或2型糖尿病患者只适宜做轻度或中度的体育运动。

家务劳动是否可以代替运动治疗

家务劳动并不能代替运动治疗。因为家务劳动是一种身体局部的特定动作，有一定的局限性。如洗衣服，它仅要求双臂活动，动作局限于手、臂、肩等处，而且，这种劳动方式一旦时间过长，会导致腰酸背痛等不适反应。所以，家务劳动不可能对身体发挥全面、系统的锻炼作用。运动治疗则不同，它能对全身各个组织和器官都能发挥锻炼作用，这样就避免了家务劳动的局限性，使全身各个系统都得到了必要的锻炼，从而促进机体的新陈代谢，加强糖代谢的调节，提高葡萄糖的利用率，达到控制血糖、增强体质的目的。

为何糖尿病患儿要参加运动治疗

运动是儿童正常生长发育所需要的生活内容的一部分。运动，对于糖尿病患儿更有重要意义。经常参加运动的糖尿病患儿的糖代谢控制比较好。身体健康能参加竞争性体育运动的糖尿病患儿应能懂得运动对控制糖尿病的好处，应自觉地参加体育运动。研究证明，经常参加体育运动的1型糖尿病患儿在10～30年后并发症的发生率和病死率明显低于不参加运动者。

糖尿病患者运动时怎样防止低血糖

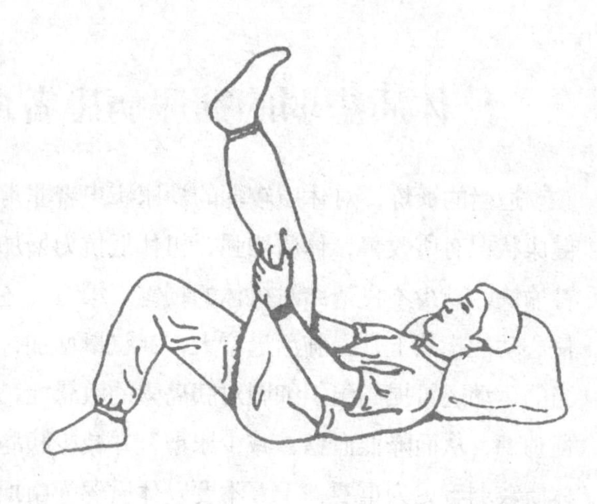

为防止运动期间或运动以后血糖降低，适当补充一些食物是必要的，但具体的数量对每个人来讲是不一样的。一般来说，如果运动前血糖水平低于8.0毫摩／升，那么事先吃15克的碳水化合物就足够了，约一份水果加一份面包。如果是在运动后经过比较长的一段时间才出现低血糖反应，那么应该在结束活动后的30分钟之内补充15～30克的碳水化合物，约一个面包或5～10块苏打饼干。这样有助于机体有充分的时间把贮存在肌肉中的葡萄糖释放回血液中，使运动后更长时间内不发生低血糖。糖尿病患者不宜进食后立即运动，也不宜运动完立即进食。

运动疗法不适合哪些糖尿病患者

老年糖尿病患者有下列情况之一者，属运动疗法的绝对禁忌症：

各种急性感染、肝肾功能衰竭、心力衰竭、轻度活动即发生心绞痛、新发生的心肌梗死（4周以内）、心室壁动脉瘤、心律不齐（运动后室性早搏增多）、Ⅱ度或Ⅲ度房室传导阻滞、不能控制的房颤、最近发作的血管栓塞、由肺心病引起的严重换气障碍、未控制的高血压以及严重并发足坏疽、糖尿病肾病、肾功能不全、视网膜病变眼底出血、未控制的1型糖尿病等。

有下列情况之一者，属运动疗法的相对禁忌证：

代偿性心瓣膜疾病、运动后加重的心律不齐、左束支传导阻滞、装有心脏起搏器、有严重的静脉曲张、过去曾有血栓性静脉炎、神经肌肉疾病或关节畸形有加重趋势、最近有暂时性脑缺血、极度肥胖，以及服用某些药物，如洋地黄制剂和β受体阻滞剂等。

体质虚弱的糖尿病患者适宜做运动吗

适当的锻炼，对体质较弱的糖尿病患者非常有利。首先，可使患者的一般健康状况有所改善，体质增强，机体抵抗力增加。其次，使患者性格开朗，精神愉快，减少不良情绪对机体的损害。第三，还可以改善呼吸循环系统功能，使心功能指数上升，肺活量增大，耗氧量增加，减少心血管并发症的发生。适当的运动还可提高组织细胞对胰岛素的敏感性，促进肌肉组织和其他组织利用葡萄糖，从而降低血糖，减少尿糖，并减少胰岛素和口服降糖药用量。运动对体质较弱者更为重要，千万不要以体质弱为由拒绝锻炼，长期缺乏锻炼可增强胰岛素抵抗和糖耐量减低，从而加重病情。

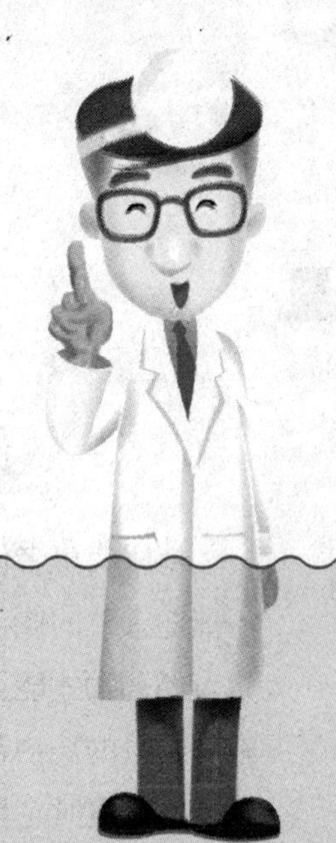

第十二章
Chapter 12

糖尿病患者日常生活注意事项

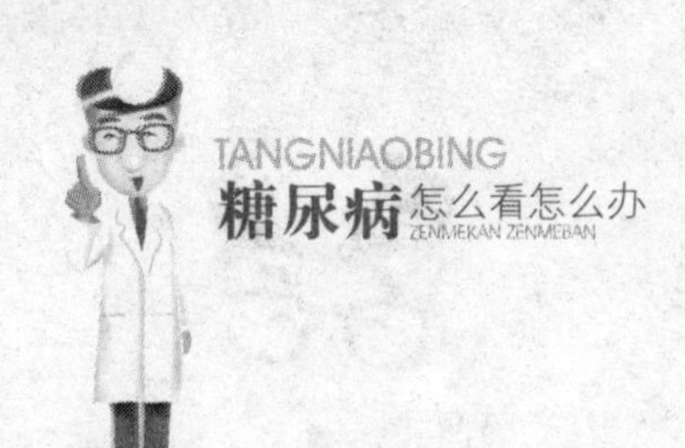

糖尿病患者的生活习惯应怎样

糖尿病患者体内胰岛素处于绝对或相对不足的状态，胰岛细胞功能低下，不能随人体的饮食、活动、睡眠、情绪变化而自行调整血糖水平，必须依靠一定量的药物才能达到稳定血糖的目的，因此，只有生活有计划、有规律，才能在一定量的药物帮助下，使血糖不至于过高或过低。假如日常生活杂乱无章，饮食不能定时定量，体力活动忽多忽少，睡眠时间有长有短，必然造成血糖上下波动，而使病情加重。故糖尿病患者要养成良好的生活习惯，来适应和稳定病情的变化。

糖尿病患者最好的日常生活习惯应该是：

①饮食定时定量。

②体力活动定时定量。

③睡眠定时定量，并且要充足。

④合理安排每日的工作及家务。

⑤保持情绪稳定。

⑥保持身体清洁。

⑦戒除烟、酒等不良嗜好。

⑧按时用药。

⑨定期上医院复查。

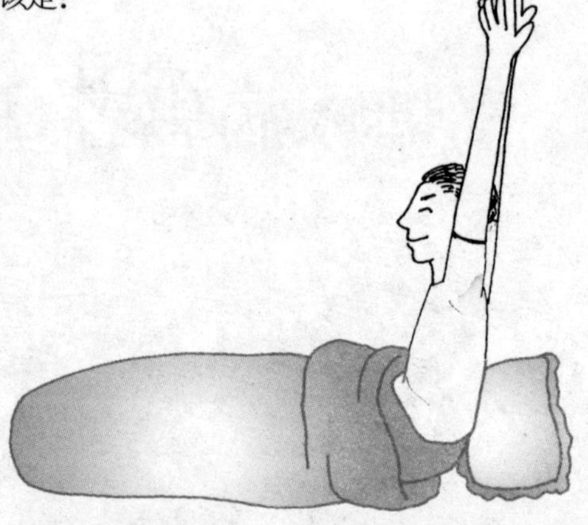

因每个患者具体情况不同，可根据自己的实际情况，制订出一份合理的、切实可行的生活计划，并认真执行。

糖尿病患者应该如何着衣

糖尿病人穿衣如何选择呢?有些糖尿病患者从不在意这个问题。但是穿衣方法正确与否是会影响糖尿病病情和可预防并发症的。所以糖尿病患者应该注意穿衣方式的选择。

①选择宽松衣物。紧身衣或许能展示你修长身材，但阻碍了血液的流通，易引起神经和血管组织病变。而神经和血管组织病变是导致糖尿病并发症的重要原因，糖尿病患者皮肤感染的风险也比正常人高。因此，你应选择宽松、透气性好的衣服，最好是棉质的。

②内裤每天都换。由于高血糖作怪，糖尿病患者的尿液中含有大量葡萄糖，这是细菌滋生的温床，很容易引发尿路感染。良好的卫生状况能够减少感染风险，因此，糖尿病患者务必做到每天更换内裤。

③鞋袜非常关键。要时刻记住，糖尿病患者的脚比健康人“金贵”得多。鞋子要选择厚底、圆头、透气性好的，袜子要选择浅色、棉质、开口宽松的。春秋季宜穿运动鞋，夏季别穿拖鞋，应选择能包住脚尖和脚根部的凉鞋。

④季节交替多上心。虽然说糖尿病患者不用比健康人多穿一层，但保暖工作确实要更用心。因为糖尿病患者更容易被感冒缠上，一旦缠上治疗也更麻烦。季节交替时气候变化大，这段时间尤其需要多关注天气预报，及时增减衣物，以防感冒。

糖尿病患者应该怎样选择鞋子

由于糖尿病患者易发生糖尿病足部病变，挑选鞋子就显得尤其重要。

①选择皮革或帆布鞋为好，因为皮革和帆布鞋空气流通性能较好，可减少足部出汗的机会，引起足部皮肤过敏或感染的危险性也相应下降。

②宜挑选平底鞋，忌选高跟鞋。由于高跟鞋可给足趾施加额外的压力，这样会影响血液循环，甚至造成挤压伤或水泡产生。

③鞋头不要太挤，要预留一定的宽度和长度，避免夹挤影响血液循环。

④购置的新鞋，最初几天，应在易摩擦部位放置一点棉花，避免磨破皮肤，引起感染。初穿时应先试穿半小时，看看哪个部位皮肤已被磨成红肿，如果没有不适，可逐步增长穿鞋时间。

⑤经常检查鞋子的内部，如发现有粗边、裂痕，应及时修补，以免损害足趾。

为何糖尿病患者要注意个人卫生

春暖花开，万物复苏，处处充满生机，许多病毒、细菌、微生物也进入了繁殖期，春季易于流行各种传染疾病。春季乍暖还寒，一旦超出了人们的防御能力，很容易感染各种疾病。

糖尿患者由于自身的血糖较高，一方面易于病毒、细菌繁殖；另一方面又降低了自身的抗病能力。加之血管、神经等并发症，更易感染各种疾病。呼吸系统感染易患肺炎；上呼吸道感染易合并肺结核；泌尿系统感染易患肾盂肾炎和膀胱炎；皮肤感染多见皮肤化脓性感染，如多发生疖病、坏疽等；女性易患会阴部真菌感染。其他如牙周炎、肝脏系统感染、糖尿病足感染、毛霉菌病、恶性外耳道炎，严重者可致败血症。糖尿病患者易患感染，而感染又可引起严重后果，因此，必须积极防治糖尿病，纠正糖代谢紊乱，增强机体抵抗力。

另外，不可忽视的是要搞好个人和环境卫生，女性尤应注意外阴的清洁。要注意口腔卫生，养成早晚刷牙、饭后漱口的良好习惯。经常开窗通风，尽量少去拥挤的公共场所，这样才能做到防患于未然。

糖尿病患者怎样养成定期排便的习惯

食物经过胃肠道消化吸收，能轻松爽快地排出体内，即是胃肠道功能良好的表现。有的人排便的次数、时间和粪便的性状基本固定，这就是所谓的排便习惯。糖尿病患者应养成良好的排便习惯。要养成良好的排便习惯必须做到以下几点：

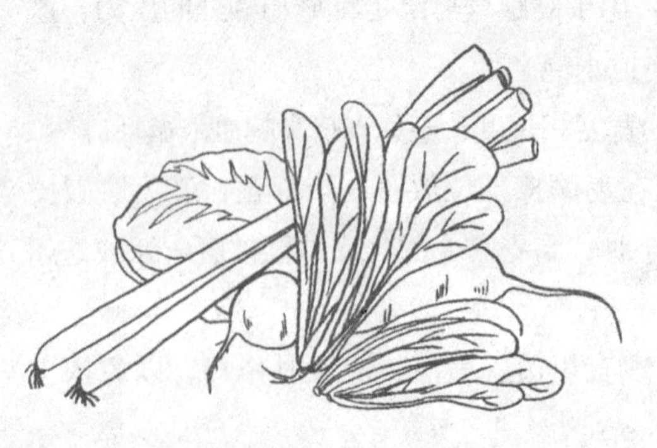

①多吃富含食物纤维的食物，少吃辛辣食品，不饮烈性酒。

②每天定时大便，可有意识地安排在清晨起床后或饭后，逐渐形成规律。

③排便时不要用力过猛。

④不要一边大便，一边看书报或吸烟。

⑤注意肛门清洁、干燥，便后用温水清洗。若有必要可用1：5 000高锰酸钾溶液坐浴，每次15～20分钟，水温以40～50°C为好。

糖尿病患者该如何使用体温表

糖尿病患者平时肯定要用到体温表。体温表怎样正确使用呢？人体腋下的正常体温是36～37.2°C。体F温可通过体温表在口腔、腋窝及肛门中测试。口温一般要比肛温低0.3～0.5°C，而腋温又较口温低0.5°C。

体温表分口表、腋表及肛表三种。正确使用体温表，应首先将体温表的水银甩到35.5°C以下，然后根据不同患者、不同疾病，放置在不同的测温部位测量体温。

口表适合于7岁以上能够合作的儿童和成人，此法测试体温时间短，只需测3分钟，既方便又准确，但易受冷热饮食的影响而出现误差，故须在饮食30分钟以后测试。正确的使用方法是把口张开，将水银头置于舌下，然后将口唇闭紧，切勿用牙齿咬合，以免损坏玻璃棒，使水银溢出而中毒。肛表适用于7岁以下小儿、有口腔疾病或精神病的患者以及昏迷患者等。此法测试也只需约3分钟，也较准确。方法是将水银表上涂上润滑剂，如石蜡油、凡士林软液，然后插入肛门2.5～3厘米（肛表约1/3处）处。插入时肛门应放松，过分紧张或强行插入会损伤肛门周围组织。长期便秘的患者宜用腋表，测试的时间为5～10分钟。放置时应特别注意，先将胸前衣钮解开，把水银头放在腋窝当中（贴紧皮肤），屈肘，手扶对侧肩部以夹紧腋窝。如发现腋下有汗，应先擦干后再试。

糖尿病患者外出要注意的问题

糖尿病患者外出时必须注意以下几点：

①随身带好降糖药物，特别是1型糖尿病患者应带好胰岛素、胰岛素注射

器、针头、酒精棉球、尿糖试纸或小型血糖测定仪，千万别忘记按时服药或打针以及注射用具的消毒。

②别忘记及时加餐。一般外出，特别是爬山、游玩、长途旅行等活动量较大时，主食量要相应加大些。

③注意劳逸结合。外出时比较劳累，要注意适当休息，保证充足的睡眠。

④随身携带一些水果糖、饼干之类的食品，以备发生低血糖时急用。

⑤最好随身携带一张疾病卡片，以备在发生低血糖昏迷或其他紧急情况时急用，只要有人发现这张卡片，就可以做一些简单处置并送医院急救保障最佳治疗时机，确保生命安全。

糖尿病患者夏季是否可以用空调

糖尿病可使机体内许多器官物质代谢失调，体质变弱，抵抗力变差；而高血糖又有利于细菌或病毒的繁殖，使生理组织对外来刺激反应能力下降，容易招致感染。夏季室内开空调，一方面室内空气不易流通；另一方面寒冷刺激会使体内交感神经处于兴奋状态，肾上腺激素分泌增加，促进肝糖原分解，在胰岛素分泌正常的情况下促进肌肉细胞摄取葡萄糖以产生热量。而糖尿病患者胰岛素不足，肌肉摄取葡萄糖的能力减弱，致使血糖升高，身体产生热量不够，耐寒能力下降。患者本身抵抗力就差，易患感冒，室内空气又不好，更易引发感冒。尤其开着空调睡觉时更易着凉，使病情加重，血糖升高，甚至诱发酮症酸中毒，故糖尿病患者夏季应远离空调。

如果实在太热，也可以开空调，但是要注意以下事项：

①开启空调前，先开窗通风10分钟，尽量使室外新鲜空气进入室内。空调开启一段时间后，关闭空调，再开窗通风20～30分钟，如此反复，使室内外空气形成对流，让有害气体排出室外。同时，空调使用时间不宜过长，糖尿病患者不宜长期呆在空调房间里。

②糖尿病患者如果觉得颈、背部肌肉僵硬，甚至出现麻痹感、手足抽筋发麻等风寒侵袭较严重的表现，应及时就医。

③老年糖尿病患者呼吸系统功能较弱，天气干燥时使用空调，在室内可使

用加湿器或放一盆水。从室外进入室内前，先将身上的汗擦干。最好将空调设为定时关启。

④儿童糖尿病患者因免疫功能较弱，出门前半小时就应关闭空调并开窗通风，以适应室内外温度变化。

⑤不要把温度调得过低，室内温度控制在25℃左右为宜，温差不宜过大，室内外温差不宜超过5℃。糖尿病患者不要直接对着冷风出口处。

⑥糖尿病患者不要开着空调睡觉，以免着凉。一旦发生感冒，即使是轻度感冒，也要及时治疗，切不可拖延，否则容易诱发肺炎。

糖尿病患者应怎样选择冷饮

冷饮素来为人们所喜爱，尤其是夏季炎热时，对糖尿病患者同样充满了诱惑。

夏季出汗较多，水分丢失相对增加，尤其糖尿病患者更觉口干难耐，此时宜多饮水以补充体内水分之不足。但多数冷饮均含有一定量的糖分，饮用含糖饮料，使糖尿病患者血糖升高，引起排尿增加，体内水分丢失更多，形成恶性循环，甚至可诱发高渗性昏迷。糖尿病患者可选择矿泉水、清茶、纯净水等天然饮品，既补充水分又清凉解暑。

糖尿病妇女在特殊时期应注意的问题

1. 经期

糖尿病患者行经前几天，血糖波动较大，血糖增高，尿糖增多，此时患者的胰岛素用量增多。在增加胰岛素剂量的同时，必须设法防止低血糖出现。多数患者在行经前几天通过少吃多餐，不改变胰岛素的用量，血糖也可控制得较好。行经后病情稳定，胰岛素用量又要恢复行经前的剂量。

2. 孕期

禁用口服降糖药，包括阿卡波糖、拜糖平，要改用胰岛素治疗。因口服降糖药能通过胎盘，易使胎儿出现低血糖，而且口服降糖药还可能导致胎儿的发育异常。在孕早期（妊娠头3个月），因胰岛素敏感性改变不很明显，胰岛素用量变化不是特别大，具体可根据空腹及餐后2小时血糖水平调整胰岛素的剂量。孕中期（妊娠第4～7个月），胰岛素敏感性逐渐降低，胰岛素用量应逐渐增加。到孕晚期（妊娠8个月以后），胰岛素用量比孕前增加2/3左右。若在胰岛素使用过程中，出现饥饿、出汗、心悸等低血糖症状时，应略进食物加以纠正。对于在妊娠中、晚期，最好以少吃多餐的方法来避免和纠正胰岛素加量后带来的不良反应。

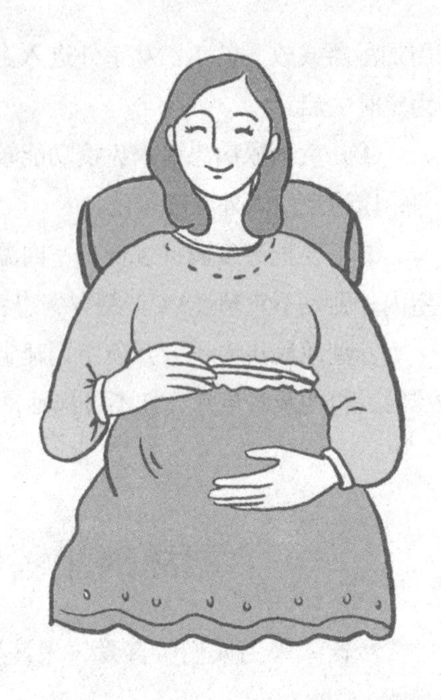

3. 哺乳期

因分娩后，胎盘排出母体外，胰岛素拮抗激素的作用消失，胰岛素的敏感性增加。故胰岛素剂量需要减少，否则，产妇会出现低血糖。哺乳期也不能使用口服降糖药，因为口服降糖药可以进入乳汁，易引起宝宝低血糖，不利于宝宝健康成长。

为何糖尿病患者要正确使用电风扇

刚刚劳动或运动完毕、大汗淋漓的时候，不要马上吹电风扇，因为出汗可以充分散发体内多余的热量。这时，如果贪图一时凉爽，对着电风扇直接猛吹，会使体温骤降，皮肤毛孔闭塞，容易导致伤风感冒。

糖尿病患者虚弱多病，在使用电风扇时应尽量避免近距离、高速档的单向风，以不定向的中低速风为宜。另外，不要在睡眠时使用无定时装置的电风扇，即使电风扇有定时装置，也要注意吹风时间不要过久。因为在睡眠状态中，一旦吹风过久，就易着凉。

糖尿病患儿能否参加夏令营活动

举办糖尿病儿童夏令营对糖尿病患儿来说，是一种很有意义的活动，常使患儿受益匪浅。举办糖尿病儿童夏令营至少有以下好处：

1．有益于糖尿病患儿的身心健康

让糖尿病患儿得到一个使他们充分享受生活乐趣的机会，有益于他们的身心健康。因为周围都是糖尿病患儿，大家同病相怜，通过参加集体活动、野餐和郊游，结识新朋友，使他们认识到自己也能像正常儿童那样生活。患儿的自卑感常常会减轻以至消失，变得心情开朗，充满信心。

2．了解糖尿病及并发症知识与防治技能

可以集中学习和交流防治糖尿病及其并发症的知识和防治技能，包括如何安排饮食，如何参加体育运动和游戏，如何掌握胰岛素的使用方法等。通过共同生活，医生和护士也有机会帮助病情控制不佳的患儿找出原因，调整治疗方案，使他们的病情获得更加有效的控制。

3．有利于糖尿病患儿过正常的生活

通过集体参观，使糖尿病患儿得到一个接触社会、增长见识的机会，有利于糖尿病患儿将来过和正常人一样的生活。所以，有条件的地方，都可以为患儿创造举办糖尿病儿童夏令营的机会。有志于糖尿病防治事业的单位，也都应积极赞助和支持这项工作。

糖尿病患者夏季午睡要注意的问题

大部分人都有午睡的习惯，糖尿病患者也不例外。但是，糖尿病患者在午睡过后会出现血糖升高的情况，那么，糖尿病患者可以午睡吗?下面就给大家详细介绍一下。

①中午吃饭以后不要急着午睡。有些糖尿病患者习惯中午吃完饭就睡觉，而这时胃刚被食物充满，大量的血液流向胃，血压下降，大脑供氧明显下降，马上入睡会引起大脑供血不足。所以，午睡前最好活动10分钟，以便消化食物。

②一定要安排好午睡的时间。通常人们认为只要睡过午觉，就能达到让身体休息的目的。然而专家分析，人们最容易入睡的时间是在早上起床后8小时或是晚上睡觉前8小时，大约是在中午1时。因为这个时候人的各项机能都处于自然下降期，此时午睡身体会得到很好的休息。

③午睡后要饮水。睡醒之后可以喝杯水，以补充血容量，稀释血黏度，然后可以进行一些散步类的轻度有氧活动。

④午睡不宜时间太长。专家建议，健康的午睡以15~30分钟最恰当，最长不要超过1小时。如果时间太短达不到休息的效果;时间太长，醒来后又会感到轻微的头痛和全身无力，而且也不容易清醒。

⑤尽量不要趴着午睡。其实，伏案睡觉会减少头部供血，让人睡醒后出现头昏、眼花、乏力等一系列大脑缺血缺氧的症状。同时，用手当枕头会使眼球受压，久而久之容易诱发眼病，而且趴在桌上会压迫胸部，影响血液循环和神经传导。

为何糖尿病患者忌秋冻

民间有“春捂秋冻”的说法，意在秋凉时不可马上增加衣服，以锻炼自己的御寒能力，为适应寒冷的冬季作准备。春天气候多变，乍暖还寒，不宜马上减少衣服以免受寒。这本是人们适应自然气候的一种作法，但糖尿病患者较具特殊性，应随时依据天气变化增减衣服。这是因为长期或间断的高血糖使血浆渗透压升高，抑制白细胞的吞噬能力，机体抵抗力下降。糖尿病患者，尤其伴糖尿病酮症酸中毒时，机体代谢严重紊乱，机体多种防御功能缺陷，对入侵微生物的反应，如中和化学毒素、吞噬功能、细胞内杀菌作用、血清调理素和细胞免疫功能均受到抑制，从而使患者极易感染且感染严重；并且糖尿病常合并血管神经病变，导致微循环障碍、局部血供较差、组织氧浓度降低，影响局部组织对感染的反应；还有利于厌氧菌生长，易引起组织坏死和坏疽。且寒冷可引起血管痉挛，使血流缓慢，容易诱发心脑血管疾患。寒冷还可使血糖升高，加重糖尿病病情。所以说糖尿病患者不宜秋冻。

糖尿病患者应该如何使用电热毯

很多糖尿病患者在冬天使用电热毯取暖，尤其是在南方。糖尿病患者因体质虚弱，使用电热毯时易引起脱水和皮炎，所以，使用电热毯应注意以下事项：

①电热毯不要直接与人体接触，上面应铺一层被单或毛毯。

②通电时间不宜太长，一般睡前通电加热，在快入睡时关掉电源。

③使用电热毯的季节，应适当增加饮水量。

④有过敏体质的人应尽量不使用电热毯；在使用时，如出现过敏反应立即停用。

⑤患了电热毯皮炎，可口服扑尔敏等抗过敏药。

⑥使用电热毯时，若出现唇干、口燥，脱水现象，可先饮温开水，若症状没有好转，应及早到医院就诊。

冬季糖尿病患者如何保持病情稳定

糖尿病的病情变化与天气变化有关，主要表现在许多糖尿病患者的病情往往在冬季容易加重，也容易出现各种并发症。这是什么原因呢？

医学家们通过较长时期的细心观察发现，糖尿病患者在天气突然变冷时，交感神经处于兴奋状态，引起肾上腺素分泌增多，它能够促进肠道对葡萄糖的吸收增多，促进肝糖原分解为葡萄糖，抑制肌肉组织对葡萄糖的摄取，抑制胰岛素的分泌，使本来血中就相对或绝对不足的胰岛素水平显得更低，从而使患者血糖升高，导致病情加重或不易控制。另一方面的原因是糖尿病患者缺乏胰岛素，肌肉摄取葡萄糖的能力下降，体内热量不足，患者不耐严寒，加上糖尿病患者免疫功能降低，在冬季遇气温下降时，常易患感冒，也可导致病情反复加重。若治疗不及时，则可诱发酮症酸中毒。寒冷还可引起血管收缩、血流减慢，这是发生糖尿病心脑血管并发症的重要诱因。寒冷也容易造成冻伤，发生糖尿病足部病变。

那么，糖尿病患者怎样才能做到在冬季保持病情的稳定呢？首先，在寒流袭击，天气突然变冷时，应尽可能多呆在家中。如需外出，可通过适当增加饮食量使机体体热量增多；增加衣着，减少热能散失，从而避免寒冷对肌体造成的影响，减少肾上腺素的分泌。其次，要注意适当调整降糖药物，适当加量以增加机体胰岛素分泌及增强体内胰岛素浓度及敏感性，更好地对抗肾上腺素过多分泌带来的影响，使病情稳定。最后，特别强调患者病情平稳时的血糖调节及体育锻炼，尽可能通过各种措施使患者平时血糖稳定在理想水平，以增强机体抵抗力。患者可从深秋开始坚持适当户外运动，舒筋活血，加强锻炼身体，增强机体的免疫力及抗寒能力。

只要做到了以上三点，相信糖尿病患者在冬季也能像正常人一样生活。

老年糖尿病患者该如何提防跌倒

老年糖尿病患者们由于年老体弱，并发症又多，而且还要服用降糖、降压等药物，行走时特别容易跌倒，为防止跌倒，老年糖尿病患者必须做到以下几点。

1．牢记一个“慢”字

凡是经常眩晕、血压太高或过低及心脏功能欠佳者，平时干活、走路、上楼都坚持一个“慢”字，转头要慢，起身要慢，落脚要慢，起步要慢。慢才能稳，稳就不易跌倒。

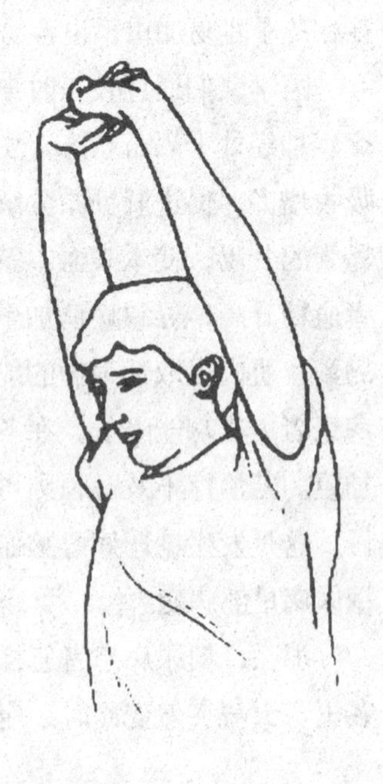

2．用药后不宜立即活动

在用过降压药、降糖药、镇静药等之后，不宜外出或单独行走，应卧床休息1小时后方可活动。

3．禁止去危险地带

夏天雨后、冬季冰雪天时、闹市区等危险之地，老人最好不要前去，以防意外。

4．选择一支合适的拐杖

拐杖可以成为老年人的第三条腿，起着稳定重心和防止滑倒的作用。拐杖着地端十分重要，和地面的摩擦力大，才能有稳身、防止跌倒的功效，所以必须用橡皮包好。

5．选择合适的鞋

鞋要合脚，鞋带不要太长，以免松开时被绊倒，选用有较好防滑性能的布底或橡胶底的鞋。

6．坚持锻炼

平时加强体育锻炼，不仅能强筋健骨，还能加强灵敏性。

为何糖尿病患者不能熬夜和睡懒觉

出于工作繁忙、应酬、娱乐等种种原因，许多人牺牲了自己宝贵的睡眠时间，等有空的时候再依靠睡懒觉等方法把觉补回来，这种习惯如今已成为不少白领的生活方式。偶尔睡个懒觉，对大多数健康人来说没什么大问题，但对糖尿病患者来说，很可能使其病情加重，血糖波动加大。

凌晨4时到上午9时，是血糖最容易升高的时段。如果早晨没有按时起床，没有按时服药、吃饭，整个白天的血糖规律就会被彻底打乱，会引起血糖的明显升高，增加肾脏的负担，随后导致血糖的波动，增加对血管的伤害，也加重了病情。

除了可以引起血糖升高外，对某些须注射胰岛素的患者来说，睡懒觉可能会导致低血糖反应的发生。特别是注射中、长效胰岛素的患者，如果早晨不起床及时吃饭，前一天晚上注射的药物还在起作用，很容易发生低血糖。对于年纪比较大的糖尿病患者来说，睡眠中的低血糖会导致昏迷，严重时甚至会危及患者的生命。

因此，糖尿病患者要平稳降糖，应从改变不良睡眠习惯入手。晚上睡觉的时间不要太迟，最好在10时之前，而第二天早晨在6～8时起床，将每天的睡眠时间保持在8小时左右。即使工作需要，也尽量不要打乱睡眠规律，不要耽误按时吃药、打针。如果前一天晚上睡得晚，第二天早晨需要补觉，最好在早晨8时之前起来，服用降糖药物或注射胰岛素并进食早餐后，再睡个“回笼觉”，这样才能尽量保证血糖不受睡眠改变的影响。

一项研究表明，长期睡眠时间过长或过短的人，患糖尿病的概率要高于睡眠时间正常的人。研究结果显示，每天睡觉不足 5 小时的人，患糖尿病的概率是标准人群的 2.5 倍；每天睡眠时间超过 9 小时的人则是标准人群的 1.7 倍左右。所以糖尿病患者不仅不能熬夜，也不能睡懒觉。

因此，当夜猫子和工作超人并不可取，有肥胖症或有家族史等的糖尿病高危人群，更要改变熬夜和睡懒觉的习惯，降低患糖尿病的危险。养成良好的睡眠习惯，不仅有利于保持正常体重（很多熬夜族加班加点工作后发现，自己不但没累瘦，反而“越累越胖，越紧张越胖”），还能让身体远离患糖尿病的危险。

糖尿病患者的自我护理与家庭护理

糖尿病是终身性疾病，住院治疗的时间是有限的，绝大部分患者要像健康人一样参加工作、学习、社会交往和家庭生活，所以要强调患者的自我护理和家庭护理。有的糖尿病患者之所以反复住院治疗，就是自我护理及自我管理做得不好，不仅给个人带来痛苦，还会给家庭增加负担。所以患者要清楚认识到良好的自我护理是良好治疗的基础。糖尿病患者及其家属一定要掌握有关的糖尿病常识，要学会检查血糖，搞好自我监测，掌握饮食疗法，了解降糖药的注意事项，学会胰岛素注射技术及胰岛素的调整，掌握低血糖的防治方法，从而在医生指导下长期坚持自我护理、自我治疗。患者家属要督促患者保持规律的生活制度；督促、帮助患者严格执行饮食治疗，并积极参加力所能及的体力活动；要协助患者坚持血糖、尿糖的监测，注意观察患者用药情况，及时调整用药；要尽量使患者避免精神紧张及精神刺激；督促患者搞好个人卫生，保持皮肤清洁，预防感染。只要患者及其家属坚持良好的护理，糖尿病就能得到较好的控制。

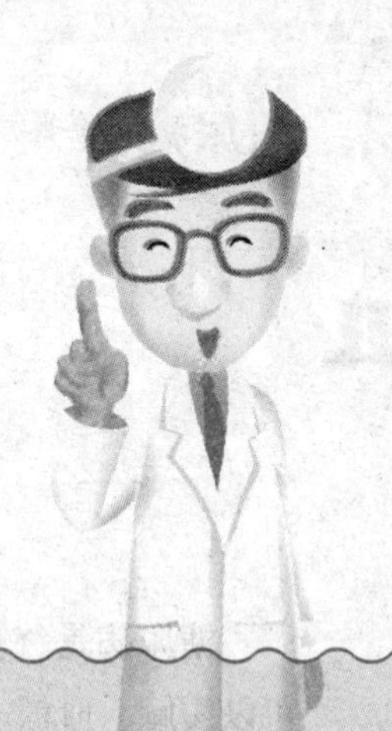

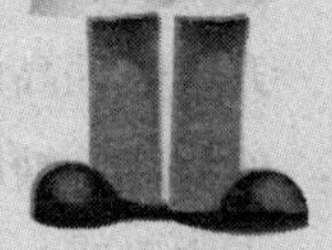

第十三章 Chapter 13

糖尿病的心理疗法

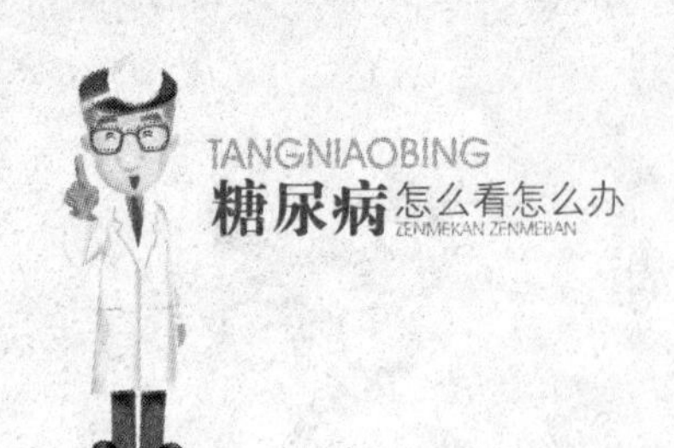

谁说糖尿病没法治

糖尿病是终身性疾病，虽然目前尚无根治的方法，但经适当治疗后症状可以缓解，血糖、尿糖可以显著降低，甚至可以恢复正常，且可以与正常人一样生活、劳动。但如果患者对饮食和治疗放松警惕，病情又会加重，使血糖回升。长期高血糖可以导致全身各脏器的并发症，例如糖尿病性肾病、糖尿病神经病变、糖尿病眼病、糖尿病大血管病变、糖尿病足等。因此说，糖尿病虽是百病之源，却不是不治之症，糖尿病患者必须坚持治疗。

糖尿病又是可以控制的疾病，只要能积极配合治疗，做好自我保健，那么糖尿病患者在积极采取措施控制病情的情况下，也能长寿。

糖尿病本身不可怕，可怕的是患了糖尿病后不以为然，认为血糖高一点无所谓而不进行治疗。在不知不觉中，由于持续高血糖的作用使蛋白质发生过度糖基化，全身血管管腔变细，血栓形成，以致减少或中断脏器和组织的血液供应，引起心、脑、血管、肾脏损害及糖尿病眼病、神经功能障碍、糖尿病足等并发症。

自我保健最重要的是经常检测血糖，最好学会在家自测血糖，根据血糖高低调整饮食和药物的剂量。饮食治疗对肥胖和超重患者尤为重要：一是控制进食的量；二是掌握好营养成分，限制含糖量高的水果及其制品。在医生的指导下根据个人生活习惯、病情及年龄、职业等因素制定科学合理的饮食方案。

适度活动能改善胰岛素敏感性，控制血糖，并增加血中高密度脂蛋白水平，降低血管病变的发生，减轻体重，有利于控制病情和降低心血管并发症的发生。因此，适度运动要成为糖尿病患者生活中的必修课。

糖尿病患者需在医生指导下终身服用降血糖药物，或接受胰岛素治疗，切不可断断续续、自作主张乱服药及乱停药，要防止用药不当导致低血糖。经过饮食治疗、药物治疗和适度运动后，血糖控制良好的患者，也应定期去医院做有关慢性并发症的检查，以便早期预防和治疗并发症。

糖尿病患者应制订血糖控制目标，并争取达标控制，这样就能像正常人一样地生活、工作，而且同样可以长寿。

你是否感觉精神抑郁

国内一项针对糖尿病与心理健康关系的调查研究显示：糖尿病患者发生精神抑郁的状况比较普遍。研究者通过对68例年龄在39～72岁的2型糖尿病患者，采用“抑郁自评表”测定抑郁指数，结果发现：有45例患者表现出不同程度的抑郁状况，占总病例的66.2%，其中属中重度抑郁者15人，占33.3%。

糖尿病并发抑郁状况主要表现为：

①情绪低落，有晨重夕轻的特点，占100%。

②思维迟缓，即记忆力降低、大脑反应慢等，占86%。

③活动减少，不愿参加社交活动，常个人独处，占85%。

④伴有焦虑，占82%。

⑤睡眠障碍，早醒为其典型表现，占80%。

⑥性欲减退，占66%。

⑦有疲乏、心悸、胸闷、胃肠不适、便秘等症状，占61%。

糖尿病并发抑郁症是十分有害的，这种负性情绪可引起人体交感神经活动增强，儿茶酚胺过量分泌，以及脂类代谢紊乱等。这不仅使血糖升高，治疗的依从性下降，还可加速并发症发生，对病情和预后都有不良影响。反过来，血糖控制不佳，病情加重，又会导致患者精神痛苦、悲观等不良反应，同样又会加重患者的抑郁状况。严重抑郁，除易致糖尿病病况失控外，还可能导致自杀等严重后果。

不过，有关专家认为，糖尿病性抑郁是可以预防的。首先，患者要学会精神调适，以乐观、积极的态度对待生活。平时多参加一些社交活动及做适量的体育运动。其次，患者可参加一些糖尿病专题讲座，了解糖尿病及并发症的基本常识及应对措施，纠正错误认识及不良行为。

如何对付糖尿病性抑郁

首先，良好的糖尿病健康教育，以及心理、社会支持治疗是首选的抑郁症治疗方案。其过程简便、易行、有效，能帮助患者很好地控制血糖，尽早摆脱疾病困扰，恢复自信，从而提高生活质量。

其次是糖尿病常规药物治疗及抗抑郁药物的使用，可使患者的症状缓解，血糖、糖化血红蛋白、血脂、血压明显下降，产生良好的疗效。

第三，为更好地提高糖尿病患者的生活质量，女性、病程长、并发症多、血糖长期控制不良者，尤其应注意是否合并抑郁等心理障碍，做到及早发现、及时治疗、防止发展。

糖尿病患者常见的心理障碍

糖尿病患者由于某些原因，致体质虚弱、抵抗能力不足，对内外环境刺激的适应能力下降，心理承受能力和容纳量不足，所以在躯体病变的同时，也会表现出一些心理情感方面的异常。再就是七情所伤。在正常情况下，七情（喜、怒、忧、思、悲、恐、惊）对人体健康影响不大，也不会引起什么病变，但如果七情太过，或者刺激过大过强，或者刺激时间过久，则会导致不正常的情志活动和心理变化，亦成为致病的主要原因之一。过度的忧思、悲愤、恐惧等不良精神刺激，会导致心理障碍，可以使体内某些升糖激素升高，从而诱发或加重糖尿病及其并发症。糖尿病患者常见的心理障碍如下：

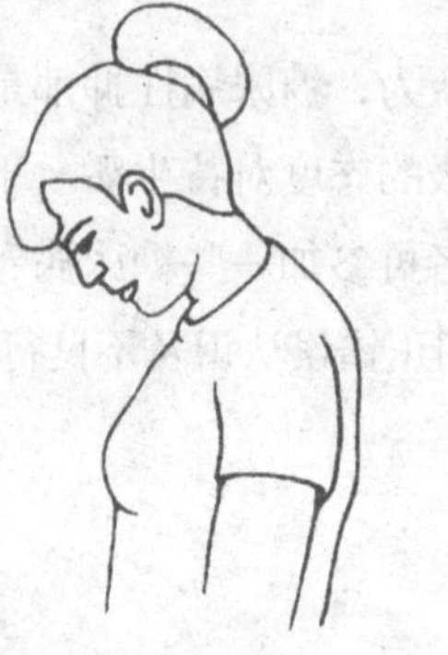
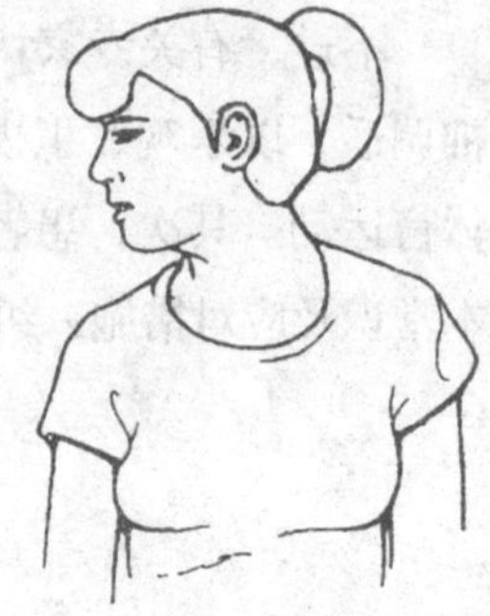

1. 情感异常

（1）忧思过度

有些患者不是积极想办法治疗，而是思虑重重，整日考虑的是治不好怎么办，出现并发症和后遗症怎么办，以至陷入苦恼和忧郁之中。

（2）烦躁不安

由于对糖尿病缺乏正确认识，认为吃一些药就能药到病除，但经治疗一段时间后，若病情并没有马上得到控制或出现了并发症，于是就烦躁不安，夜不能寐。

（3）紧张恐惧

有些患者认为糖尿病是不治之症，整天害怕发生并发症，越想越害怕，越想越感到恐怖。整日胡思乱想，致使情绪紧张，反而会加重糖尿病病情。

（4）急躁易怒

有些人患病后，对周围事物和环境很反感，遇事遇人易发怒，凡事总认为是别人不对，总认为别人对自己照顾不周。这是一种病态心理。

（5）悲伤易泣

一些患有各种并发症的糖尿病患者，容易对治疗感到无望，对治疗丧失信心，甚至产生轻生念头。对这类患者要耐心劝导，排除心理障碍，才能取得较好的疗效。

2. 性格异常

（1）悲观型

这种患者常表现出心胸烦闷、心悸失眠、食欲减退、悲伤易哭、双目呆滞无神，甚至不食不睡。

（2）恚怒型

这种患者常表现出急躁易怒、失眠多梦、咽干口苦、头晕头胀、胸闷胁痛，尤其每因生气而病情明显加重。

（3）忧思型

这种患者常表现为忧愁思虑、愁容满面、胸心气短、纳食不香。

（4）气郁型

这种患者常表现为情绪不宁、纳食不香，对治好疾病无信心，也不积极配合治疗，一般不易控制病情。

上述一些心理障碍，不仅不利于疾病的治疗，往往反而会加重病情，应积极予以克服。

糖尿病患者的心理处方

糖尿病是一种常见的慢性内分泌疾病，是现代医学攻关的重点和难点之一。随着生物医学模式向新的“生物—心理—社会”医学模式的转变，心理因素在糖尿病的发生、发展、疗效和预后中的作用越来越受到人们的重视，糖尿病成为公认的“心身疾病”。糖尿病患者有特定的心理特点，在药物治疗的同时，给予相应的心理治疗和疏导可起到事半功倍的效果。

现代医学研究表明，不良的情绪和心理状态可能会引发糖尿病。人的情绪主要受大脑边缘系统的调节，大脑边缘系统同时又有调节内分泌和自主神经的功能，心理因素可通过大脑边缘系统和自主神经影响胰岛素的分泌，成为糖尿病的诱发因素。当人处于紧张、焦虑、恐惧或受惊吓等应激状态时，交感神经兴奋，抑制胰岛素的分泌，使血糖升高。同时，交感神经还作用于肾上腺髓质，使肾上腺素的分泌增加，间接地抑制胰岛素的分泌和释放，从而使血糖升高。糖尿病患者会表现出特定的心理特征，针对这些心理特点进行相应的心理治疗和疏导，可延缓疾病发展，促进疾病的康复。

心理治疗就是精神疗法，是对患者进行开导、劝慰、说服和鼓励，通过语言及其他的形式来影响患者的情绪，使其病情得以大大地改善。糖尿病的发生、发展与预后均与精神因素密切相关。尤其是患病之后，患者的心理状态都会相应地发生变化。由于糖尿病不能治愈，病情易反复，所以，患者的精神或心理状态十分复杂，均程度不同地存在着恐惧、疑虑、焦虑不安，甚至绝望的心理。在这种情况下，单靠药物治疗往往不易奏效，必须配合心理治疗。

糖尿病患者的心理特点及相应的心理处方如下。

1. 否认型患者

（1）心理特点

糖尿病患者在患病早期，往往不能很快接受患病这一突如其来的打击，持否认和怀疑的态度，认为“不可能”、“我怎么能得糖尿病呢”，怀疑化验结果和医生的诊断，否认自己患病，拒绝接受治疗，不注意控制饮食，或自认为得了糖尿病无非就是血糖高了一点，对身体无大影响，对疾病采取无所谓、满不在乎的态度，这些都可能导致病情进一步发展和恶化。

（2）心理疗法

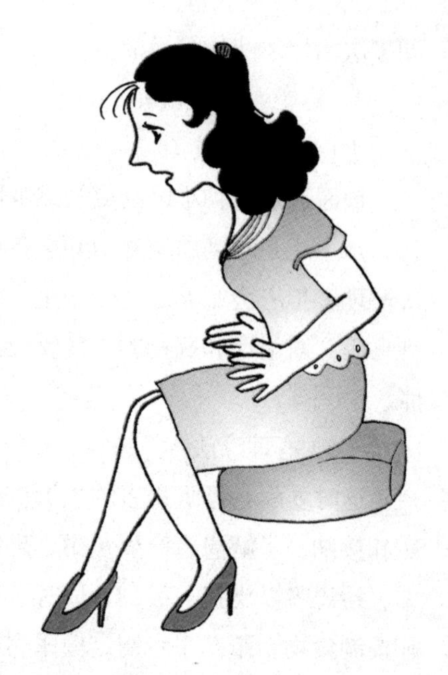

患病早期阶段进行及时的心理疏导，帮助患者接受患病事实，尽快转变角色，接受治疗，对早期控制疾病的发展十分关键。要帮助患者改变错误的认知，接受现实，帮助患者树立战胜疾病的信心和勇气，耐心细致地介绍有关糖尿病的知识、高血糖的危害性和不及时治疗可能发生的并发症，帮助他们认识疾病的发生、发展过程，加强他们对饮食、运动及科学用药的重视程度，使患者克服对疾病怀疑、拒绝面对或满不在乎的心态。但这一阶段不可过分强调疾病的严重后果，应适当介绍目前治疗糖尿病的希望和进展，否则容易使患者产生恐惧、悲观的情绪，甚至产生自杀念头。

2．失望无助型患者

（1）心理特点

1型糖尿病患者一旦被确诊，可能将终身依赖胰岛素治疗，否则可能会导致危及生命的代谢紊乱。青少年处于求学、创业、恋爱的大好时光，当他们得知没有根治的可能，常有一种愤怒的情绪，恨“苍天不公”，加上必须终身控制饮食，平添了巨大的经济负担、生活负担和心理负担。患者感到被剥夺了生活的权利与自由，对生活失去信心，情绪低落，整日沉浸在悲伤的情绪中，情感脆弱，对治疗采取消极的态度。有些青少年还认为患病是父母遗传的结果，将愤怒的情绪转向父母，对父母，甚至所有的人采取不友好的态度，久而久之会出现人格改变。

（2）心理疗法

对此类患者要用亲切诚恳的语言、和蔼可亲的态度、丰富的专业知识等，以取得患者的信任，建立良好的医患关系，在此基础上让患者采取宣泄法，使积聚在内心的忧伤、委屈及怒气发泄出来，以升华法转移患者的矛盾心理，并且反复讲述糖尿病的治疗前景，让患者积极主动地配合治疗。心理疗法往往需

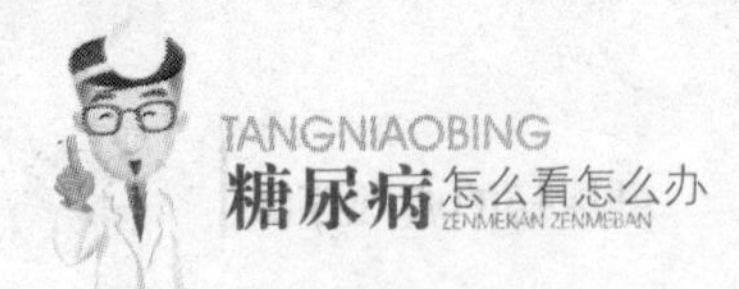

要多次治疗才能达到目的。

3．焦虑恐惧型患者

（1）心理特点

糖尿病是一种难以治愈的终身性疾病，随着病程的延长可能出现多种并发症，加上患者对糖尿病知识知之甚少，并存在许多误解，容易产生焦虑、恐惧等心理，担心会影响自己的一生，影响工作、学习、生活、恋爱、家庭，害怕死亡等。对治疗和药物的不良反应过分关心，也可导致感觉过敏、精神高度紧张、失眠等。

（2）心理疗法

这时要耐心倾听患者的主诉，进行心与心的交流，对患者的主诉要进行肯定和接纳，了解患者产生焦虑、恐惧的原因，利用语言技巧尽快安定患者的情绪，给患者以支持、鼓励，适时进行糖尿病知识的宣传和教育，指导如何选择和控制食物，帮助患者制定糖尿病饮食控制计划和生活作息时间表，积极进行体育锻炼，以转移其消极心境。指导患者进行自我调节，学会做情绪的主人，使患者正视自己的病情，正确对待生活，从而缓解心理障碍。教会患者几种放松的方法，如深呼吸、自我暗示等，必要时可适当应用小剂量的抗焦虑剂，最好晚上服用，缓解焦虑的同时也可改善睡眠，但不宜长期应用。

4．自责自罪型患者

（1）心理特点

患者患病后可能丧失很多生理功能各种工作和学习的机会，不但不能照顾家庭，履行自己各方面的义务，同时，长期治疗又花费大量的金钱和时间，给家庭造成巨大的经济负担，因此感到自责、内疚，认为自己成了家庭的累赘，这可能是悲观厌世和自杀心理产生的前期阶段。

（2）心理疗法

让患者了解到糖尿病目前虽不能根治，但合理地控制饮食、适当地运动、科学地用药、保持良好的情绪可以很好地控制病情，并能像健康人一样工作、学习和生活。在尽可能地协调好社会各方面的关系，帮助患者解决实际困难，以减轻其心理负担，同时取得家属的配合，使患者调适自己的不良心态，增强自我保护意识。只有疾病控制稳定，才能减少花费，并可能获得更多的工作和学习的机会。

5. 悲观厌世型患者

（1）心理特点

患病时间长、并发症多且重、治疗效果不佳的患者，可能对治疗产生失望和对立的情绪，认为无药可医，自暴自弃，对医护人员不信任；或者因长期治疗花费了巨大的财力、物力，因病致贫，无力支付医疗费用，因此不积极配合治疗，放弃治疗，表现出一种冷漠、无动于衷的态度，伴有明显的抑郁情绪，经常唉声叹气，面带愁容，悲观厌世，出现自杀的想法。

（2）心理疗法

对这类患者首先用温和的语言、熟练的操作、丰富的医疗护理基础知识取得其信赖，主动与患者谈心，提供合理治疗信息，对病情变化、检验结果主动向其做科学的、保护性的解释，帮助患者重新树立治疗信心。用正确的人生观、价值观感染患者，促使患者克服厌世的心理，增强战胜病魔的信心。一旦发现患者存在自杀念头，立刻进行必要的自杀危机干预，采取必要的防备措施，严防患者的自杀行为。

其实笑对糖尿病很简单

王老师今年75岁，患糖尿病20余年了，至今病情较为稳定，空腹血糖为16.7毫摩/升左右，餐后血糖7.8毫摩/升左右。针对那些对糖尿病有惧怕心理的患者，他想说的是，对这种病应该持“战术上重视，战略上藐视”的态度。糖尿病虽是一种终身不愈的疾病，但还是可以控制的，首先要同医生配合积极治疗。

他于1984年发现患上糖尿病，采取的态度是既不丧失生活的信心，也不漫不经心，听之任之，而是积极配合医生，遵照医嘱，坚持治疗。这么多年来，血糖一直控制得比较理想，医生都说治疗效果不错。

只要增长糖尿病方面的知识，才能更好地、积极主动地配合医务人员治疗。王老师从书本、报纸上渴求糖尿病方面的知识，凡是相关的资料，都要找来读一读。通过了解更多的防治糖尿病的知识，也增加了战胜糖尿病的勇气。

再有就是严格控制饮食。患病之前，王老师的饭量可不小，每日至少吃500克主食，得病之后，医生要求必须控制在250克以下，他坚决照办。刚开始，他很不适应，总觉饿得慌，医生告诉他饿了时就吃黄瓜、西红柿，此法既解饿、解馋，也增加了身体所需的维生素、膳食纤维及矿物质。王老师一直坚持控制饮食，现在饮食控制得很好，病情也稳定。他有这样的经验：每餐若超量，尿糖就会出现加号，血糖也不正常，所以，他就采取少食多餐的办法，避免尿糖增高。

生活中增加多种兴趣也是战胜糖尿病至关重要的方法。1996年离休赋闲在家，最初王老师有些不适应，所以就就近参加了老年活动站的日常活动，平时打打拳、遛遛鸟，还经常和朋友们一起去登山，从中得到许多乐趣。

中国有句俗语："高兴也是过一天，不高兴也是过一天。"的确，作为糖尿病患者，我们应积极地面对生活，让自己变得充实而快乐，这样患病的阴霾就会被我们抛之脑后。

凡事不生气，康复已开始

随着生活节奏很快和竞争越来越激烈，周围各种矛盾越来越多。生活在这个环境中，容易使人精神紧张。糖尿病患者要养成心情开朗、性情豁达、遇事泰然处之的良好心理状态，否则，治疗效果就不会理想。

现实生活中存在着各种各样的矛盾，若因与自己有关的矛盾的发生，而困惑和烦恼，甚至导致头痛或失眠，如果这时检测血糖，血糖一定会升高，因为此时应激激素升高了。

为了避免糖尿病病情加重，糖尿病患者必须尽快从窘境中解脱出来，必须学会解决各种矛盾的能力。一般而言，各种矛盾（家庭的、单位的、社会的）大多是一时解决不了的，若因此遭到挫折而苦恼和失望，则糖尿病病情势必加重。此时，你可以求医于行为医学家了，他们所提出的行为疗法对你可能有用。

别让坏情绪影响糖尿病的治疗

着急、生气、发怒可使血糖上升，如糖尿病患者刚患病时，由于对糖尿病缺乏认识，以致在新患病的阶段控制不好。当情绪紧张变化之时，机体内自主神经功能紊乱、内分泌失调、交感神经高度紧张和兴奋，机体为应对各种刺激，必须做出反应。在大脑的调控下，肾上腺分泌更多的肾上腺素、儿茶酚胺等激素释放入血液中，以满足大脑调度兴奋和肌肉的能量需要。

此外，这些激素还可抑制胰岛素的分泌，以提高血中葡萄糖的含量来满足机体应对紧急状态的需要。这种血糖升高如果发生在正常人身上，事情过后，胰岛素会迅速分泌，产出足够的胰岛素，血糖也就不会升高了；但如果发生在糖尿病患者身上，胰岛素分泌相对或绝对缺乏，没有足够的胰岛素，血糖就明显增高。因此，糖尿病患者要加强自身的修养，不仅要保持乐观豁达的情绪，遇事也要冷静对待。

如何克服和避开不良情绪

人生在世，不可能事事都顺心如意，碰到烦心恼人的事也就难免要生气。生气是一种正常现象，是完全可以理解的。不过话又说回来，生气于事何补？非但无助于矛盾冲突的解决，反而要遭受痛苦，更于自己的身体有害。“三气周瑜”的故事非常好地证明了这一点。既然如此，我们应采取什么办法对付呢？

①躲避法：想办法脱离生气环境。

②转移法：唱歌、跳舞、听音乐、看电视或做其他有趣的事情。

③释放法：向自己可以信赖的人倾诉。

④控制法：以个人修养稳定情绪。

⑤升华法：把生气化为干工作、干事业的动力。

⑥安慰法：找个合适的理由自我安慰、自我宽慰。

⑦让步法：对非原则性的鸡毛蒜皮的小事谦让、礼让、忍让。

用“精神保健术”对抗应激

糖尿病患者康复中最困难的问题之一，就是应激反应和它对身体产生的许多影响。当面临应激时，身体会以所谓“战斗或逃跑”的方式做出反应，身体会分泌出肾上腺素等物质，以准备躯体有足够的能量对应激作出反应；与此同时，肾上腺还会分泌出较多的皮质醇等激素，它们会抑制胰岛素作用而引起血糖升高。研究发现，遭受应激反应的人易患2型糖尿病，并且一旦得了糖尿病，治疗起来比较困难。有些人表现为所谓应激引起的糖尿病（应激性血糖增高），当应激消除后，这种情况也就消失。

那么，到底什么叫应激反应？所谓应激反应，是1946年由加拿大生理学家汉斯·塞里首先提出来的。

众所周知，人体有个自主神经系统，它分为交感神经和迷走神经。这两种神经的作用是相反的。交感神经兴奋可以使胃肠道分泌的消化液减少，吞噬细胞的活性降低，动脉血管收缩、心肌收缩力加强、血压升高、心跳加快，支气管舒张、呼吸加速、血糖升高、瞳孔扩大、体温升高、疼痛难忍。而迷走神经兴奋则使胃肠道分泌的消化液增多，吞噬细胞的活性增高，心跳减慢、动脉血管扩张、心肌收缩力减弱、血压降低、心跳减慢、支气管收缩、呼吸减慢、血糖降低、瞳孔缩小、体温降低、疼痛减轻。

汉斯·塞里发现，当人体遭受不良刺激的时候，例如愤怒、害怕、寒冷、扭伤、烧伤、割伤、感染、血栓等，除了引起相应器官的反应之外，还有一个普遍的反应，这就是交感神经兴奋。他把这种普遍反应称之为应激反应。

尸体解剖可以发现，发生应激反应之后，人的肾上腺肿大了，淋巴结萎缩了，并且出现了胃溃疡。也就是说，当人体处于不舒适状态的时候，自主神经系统发生了不平衡，于是交感神经系统占了上风。说白了，人的应激反应就像鞭炮一样，遇火就爆炸。

实际上，任何疾病都伴有应激反应。也就是说，任何患者都会因为心情不好而加重病情。例如：

①你与别人吵架之后很气愤，于是你就感到心慌气短，甚至头疼，这就是应激反应。

②你听见一声爆竹响之后很恼火，于是你就感到心慌气短，甚至有点儿愤怒，这就是应激反应。

③你出门之后感到有点儿寒冷，于是你就有点儿后悔，甚至打了个冷战，这就是应激反应。

④你不小心把脚扭伤了，于是你就感到很倒霉，甚至疼得皱起眉头，这就是应激反应。

⑤你喝热茶烫了舌头，于是你就感到舌头很疼，甚至龇牙咧嘴，这就是应激反应。

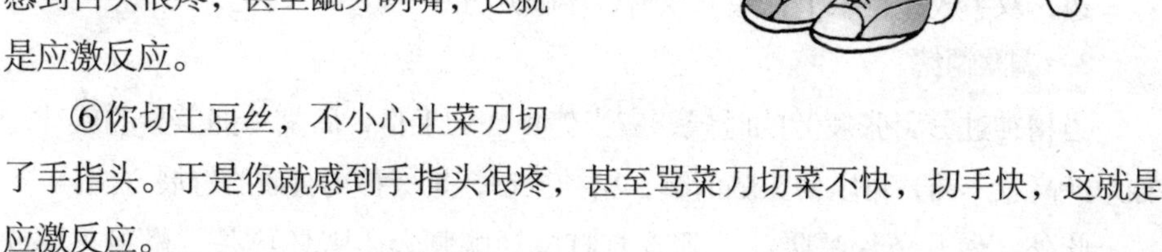

⑥你切土豆丝，不小心让菜刀切了手指头。于是你就感到手指头很疼，甚至骂菜刀切菜不快，切手快，这就是应激反应。

⑦你感冒了，于是你就感到全身不舒服，甚至感到全身酸疼，这就是应激反应。

⑧你做了一个噩梦，梦见被恶人追赶，于是你就被吓醒了，甚至感到心脏怦怦地跳，这就是应激反应。

⑨你突然听说别人涨工资了，而自己的工资依旧，于是你就感到十分气恼，甚至失眠，这就是应激反应。

应激反应可以促使人体处于战备状态，使有利于战斗的器官积极活动起来。但是强烈的应激反应造成了体内的功能高度紊乱，使人不能进行正常反应。“瞠目结舌”、“目瞪口呆”、“被吓得愣住了”，就是用来形容一个人在高度紧张的情况下，脱离了常态。而且，如果将人体保持在应激状态之下，那么人体内部恶化就不可避免地，从而进入衰竭期，甚至很快便会出现死亡。

因此，如何处理应激反应，对于每个人，尤其是糖尿病患者更应了解。

虽然大多数的应激反应不能避免，但仍有处理应激反应的方法。精神保健术就是其中一种对抗应激的手段。所谓“精神保健术”，就是指努力地将烦恼事置之度外，从而帮助自己消除日常的压力，属于一种非常有效的心理疗法。

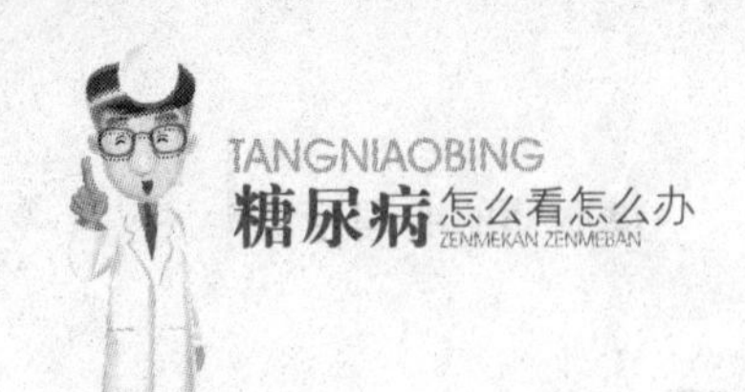

康复中常用的精神放松法

为了身心健康，在心情紧张或工作劳累时，不妨试一下几种简单的精神放松法，可能有利于糖尿病的控制。

1. 让大脑短暂休息

关门静养片刻，不想事情，不听电话，更不要考虑时间的流逝，使大脑得到短暂的充分休息。

2. 小睡几分钟

尽管手头工作很忙，如果精神疲惫不堪，也不妨放松一下自己，把工作放在一边，双手放在桌子上，头靠双臂，小睡几分钟。

3. 调整情绪

当精神过分紧张疲劳的时候，应当停止一切工作，欣赏一曲美妙的旋律。如果能高歌一曲，可以使头脑清醒，精神振奋，是一种更有效的舒展方法。

此外，做几下深呼吸，给朋友打打电话聊聊天，喝杯热茶，修剪花草或洗个澡等，都能使精神得到放松，对消除疲劳十分有益。这样不但不会影响工作，反而会大大提高工作效率。

消除孤独、愤怒与灰心的情绪

由于患者缺乏糖尿病的知识或治疗不当，他们常常会感觉愤怒、灰心并有孤独感。目前已经有了血糖自我监测的手段并能在医生的指导下更好地控制糖尿病。这样，糖尿病患者经过一段时间的摸索经验后，自己也会有许多解决糖尿病问题的能力。这在很大程度上会消除曾感受到的愤懑和挫折。另外，也使糖尿病患者在糖尿病治疗中与医生的配合更密切。

为了使患者更多地了解糖尿病知识，并打消因患糖尿病而产生的孤独感，一种最好的方法是与其他的糖尿病患者交谈。现在有很多地区成立了糖尿病患者俱乐部。在这些团体中，你会遇到其他的糖尿病患者也在学习患糖尿病后如何生活的知识，在一起互相学习，采用新的更有益于健康的生活方式，并且会做得既容易又有趣。如此改变生活和学习方式，对每个患者都有益，并为新的友谊奠定了基础。在这些团体中，许多糖尿病患者聚集在一起，比较他们各自的自我康复记录和交流他们各自成功和失败的经验。

另一种方法就是糖尿病患者应多阅读专门为糖尿病患者出版的书、小册子和杂志，你阅读得越多，交谈的人越多，对于通过自我血糖监测进行自我处理的知识了解得越多，你就会越有信心应对面临的任何问题。当糖尿病患者与其他的糖尿病患者交谈时将会发现，自己不仅对患病的愤怒和沮丧情绪消失了，而且会为自我康复出色而自豪。每个患者都有机会把自己有成效的康复经验介绍给其他的患者。同时，因为糖尿病患者有了关于食物营养、身体代谢、体育锻炼和应激反应等方面的大量知识，还可将这些知识讲授给你的非糖尿病患者朋友。糖尿病患者一旦认识到这一点，并运用自己已掌握的经验和知识，不仅会对糖尿病效果治疗感到满意，而且也会对充实的生活本身感到满意。

妒忌是糖尿病康复的大敌

妒忌是一种痛苦难堪的情绪反应。它包括怨恨、愤怒、沮丧、羡慕和力所不及等多种情绪因素。它能使皮质激素、去甲肾上腺素等激素分泌增多，并易引起人体免疫功能紊乱、大脑功能失调、抗疾病能力减弱，从而使糖尿病病情加重，使糖尿病并发高血压、冠心病等疾病的发生概率大大增加。故糖尿病患者要克服妒忌之心，加强个人身心修养。

消除在各类场所测血糖的心理障碍

许多糖尿病患者不愿意在公共场所测血糖，总感觉别扭。其实不必有此顾虑，患者在公共场所测血糖和测尿糖完全不同，是不会冒犯别人的，测血糖，公众是完全可以理解和接受。我们生活在科学技术不断发展的时代，人们常常会被一些新奇的小用具所吸引，你会发现人们不仅不会对你正在做的事感到不高兴，而且会好奇地渴求更多地了解，甚至许多人还会要求你为他们测血糖呢。

消除在各类场所注射胰岛素的心理障碍

有些糖尿病患者不愿意在公共场所注射胰岛素，他们担心会被别人误认为是吸毒者。其实，注射时，你可以自我解释，你为了治疗糖尿病，正在注射胰岛素帮助自己克服心理不适感；你也可以向那些对注射胰岛素感兴趣的人们说明、介绍，既打消了他们的疑虑，又使他们增长了知识。

情绪波动时应及时监测血糖

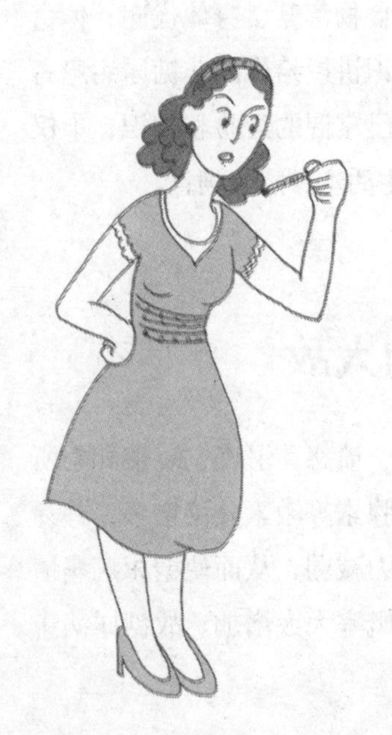

因为低血糖和高血糖都可以影响患者的情绪。低血糖时患者的情绪变化会更敏感，哪怕是最微小的变化也是如此。患者家属或朋友，若发现患者的情绪出现异常，即使是极微小的情绪变化也要提醒患者测血糖。医学研究证明，高血糖时间长了也会影响情绪，表现比血糖正常者的情绪显得更抑郁，但情绪抑郁会随血糖降至正常而得到纠正。故一旦发现糖尿病患者情绪发生变化，要及时监测血糖，以便得到及时处理。

患者家属应是半个医生

亲人患了糖尿病，家属会更忧愁，这是人之常情，但面对现实，家属应控制自己，尽快消除恐惧和顾虑，因为糖尿病患者对家属的表情、态度及举止言行都十分敏感，无论亲人的病情如何，家属在患者面前都要镇静自若，使患者得到心理上和精神上的支持，为患者创造一个良好的生活环境。

糖尿病患者治疗效果的好坏，很大程度上是与家属的配合分不开的，家属除了在精神上支持、生活上照顾患者外，更重要的是起了医生和护理的作用，因此家属首先要对糖尿病有正确认识，如：

①糖尿病虽然不能根治，但并不是不治之症，家属应采取积极的态度劝说患者很好地配合治疗。

②糖尿病并不是传染病，不要嫌弃患者，以免增加患者的心理压力。

③对出现糖尿病慢性并发症要给予充分理解，不能给患者增添困扰等。

④患者由于需要长期控制饮食和（或）用药，尤其是注射胰岛素的患者，或其他各种原因，有时可表现性情急躁、情绪低落等，家属要配合医护人员尽最大可能劝说和鼓励，使其树立起与疾病长期做斗争的信心。

⑤家属要在遵守糖尿病饮食治疗原则的基础上尽可能做出品种多样、患者爱吃而又富于营养的饭菜。鼓励患者少食多餐。

⑥家属还要尽力解决患者的思想问题或分散其精力，使其从忧愁中解脱出来。

⑦家属还应督促患者按时按量服药，不要出主意乱投医，以免耽误了治病的良机。

心理疗法的具体方法

1. 说理开导法

说理开导法是对糖尿病患者最基本也是最常见的心理疗法。它是医生用言语和行为影响患者的心理，使其不正常的心理得以调整，以达到治疗疾病的目的。一是向患者讲述糖尿病的基本知识，包括糖尿病的性质、病因、危害及可能引起的并发症等，使患者对该病有一个正确的认识；二是告诉患者，只要及时治疗，按规定服药，就能有效地控制病情，预后是好的，以增强其战胜疾病的信心；三是告诉患者养生方法，包括“绝房色、戒恼怒、节饮食、慎起居、莫信邪”等；四是强调在药物治疗的同时，更要重视身心调护和心理调整，帮助患者解除紧张、恐惧、消极的心理状态。通过正面说理，让患者认识到“喜怒不节”的情志失调，是导致疾病的重要原因之一，而“和其喜怒”和“喜怒有度”是养生长寿的根本，从而开导和引导患者自觉地戒除恼怒，调和情志。

2. 转移注意力法

把患者的注意力从疾病上转移到其他方面去，以减轻病情或使疾病转向痊愈。转移刺激就是在大脑皮质建立另一个兴奋中心，用以削弱或抵消对疾病紧张与烦恼的兴奋，这是一种积极地接受另一种刺激以达到治病的方法。在疾病缠身的痛苦和烦恼苦闷中，可以有意识地参加一些使自己快乐或者感兴趣的事情，如唱歌、听音乐、赏画，以及养花、看书、下棋、书法、绘画等，以渐渐地对其兴趣盎然，乐此不疲，从而更好地调整糖尿病患者患病后的心理状态。

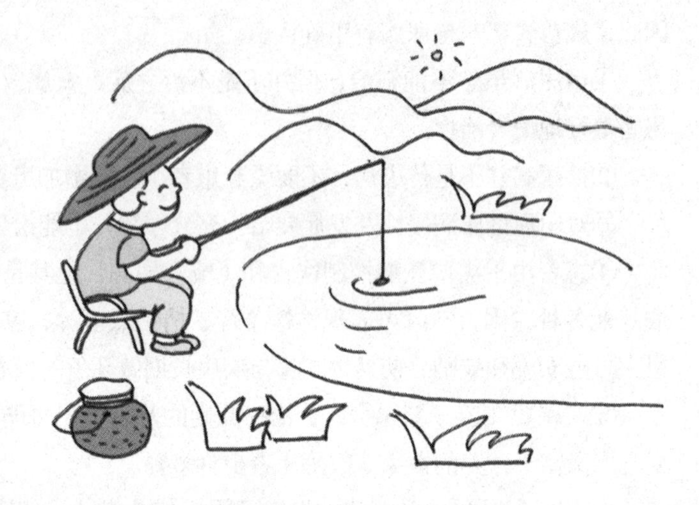

3．情志相胜法

情志相胜法又叫以情胜情疗法。它是用人为的情志刺激影响患者，使其不正常心理活动恢复正常，以改善疾病的治疗方法。对糖尿病患者可采取以喜胜悲、以思胜恐等以情胜情疗法。

以喜胜悲：即以喜乐的言行、事物对悲忧者进行开导，使其心中欢快，重新振作精神。如讲故事、听相声、说笑话等能起这种作用。对悲忧于内而不显的患者，可多次与其谈心，使之吐露隐忧之情，然后再因势利导，让患者从苦闷状态中解脱出来，转悲为喜。

以思胜恐：即引导患者进行思考，以解脱恐惧之法。如对于怕病情加重出现并发症而恐惧的糖尿病患者，可以向其讲解医学知识，讲解糖尿病及并发症的知识，引导患者思考并认识到并不是每个糖尿病患者都会患并发症，只要血糖控制良好是完全可以避免的，应积极治疗，预防并发症的发生。这样，患者的恐惧心理就可消失，代之以积极、正确的治疗思想。通过有关医学科学知识的讲述，帮助患者消除顾虑，丢掉思想包袱，增强战胜疾病的信心，使其知道如何防治疾病，如何自我调理，以提高治疗的效果。

4. 静志安神法

静志安神法又叫定心治疗法。它是一种以强调精神内守为核心的心理疗法。糖尿病患者在有“三多一少”等许多症状的同时，还常焦虑、躁动不安、紧张或恐惧，单用药物效果不好，但静养与服药共济，往往可收到较好疗效。如何静志安神呢？元代《寿亲养老新书》中有精辟的论述，指出“善养生调治者，一者少言语养内气，二者戒色欲养精气，三者薄滋味养血气，四者咽精液养脏气，五者莫嗔怒养肝气，六者美饮食养胃气，七者少思虑养心气。人由气生，气由神往，养气全神，可得真道”。

5. 怡悦开怀法

怡悦开怀法又叫想象畅怀疗法。可由他人通过言语诱导使患者精神振奋、心情畅快，树立战胜疾病的信心。也可由患者自已想象调节，仰卧床上，或坐在舒适的靠背椅上，头部或靠或斜，顺其自然，闭目静思，所思所想最好是以往的愉快事情，也可以是大自然美好的风光，或者想象自已正在做一件轻松愉快的事情，正处在一个轻松愉快的环境中（如宁静的森林，潺潺流水的清泉边）；可闭上眼睛想一想自已曾经去过的旅游胜地，或未曾去过的名山大川。凭着丰富的想象，驰骋于雪山草地之上，遨游于桂林山水之间，精神洒脱，飘飘欲仙……这种方法可以有效地恢复心理活动，使你充满战胜疾病的信心。

“五种眼光”应对糖尿病

1. 泰然处之

“生老病死”是大自然万事万物的发展规律，人类亦如此。既然已确诊为糖尿病，就应对它有个全面、正确的认识，既不要过分乐观，也不要过于悲观消沉、自暴自弃。凡事要从容以待，冷静思考，养成理智与冷静的性格，做到“神安而不惧”。应认识到糖尿病是由多种因素诱发的，是一种全身性代谢性疾病，它需要定期监测、终身治疗，非正规间断性的治疗是无益的，不积极治疗更是有害的；只要坚持积极的、正规的治疗，糖尿病是完全可以得到良好控制的，糖尿病患者可以和正常人一样生活、长寿。

2. 豁达开朗

对待糖尿病要抱着科学的态度，既要了解它的危害性，重视糖尿病；又要懂得如何治疗糖尿病，治疗糖尿病的必要性、可行性，保持乐观开朗的性格。

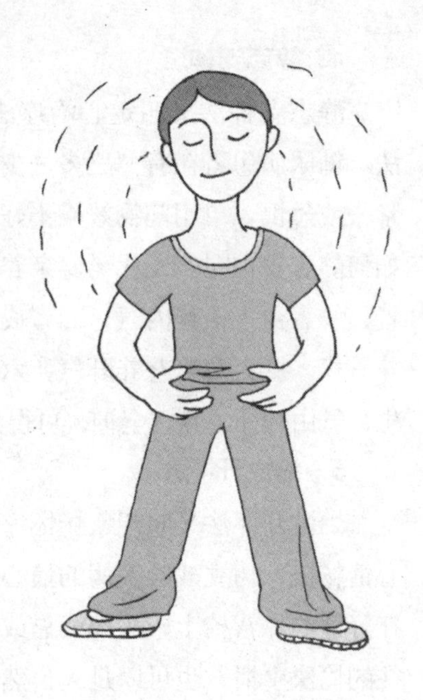

3. 排解逆境

要善于自我解脱，要认识到糖尿病是可以治好的，要充满战胜疾病的信心，不要过于担心和焦虑，以使心神安定。

4. 舒畅情志

应采用各种方法以使患者情志怡畅。如读书吟诗、浇花种竹、弹琴作画等，不仅能使患者心情舒畅，还能缓除抑郁，使情绪积极乐观。

5. 积极治疗

糖尿病不能单靠药物治疗，还应采取饮食、运动、心理等各种措施进行积极的综合治疗，严格按照医嘱进行正规治疗，方能使病情得到良好控制。尤其需要定期监测，若病情有变化，则在心理、饮食、运动、药物等方面立即加以调整，以达到最佳疗效。有些患者觉得定期监测太麻烦，自己没有什么特别不适就不去医院复查的思想是错误的。应认识到有些并发症是在悄悄地发生、发展着的，只有通过全面系统的检查，经常定期监测有关指标，才可能被发现，才可以防微杜渐，防止或延缓并发症的发生和发展。

糖尿病患者怎样做好心理调整

1. 保持乐观心理

患了糖尿病后，不论病情轻重，一定要科学地对待，竭力保持乐观心理，分散注意力，避免情绪波动。或到室外放松，或找朋友谈心，释放郁闷情绪，调整心理，有利于病情的稳定。

2. 学习和掌握糖尿病基本知识

积极参加各种类型的糖尿病教育活动，了解糖尿病基本知识，时刻提醒自己保持规范健康的生活方式，以提高生存质量。

3. 克服“怕麻烦”的心理

糖尿病的治疗是终身的，为理想控制血糖、预防并发症的发生，在生活中需要做许多具体的事情，如严格、合理地控制饮食，每天定时、定量进餐，定期地测量血糖、尿糖和尿常规及其他理化指标，还要经常就诊等，比较繁琐，患者容易产生怕麻烦的心理，而不能坚持下去。

因此，克服怕麻烦的思想是十分必要的，应好好想一想，如果不坚持这样做，血糖就不能得到良好的控制。现在怕麻烦，不认真对待疾病，一旦出现并发症，造成各种功能损害，如致盲、致残等，会给自己和家庭带来生活上、心理上和经济上的巨大负担。与此比较，现在的“麻烦”是微不足道的，患者应转变观念，把现在的“麻烦事”当成生活中必不可少的事，只要坚持下去养成习惯，也就不会觉得麻烦了。

4. 克服麻痹思想

有些糖尿病患者刚知道自己有糖尿病后，能按照医生的要求做，严格控制饮食，积极适当运动，按时服药，定期监测。但随着患病时间的延长，逐渐对疾病淡漠了，饮食、运动、服药、监测等都不按要求做了，一切都打算顺其自然，不管不顾了。其实，这样做不但不能使血糖得到良好控制，还会加快并发症的形成；一旦出现明显的并发症，后悔也来不及了。因此，一定要克服对慢性病的麻痹思想，永远保持对疾病的重视态度，掌握相关的糖尿病基本知识，学会观察病情、了解病情，把自己的命运掌握在自己手里，提高自己的生活质量。

5. 培养兴趣爱好

丰富多彩的生活可以使人的心情舒畅，精神愉快，对良好地控制血糖是非常有益的。因此，糖尿病患者应积极参加一些有益的活动，努力培养一些爱好，如唱歌、跳舞、文体活动、养花、看书、下棋等，以更好地调整患病后的心理状态。

6. 坚持适当的学习和工作

糖尿病虽然是终身性疾病，但只要科学地对待它，遵循治疗计划，血糖可以控制在理想水平，从而可延缓并发症的发生和发展，提高生活质量，延长寿命，并且完全可以像正常人那样生活、学习、工作。糖尿病患者坚持适当的学习和工作，这不仅可以使精神有所寄托，也是缓解患者消极情绪的好办法。但要注意，在学习和工作中不要急躁，要量力而行。

7. 消除恐惧心理

应找出产生恐惧的原因；应了解到只要多方面综合治疗，完全可以控制病情，避免或延缓急、慢性并发症的发生；应懂得精神因素会加重糖尿病，只有解除精神恐惧，再配合药物等疗法，才能更快地获得身心康复，获得和正常人一样的生活机会。

8. 解除精神紧张

精神紧张时，肾上腺素分泌增多，使血糖迅速增高。引起精神紧张的因素很多，如有些患者认为糖尿病是不治之症，因而看得过于严重而紧张；有些患者急于求成，病情没有及时控制好或有反复，也产生紧张情绪；有些患者看到其他糖尿病患者出现严重并发症，如视网膜病变而失明，或下肢血管病变而截肢，联想自己的前途，忧心惆怅而倍加紧张；有些老年患者则因为家庭负担过重而紧张；其他如工作压力、人际关系复杂、不被别人理解等也可造成紧张心理。

为解除精神紧张，首先要分析产生精神紧张的原因，以对症治疗。如因不了解糖尿病而紧张，则要学习糖尿病的一般常识；因病情控制欠佳或反复而紧张，则要分析原因，对症治疗；至于出现较重的并发症，首先是因为病情控制欠佳，如果积极正规治疗，纠正体内糖、蛋白质、脂肪代谢紊乱，则完全可以防止或延缓并发症的发生、发展；对老年糖尿病患者来说，病情控制稳定、身心健康，是缓解家庭经济负担的最好办法。其他如善于控制自己的情绪、培养一些业余爱好、加强适度的运动、改变一下环境、保证充足的睡眠、愉快地笑、痛快地讲等精神放松的办法，都可以控制或消除精神紧张。

改善情绪的“六条路径”

作为糖尿病患者，或许你会因为饮食的限制而日渐苦闷，或许你会对生活方式的改变而烦恼，但这都不能阻止你让自己有一个好心情。美国权威专家论证，只有当我们心情好、情绪好的时候，身体才能处于抵御疾病的最佳状态。

那么作为糖尿病患者，如何在日常生活中调整自己的情绪呢？

①消除紧张、焦虑、抑郁，培养乐观、积极、稳定的情绪，改变心境。

②修身养性，心胸宽大，避免心胸狭窄，不为小事烦恼。

③生活有理想，目标明确，删繁就简，抓重点解决，不为工作而紧张。

④注意心态调整，不要生气，要做到理解、宽容、忍让、博爱，淡泊名利和是非。

⑤注意调适情志、怡悦心情，可参加一些娱乐活动，如欣赏音乐、观赏书画、种花养鸟、游园钓鱼、打牌下棋等，以增加生活乐趣，消除不良的情志反应。

⑥学会忙中偷闲，放松精神的方法，如调息、肌肉放松、白日梦、意想、打太极拳等。

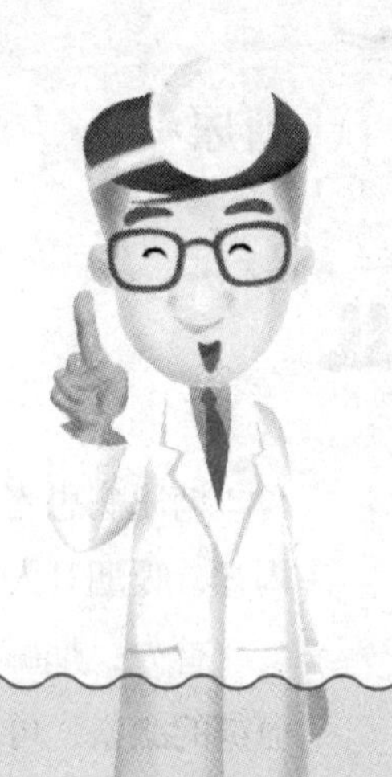

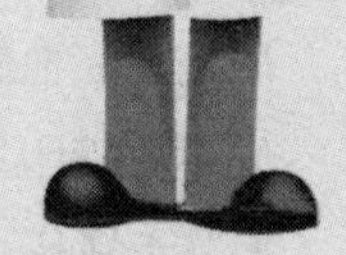

第十四章 Chapter 14

糖尿病患者的生活禁忌

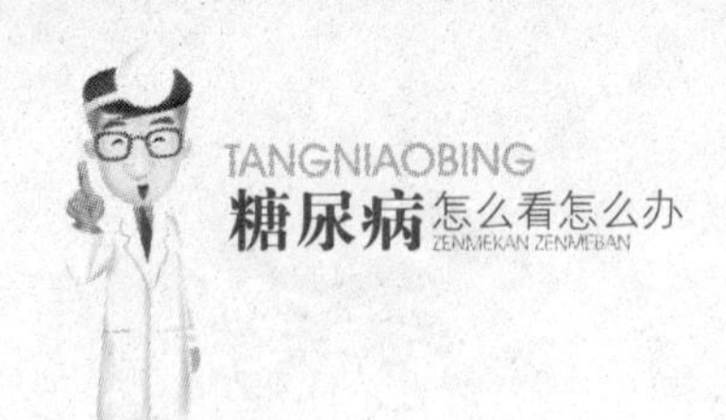

糖尿病患者必须戒烟

糖尿病患者绝对不能吸烟，有吸烟习惯的糖尿病患者必须尽快戒烟。众所周知，吸烟对人体有百害而无一利，对于糖尿病患者来说，害处就更大。

首先，烟碱会刺激肾上腺素分泌，而肾上腺素是一种兴奋交感神经并升高血糖的激素，可造成心动过速、血压升高、血糖波动过大，对患者十分不利。

另外，对糖尿病患者威胁最大的是血管病变，特别是阻塞性血管病变。糖尿病患者血管内壁往往不光滑，血黏度大，红细胞变形能力下降，本来就容易发生血管阻塞，吸烟会造成心绞痛或心肌梗死，阻塞了下肢血管，造成下肢缺血甚至坏死；阻塞了肾脏或眼底血管，也会加重糖尿病肾病或严重影响视力，后果严重。所以，糖尿病患者一定不能吸烟，无论是哪一种烟都是如此。

糖尿病患者不可拒绝胰岛素治疗

医疗过程中，有医生认为患者需要用胰岛素治疗，而患者拒绝使用胰岛素的现象发生。追其原因是患者听说注射胰岛素会成瘾，将来想撤也撤不下来，所以不同意用胰岛素治疗。由于这种错误观点，很多患者延误了病情，失去了有利的治疗时机，导致病情恶化或致残，再想用时，后果已难挽回。

患者所说的成瘾就是怕胰岛素撤不下来，从而形成了一种恐惧心理。其实，注射胰岛素绝不会成瘾，因为胰岛素是人体自身分泌的一种激素，注射胰岛素是补充体内内生胰岛素的不足，1型糖尿病患者必须依靠注射外源性胰岛素才能维持生命，停止注射胰岛素就会导致代谢紊乱，发生糖尿病酮症酸中毒以致昏迷死亡。每日必须注射胰岛素不是因为对胰岛素的成瘾造成的，而是因为1型糖尿病患者体内胰岛素的分泌很少，或完全没有分泌，由于胰岛素缺乏，容易出现酮症酸中毒昏迷，要想挽救生命就必须注射胰岛素，补充体内的不足。

至于2型糖尿病患者在某些情况下，如应激状态、急性并发症、严重进展的慢性并发症、妊娠等也需用胰岛素治疗一段时间。胰岛素能不能撤下来，取决于患者本身胰岛的功能，只要胰岛有功能，待病情稳定就可以逐渐减少胰岛素用量，最后改用口服降糖药治疗。因此，糖尿病患者要消除顾虑，积极与医生配合，以免错过有利的治疗时机。

注射胰岛素之后不宜马上进餐

有的患者认为，自己已经注射过胰岛素了，可以马上开始吃饭了。这种观点并不科学，正确的是只有当胰岛素开始作用时，才可用餐。例如：短效胰岛素开始作用时间为20～30分钟，胰岛素在餐前20～30分钟使用，这样胰岛素能够帮助患者把吃进的食物变成热量，并且还能避免餐后血糖升得太高。但是，因个体差异及胰岛素注射的部位、制剂的纯度等众多因素的影响，每个人注射胰岛素后，胰岛素开始作用的时间不同。从注射短效胰岛素开始到血糖开始下降这段时间就是该胰岛素进入到血液的时间，这个间隔就叫胰岛素作用时间。

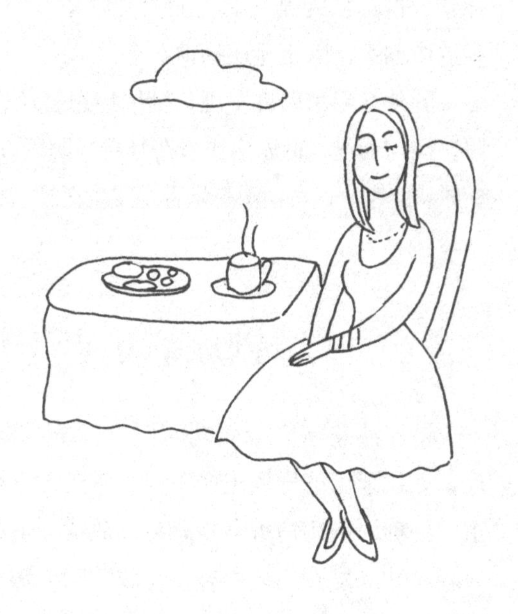

一旦确定了每个人胰岛素开始作用的时间，就能准确地知道胰岛素注射后需要多久才可用餐。怎样确定呢？正确的方法是在注射前15分钟和注射后每隔15分钟检验一次血糖，只要某一检验点上的血糖水平下降了，这一检验点即是可以进餐的时间点。

警惕无症状糖尿病

值得注意的是，不是所有的糖尿病患者都有明显的症状，也就是说没有糖尿病症状的人不见得就肯定不是糖尿病患者。造成这种情况的主要原因如下：

①血糖高到一定水平才会出现糖尿病症状。有人发现，只有在血糖水平高于15.0毫摩/升并持续一段时间的情况下，临床上才会出现明显的“三多一少”等糖尿病症状，可是诊断糖尿病的血糖标准要远低于此值。

②对高血糖的反应不敏感。有的人，特别是老年人可能对高血糖不那么敏感，虽然血糖已很高，但临床上却并没有什么感觉。如有些人肾糖阈较高，虽然已是糖尿病患者，却因尿糖不多，而没有什么感觉。

③缺乏糖尿病知识。有些人对糖尿病一无所知，虽然已有“三多一少”的症状，但却认为是“能吃能喝身体好”、“有钱难买老来瘦”。这些情况很容易造成漏诊，以至贻误病情。

国外有专家研究发现，糖尿病患者从患病到诊断之间，有7～10年的时间间隔，换句话说，糖尿病患者在其得到明确诊断之前，可能已不知不觉地受了多年糖尿病之害。这种情况特别容易发生在2型糖尿病患者身上，因此尤其值得警惕。

糖尿病患者不可随意拔牙

糖尿病患者多凝血功能低下，抗感染能力差，又常合并有许多慢性并发症，如拔牙可能导致出血不止，感染加重或扩散，甚至引起败血症，并发症加重，使糖尿病病情进一步恶化。故拔牙前必须进行详细的医学检查，仔细检查口腔，冲洗发炎的牙周袋，将脓肿的牙龈切开引流，给予全身的抗感染治疗，补充维生素C、B族维生素，严格控制血糖等治疗，将血糖控制在8.0毫摩/升以下，才能在医生的指导下拔牙。为此，糖尿病患者一定要如实地向医师说明病情以确保拔牙的安全性。

“饭后一杯茶”，“饭后百步走”不是好选择

有的人信奉“饭后百步走，活到九十九”的格言，所以，每次饭后都雷打不动地进行散步。其实，饭后马上进行散步的习惯并不好，这是因为，饭后为了保证食物的消化和吸收，腹腔胀气，血管扩张、充血。如饭后马上散步就会因运动量增加而分流了本应流向胃肠道的血液，从而影响消化道对营养物质的消化和吸收。另外，饭后立即喝茶也会稀释胃肠道内的消化液，不利于食物的消化和吸收。所以，这两种习惯都应逐步改正。

糖尿病患者不宜盲目驾车

随着经济繁荣与生活水平的提高，驾驶私家车的人正在不断增多。对于酒后开车的危险性，人们都有认识。然而，对于糖尿病患者开车的危险性却认识不足。开车时需要精神高度集中，而糖尿病患者，特别是用胰岛素治疗的患者，随时有发生低血糖的危险，低血糖反应轻的患者注意力不集中、意识模糊，重者可导致昏迷。另外，糖尿病患者往往合并有视网膜病变而影响视力，所以，开车对患者及他人的生命安全是一个严重威胁。据国外统计，33%的交通事故发生在患有糖尿病的司机身上，主要原因就是低血糖。因此，国外糖尿病患者开车时要求有医生证明的特殊驾驶证，但我国目前还没有这项规定。糖尿病患者能否开车，首先要询问糖尿病专科医生。

糖尿病患者开车前，一定要听从医生的劝告，注意自己的身心状况，观察自己是否有上述低血糖的某些症状，如视力是否正常、反应是否敏感。另外，开车前一定要带上一些糖果备用，以防低血糖的发生。

糖尿病患者外出不要忘记带上保健卡

杨某外出后乘长途汽车回家，上车时又说又笑，还跟周围的人“侃大山”，然后大家都昏昏欲睡。几小时后，汽车到达终点站，大家纷纷下车，唯有杨某仍昏睡不醒，叫不应也推不动，因为素不相识，大家也不知道是什么原因，只好马上送去医院：医院急诊大夫也不能立即判断出了什么情况。经过全面检查方确诊为糖尿病酮症酸中毒昏迷。

刘某早上起来爬山，当行至半山腰时，突然头晕眼花、大汗淋漓、站立不稳。一旁的王某见状，以为刘某是心脏病发作。经硝酸甘油等处理，不见好转，立即送往医院。经检查原来是低血糖反应，喝糖水后就好了。

这两个例子都发生在糖尿病患者身上，因为情况来得突然，周围的人都不认识，也对其身体状况不了解，很容易出现意外。所以，糖尿病患者让周围的人及急诊医生了解自己患有糖尿病是非常重要的。为此，应设计一个便于携带的自我保健卡。

自我保健卡的内容应包括患者的姓名、家庭住址及电话，经常就诊的医院及医生的联系电话，亲人的联系方式，工作单位、电话及姓名等。自己目前的治疗情况，要求写得详细一些，如使用什么药物及药物剂量和每次使用时间。

在保健卡的另一面可写一些提示性语言，如可以写上：“我有糖尿病，如果发现我神志不清、出冷汗，或行为怪异，可能是低血糖反应。如果我能吞咽，请给我一杯糖水、果汁或其他含糖的饮品；如果我在10～15分钟内尚未恢复，请送我去医院查血糖并通知我的亲人。如果我不能吞咽或昏迷了，切勿喂我食物并请立刻送我去医院及通知我的亲人，谢谢您的帮助。”

自我保健卡可以由经常就诊的医院统一制作，也可由自己用一个较硬的纸片制作，写上前面提到的内容就行。卡片要随身携带，放在容易被发现和取出的地方，如上衣口袋里，以备万一出现突然的病情变化，自己又不能正确地诉说现在的感觉和既往病史，旁人可根据卡片的提示，迅速为你施行适当的处理或送往医院。急诊医生也能根据卡片的提示进行相应的检查或处理，提高诊断和治疗的及时性、准确性。如前面提到的杨某可以马上查血糖，1分钟内就可得出结果，医生就可以判断为酮症酸中毒昏迷，及时给予药物治疗，大大提高抢救成功率。而刘某的情况也比较容易判断为低血糖反应。因此，要在自我保健卡上注明经常就诊的医院和医生，是因为他们对其病情比较了解，如存在何种并发症、是否合并其他疾病等，也积累了一些既往治疗的经验。如在急诊就诊的医院遇到什么问题时，可以互相联系，共同寻求解决办法。如果是住过院的患者，最好是写上住院号，可以通过查阅病历了解原来的检查及治疗结果。

自我保健卡作用很大，糖尿病患者应切记，在外出时一定要养成随身携带自我保健卡的习惯。

1型糖尿病患者不宜盲目运动

1型糖尿病患者往往因体内内生胰岛素相对缺乏，血中胰岛素水平完全取决于外源胰岛素（患者每天必须注射的胰岛素），在运动之前，如果胰岛素不足，将很快引起血糖和酮体的升高。运动时，肝脏释放葡萄糖增加，以供肌肉运动时需要，但却因胰岛素不足，肌肉不能有效地利用这些葡萄糖，只能通过增加脂肪分解作为能源供应。所以，1型糖尿病患者在选择运动时要慎重，只有在经过饮食控制和胰岛素治疗，病情得到控制后方可选择运动疗法。

糖尿病患者不可过量食盐

很多糖尿病患者都知道饮食治疗是糖尿病治疗的基础，只有严格控制饮食，做到规律有序，降糖药物才能更好地发挥作用。而对于食盐应吃多少则很少考虑，认为盐吃得多点少点都无所谓，有的甚至故意多吃盐。事实上，吃盐过多对糖尿病患者也是有害的。专家推荐糖尿病患者每天摄钠量应少于3克，相当于食盐7.6克，这是糖尿病患者每天进食食盐的最高限量。中国人，尤其是北方人口味偏重，每天食盐量可达20～30克，这对患者是很不利的。

食盐的化学成分是氯化钠，吃的盐越多，进入体内的钠就越多，吸收到

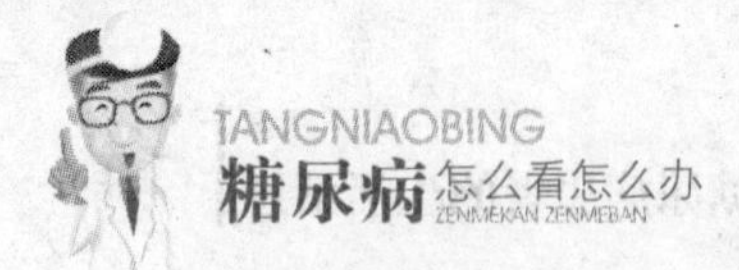

血管内的钠也随之增多，血管内晶体渗透压上升，把血管外的水分吸收到了血管内，使血容量增加，血中存在的一些升血压物质的反应性增强。钠还可使动脉平滑肌内水分潴留，导致血管壁肿胀，管腔狭窄，外周阻力增加。这些作用产生的一个共同结果就是使血压升高，而高血压是引起糖尿病患者因并发症死亡的主要因素之一。据估计，30%～75%的糖尿病并发症可归因于高血压，在并发有高血压的糖尿病患者中更易发生脑卒中、冠状动脉粥样硬化、左室肥厚和间歇性跛行、蛋白尿、视网膜出血等，可见高血压是使糖尿病患者致残、死亡的主要诱因。所以，对糖尿病的有效治疗也包括血压的良好控制，这就需要患者限制盐的摄入量。

控制高血压与控制糖尿病一样，除了有效的药物治疗外，日常生活方式对血压也有较大的影响。限制食盐摄取是主要的生活管理内容，有时少吃几克盐比多吃几片药的作用还要好。限制食盐也不是吃得越少越好，还要根据疾病的程度、血压的高低、有无体内液体过多的情况及血钠的水平等来确定，对于进食差、化验血钠低者还要鼓励多吃些盐；对于病情较轻、血压不高者，可以在生活中注意少吃盐就行了；而对于血压升高显著、全身水肿明显、体液量明显增多者，就应严格限制食盐摄入。其目的在于使体内钠达到一个平衡状态，有利于控制患者的血压及体液量。

糖尿病患者不可用肉食代替主食

有的糖尿糖病患者怕血糖升高，所以不吃主食或吃的很少，而以肉代替主食，这种饮食方法是错误的，是不可取的。

①肉食中所含的蛋白质和脂肪分别有58%和10%最终转变为葡萄糖，所以也会使血糖升高。

②糖类（碳水化合物）每天食用少于125克，易引起饥饿性酮症。因为脂肪分解代谢增强时往往伴随氧化不全，容易产生过多中间产物，即酮体。正常情况下，血中酮体极微，若因长期饥饿，血中酮体过高，并出现尿中酮体时，便会发生饥饿性酮症。

③每克肉食含有的热量大于每克糖类（碳水化合物）的热量，吃较多肉

食，其结果往往超过总热量而使身体发胖，对胰岛素敏感性下降，反而需要增加胰岛素的用量。

④吃较多的肉食会使血脂增高，加速动脉硬化，加速心血管并发症的产生。

糖尿病患者不可过多食用瓜子、花生

有人说，糖尿病患者这个不能动，那个不能多吃，吃点花生、瓜子总可以了吧，这些食物能解馋，糖分又不多，对血糖影响不大，所含的脂肪又是不饱和脂肪酸，可以随便吃了吧！这种看法看似有些道理，但还是不够全面、正确。花生和瓜子的优点确实很多，但它们毕竟是含丰富脂肪酸的植物种子，是一种高热量、高脂肪的食品。比如说，花生、瓜子和核桃所含热量比同等重量的猪肉还要高上几倍，大量食用肯定不利于体重的保持和血脂的控制，间接地也会影响血糖和血压的控制。所以，每天食用的花生或瓜子不宜超过一两把，否则会影响糖尿病的治疗。有的人喜欢看电视时吃花生、瓜子，剧情感人，手上无度，结果吃得过多，影响体重和血糖。

糖尿病患者不可过量饮酒

酒精的化学名为乙醇，为一小分子化合物，其体内代谢过程十分简单，极易燃烧氧化产热。饮用酒的种类繁多，根据酒类中乙醇的含量，可分为高、中、低度酒。乙醇进入人体内迅速氧化产热，热量经体表毛细血管散热，几乎不能利用，更难以转化为糖原或脂肪的形式加以贮存，故有“空头”热量之称。另外，酒也不含其他任何营养素，因而在摄入热量的计算上，不能与其他实质性产热物质，如碳水化合物、蛋白质和脂肪，简单地进行同等换算。

糖尿病患者在饮酒时，稍微吃一些含碳水化合物的食物，血糖即可增高，使糖尿病病情失去控制。并且糖尿病患者个体饮酒量有一定的差异，但总热量摄入量常过多，故易致血糖控制不佳。除饮酒本身因素外，饮食治疗不严格执行也是主要原因。这是因为饮酒往往干扰饮食的控制，使饮食治疗复杂化及增加了饮食治疗的难度。据统计指出，糖尿病患者在执行饮食治疗中，非饮酒者60%可见血糖控制改善，而饮酒者仅40%见改善。在不实行饮食治疗的患者中，病情多恶化，饮酒者尤其严重。

（1）酒精对机体代谢的影响是多方面的

酒精对机体代谢影响的程度取决于饮酒量、饮酒速度、当时机体营养状况、饮酒时进食的多少、肝脏和胰腺的功能及机体对酒精的耐受性等。

（2）酒精对机体糖代谢的影响与机体的营养状况有关

①营养状况佳者，饮酒可促使血糖升高。饥饿及营养状况不佳时，饮酒则无升高血糖作用，甚至使血糖下降。

②肝糖原贮藏充足时，酒精有促进糖原分解及抑制葡萄糖利用的作用，使血糖升高。肝糖原贮存不足时，酒精使糖异生受阻，易发生低血糖。

③大量饮酒使糖耐量减低，而少量饮酒则对血糖影响甚微。

（3）饮酒对糖尿病患者的不利影响

①发生高脂血症。

②糖尿病难以控制。

③引起营养不良。

④发生低血糖。

⑤低血糖的症状有时与醉酒的症状相似，容易混淆，耽误低血糖的抢救。

⑥引起糖尿病性酮症酸中毒。

⑦长期饮酒可引起酒精性肝炎、肝硬化及多种脏器损伤，并产生酒精依赖性、成瘾性。

⑧使某些降糖、降脂或降压药的作用降低。

糖尿病患者不宜饥饿

控制糖尿病的第一步是饮食治疗，糖尿病饮食治疗只不过是调整自己的饮食，使饮食适合控制病情的需要。但这并不意味着饿肚子或完全放弃自己所喜爱的食物，而饮食治疗仅仅是制订健康的饮食计划：并非要患者尽量不吃或少吃，正确的饮食治疗应是在控制总热量的前提下，根据三大营养物质比例来进行分配，其中糖类（碳水化合物）占50%～65%、蛋白质占15%～25%、脂肪占30%以下。应以淀粉类食物、优质蛋白质即动物蛋白质（鱼肉、鸡肉、牛奶、鸡蛋、瘦肉等）和多纤维食物（蔬菜）为主。水果也并非都不能吃，除了哈密瓜、香蕉等含糖量高的水果外，在血糖稳定期间，其他一些含糖量少、水分多的水果，如苹果、杏子、橙子、草莓等，都可以适当享用。